KB120257

통풍의 과학적 인문학

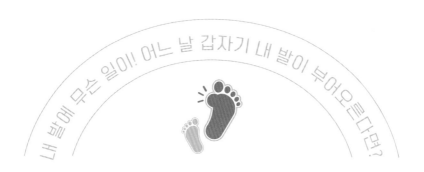

내 발에 무슨 일이! 어느 날 갑자기 내 발이 부어오른다면?

痛風 통풍의
과학적 인문학

과학적 인문학 2편

박희찬 지음

■ 목 차

■ 머 리 글

 아마도 이 책에 조금이라도 관심이 있는 분들이라면, 본인 또는 주변에 통풍으로 고생하시는 분들이 있기 때문 아닐까 싶은데, 아시다시피 통풍 관절염의 고통이란 감내하기도 힘들 뿐만 아니라 정상적인 보행마저 어렵게 만들어, 몇 주간 일상의 생활을 불가능하게 만든다. 통풍 질환의 특성상, 예고도 없이 도깨비처럼 찾아오는 급성 통풍 관절염은 극한의 고통으로 인해 까만 밤을 하얗게 시달리게 만들어 버리는데, 이보다 더 큰 문제는 아프지 않을 때는 적극적 조절과 치료를 소홀히 하는 관계로, 이러한 급성 통풍 관절염이 계속적으로, 끝없이 반복된다는 점이다.

 필자는 비록 류머톨로지(Rheumatology)를 전공한 내과 의사가 아니지만, 그래도 귀가 순해지는 나이(耳順)가 될 때까지 과학과 유물론을 평생의 전공과 이념으로 생각하며 살아온, 자린고비의 고지식한 백면서생(白面書生)이다. 그럼에도 20여 년을 넘게 통풍으로 고생하며 고통의 세월을 보내다 보니, 통풍에 대하여 남다른 관심과 지식을 갖고 있던 차에, 통풍 질환을 앓고 있는 모든 분이 통풍의 고통으로부터 벗어나는 데 조금이라도 도움이 될 수 있도록, 그간에 널브러지고 흐트러져 있던 통풍과 관련된 여러 자료와 문헌, 관련 지식들을 과학적 사고로 재구성하고 정리하여, 이 책을 출간하게 되었다.

사실 통풍이라는 질환은 그 기전이 독특하면서도 다소 복잡한 특성을 가질 뿐만 아니라, 질환의 이해를 위한 의학적 용어나 설명 역시 쉽지만은 않은 관계로, 일반인들에게는 난해하거나 어렵게 느껴지리라 생각된다. 설상가상으로 인터넷에서 흔히 접하게 되는 통풍에 관한 정보란 부적절하거나 제한적이며 잘못된 것도 많은 상황이다. 이에 전문적인 지식만을 나열하거나, 어려운 말을 더 어렵게 설명하여 결국 아무도 이해 못하게 만들어 버리는 고질적인 저술 방식을 탈피하여, 같은 질환을 앓는 환우의 입장에서, 그리고 그림책에 버금갈 정도로 많은 그림과 사진을 이용하여 설명함으로써, 독자 여러분들의 쉽고 빠른 이해를 돕고자 하였다. 또한 어쩔 수 없이 복잡한 내용의 설명이 필요한 경우에는 그 단원을 건너뛰어도 가급적 다음 단원의 이해에 문제가 없도록 저술하였다.

한편 하나를 알고 나면 나머지 아홉은 저절로 이해될 수 있도록, 여러 관련된 지식들을 하나의 끈, 하나의 꼬챙이로 일관되게 엮고, 꿰어 가면서, 부수적으로는 인문학적인 여유와 깨달음의 즐거움을 독자 여러분들과 함께 나눌 수 있도록 노력하였다.

이 책은 결코 딱딱하거나 지루하여, 기어코 독자들을 재워 버리고야 마는 그런 류의 전문 서적이 아니다. 필자가 볼 수야 없겠지만 아마도 복숭아 껍질의 잔털처럼, 물 위에 드리운 봄볕처럼, 그리고 염화미소(拈華微笑)처럼, 입가에 눈가에 잔잔한 미소를 띠면서 천천히 읽어 내려가는 독자들의 얼굴이 떠오른다.

아무쪼록 이 책이 통풍으로 인한 고통으로부터 일상생활의 불편을 조금이라도 덜어 줄 수 있기를, 그리고 필자와 독자가 서로 교학상장(敎學相長)을 할 수 있는 기회가 되기를 희망하여 본다.

필자의 툭 튀어나온 엄지발가락을 바라보면서

M.D., D.D.S., Ph.D. 박희찬(朴熹燦)

■ 들 어 가 며

　책의 순서에 있어,

　초반부에서는 시대와 지역, 분야에 따른 각기 다른 통풍의 이해에 대하여 서술하였으며, 본론에 있어서는 통풍의 원인 물질인 요산과 퓨린에 대한 이해와 더불어 통풍의 고통 감소를 위한 급성 통풍 관절염의 조절과 재발 방지를 위한 지침과 치료법, 그리고 바람직한 식습관과 생활 습관에 대하여 설명하였으며, 마지막으로는 여러 문헌을 근거로 한 최신 이론과 더불어, 필자만의 원인 분석과 가설도 제시하였다.

　더불어 각 장의 마지막에 첨부된 '곁가지와 샛가지' 단원에서는, 본문과 관련된 몇몇 흥미로운 주제들을 정리하여 다루어 보았다.

　책의 저술에 있어서는,

　불필요한 저작권 문제를 피하기 위하여 대다수의 그림은 미흡하나마 필자가 직접 그린 그림을 사용하였으며, 이외 위키피디아, 픽사베이의 무료 사진을 이용하여, 인용, 편집하였음을 밝혀 둔다. 더불어 참고 문헌의 출처는 인용 부호를 이용하여 반드시 명기하였다.

　또한 어렵게 느껴지는 영문 전문 용어의 번역에 있어서는 가급적 한글과 한자를 병기하고 그 어원을 설명함으로써 조금이라도 쉽게 이해되고 오래 기억되며 정확한 의미를 전달할 수 있도록 노력하였다.

한편 낯선 약어의 경우, 가급적 본문 중에서 설명하려 노력하였고, 각 장의 마지막 부분에 그 장에서 사용된 약어를 색인으로 정리하였으며, 이 책의 마지막 부분에 부록으로 전체 약어 색인을 첨부하였다.

특히 4장, 5장, 8장의 경우, 처음 이 책을 접하는 독자들께는 그 내용이 다소 복잡할 수도 있는 관계로, 이해가 어려울 경우 이를 건너뛰어도 전체적인 흐름이 이어질 수 있도록 서술하였다.

비록 구독자 수는 미미하지만 유튜브에 '과학적 인문학' 동영상을 업로드하여 오고 있다. 그러므로 유튜브에서 필자의 아이디 '성골진골'을 검색하여, '과학인문15편' '통풍'을 제목으로 한 24편의 동영상 시청을 강력히 권유드린다. 부족한 점이 많지만 그래도 나름 정성을 다한 동영상이므로, 독자분들에게 조금이라도 도움이 되지 않을까 싶다.(그림 1)

그림 1

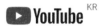

👆[과학인문15] - 통통통 '통풍', 발가락이 통통(?)해지면서 아파오는 '통풍', 아마 주변에 많으실걸요! - 성골과 진골
성골진골 · 재생목록

👆[과학인문15] - 1 통통통 통풍', 발가락이 통통(?)해지면서 아파오는 '통풍', 아마 주변에 많으실걸요! - 성... · 12:40
👆[과학인문15] - 2 통통통 통풍', 발가락이 통통(?)해지면서 아파오는 '통풍', 어른 바람 통풍', 엄장 아프답... · 12:30
모든 재생목록 보기 ›

유튜브에서 '성골진골 + 통풍'을 검색하세요.

더불어 이전 하움출판사에서 발간된 필자의 또 다른 저서《소고기의 과학적 인문학》에도 많은 관심을 부탁드린다.(그림 2)

그림 2

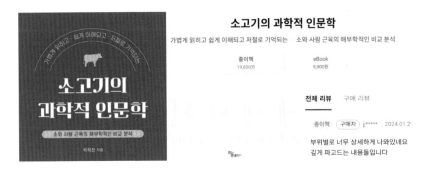

또 다른 필자의 저서《소고기의 과학적 인문학》

앞으로도 기회가 될 때마다 지속적으로 '과학적 인문학'의 새로운 시즌과 에피소드를 발굴, 출판할 것을 약속드리면서 머리글을 맺도록 하겠다.

꽃피는 봄날을 기다리는 어느 저녁에
M.D., D.D.S., Ph.D. 박희찬(朴熹燦)
8612822@daum.net

통풍을 앓으시는 분들에게 드리는 필자의 몇 가지 당부 사항

1. 통풍이란 질환을 가볍게 여기지 말라!

2. 통풍이란 발이 아플 때(Acute Gouty Arthritis, Flare), 그때만 약을 먹어 가라앉히는 일시적인 질환이 아니라는 것을 명심하라!

3. 조기 ULT를 시작하라! 그리고 최소 6개월 이상 꾸준히 복용하여 혈중 요산 농도를 6.0mg/dL 이하로 유지하라!

4. 식습관, 생활 습관을 바꿔라! 맛집, 먹방에 현혹되지 말고, 맛을 포기하라!

5. ~탕, ~전골, ~찌개, ~면류의 음식을 피하라! 특히 그 국물만은 마시지 말라!

6. 그리고 백해무익한 것들을 멀리하라!

시대와 지역에 따른
통풍(痛風, Gout)의 역사

1. 통풍의 기록 ❶

통풍의 역사는 가히 인류의 역사라 할 만하다.

통풍의 최초 기록은 BC 2640년 이집트에서 찾아볼 수 있을 정도로, 오랜 세월 인류를 괴롭혀 온 질환의 하나이다. 고대 바빌로니아의 기록에서 뿐만 아니라, 성서에서도 "아서왕이 그의 발에 병을 얻어 고생을 하였다." 라는 기록을 찾아볼 수 있는데, BC 5세기경 히포크라테스(BC 460~370)의 통풍에 대한 정리는 현대의 통풍에 대한 이해와 크게 다르지 않아 2,000 여 년이 훌쩍 흐른 오늘날에도 그 시사하는 바가 크다 하겠다.(표 1)

표 1

격언(格言, Aphorism)	내용
1	거세된 남자(Eunuch)들에게서 통풍은 나타나지 않는다.
2	폐경 전 여성에서 통풍은 나타나지 않는다.
3	성생활 전의 젊은이에서 통풍은 나타나지 않는다.
4	통풍 증상은 40일안에 가라앉는다.
5	통풍 증상은 봄과 가을에 심해진다.

통풍에 관한 히포크라테스의 5가지 격언(格言, Aphorism)

특히 히포크라테스는 무절제한 생활 스타일과 통풍과의 관계성을 지적하면서,

① 통풍을 '가진 자의 관절염(Arthritis of the rich)',

② 류머티즘을 '없는 자의 관절염(Arthritis of the poor)'이라 하였는데, 그 침범된 부위에 따라 Podagra(엄지발가락), Chiragra(손), Gonagra(무릎) 등으로 분류하였다.

한편 피부에 나타나는 요산 결절인 Tophus에 대한 첫 언급은 유명한 해부학자인 Galen에 의해 처음으로 기록되었는데, 그 역시 통풍이란 질환은 방탕하고 방종한(Debauchery&Intemperance) 생활과 관련이 있다 하였다.(그림 1)

그림 1

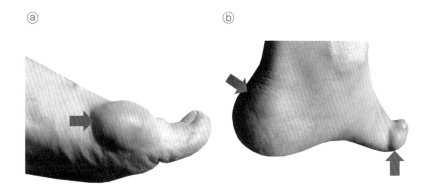

ⓐ   ⓑ

필자의 발에서 관찰되는 Tophi
ⓐ 엄지발가락(파란색 화살표)에서 관찰되는 Tophus
ⓑ 엄지발가락(파란색 화살표)뿐만 아니라 발뒤꿈치(빨간색 화살표)에서도 조그만 Tophus가 관찰된다.(허~ 방탕하고 방종하게 살아 온 것은 아닌데.ㅠㅠ)

그러나 근대에 이르기까지 통풍에 대한 이해와 치료는 전통적인 사체액설(四體液說, 추후 설명)을 바탕으로 한 것으로, 과학적인 이해에 근거한 것은 전혀 아니었다.

그러던 중 1679년 Leeuwenhoek은 자신이 발명한 현미경을 이용하여 처음으로 통풍 결절(Gouty tophus)에서 기다랗고 투명한 결정체를 관찰, 기술하였고, 1776년 Scheele, 1797년 Woolaston 등에 의하여 이러한 결정체란 요산(Uric acid)의 결정체, 즉 요산 나트륨(Monosodium urate)임이 밝혀지게 되었다. 이후 1848년 Garrod에 의해 고요산혈증(高尿酸血症)이 통풍의 주범으로 인식되었고, 1898년 Emil Fisher에 퓨린(Purine)의 대사 과정이 명확히 밝혀짐으로써(1902년 노벨 의학상), 통풍의 이해와 그 치료에 새로운 지평이 열리게 되었다.

2. 통풍인(痛風人, Homo Gouticus?)

통풍이 '왕의 병(Disease of kings)', '부자들의 병(Disease of the rich)'으로 불린 데는 옛날부터 귀한 음식과 술을 마음껏 즐길 수 있었던 왕이나 부자들만이 앓던 병이기 때문인데, 이외에도 단테, 괴테, 스탕달, 모파상, 뉴턴, 다윈, 벤저민 프랭클린, 토머스 제퍼슨 등등의 너무나 유명한 인사들이 한결같이 통풍으로 고생을 했다고 한다. 그러나 이분들의 면면을 보면 왕, 귀족이라기보다는 문학, 과학, 정치 분야 등에서 아주 뛰어난 업적을 남긴 분들로, 이런 점을 고려해 본다면 통풍이란 역설적으로 '천재의 병, 영웅의 병'이라 할 만도 한데, 그렇다면 고요산혈증과 통풍 질환을 가진 분들은 이러한 천재와 영웅 기질을 가진 분들이기 때문 아닐까?(왠지 흐뭇?) 😊

감기야 아무나 걸리는 관계로 '**Common**(아무나) Cold'라 불리지만, 통풍만큼은 부유하고 고귀한 신분에서만 걸리는 고급 질병으로 본 것인데, 그러나 근대에 이르러 왕정이 없어지고 민주주의가 점차 자리를 잡으면서, 통풍도 신분과 관계없이 국민 모두가 걸리는 보편적, 민주적 질환이 되었다는 엉뚱한 궤변도 있다 한다.

3. 통풍 치료법의 발전

→ Colchicine(칼처신, Colchicum autumnale에서 추출된 알칼로이드, 후에 자세히 설명함)의 설사제(Laxative)로서의 효과는 이미 2,000여 년 전부터 알려져 있었으나, 통풍 치료제로서의 사용은 6세기 비잔틴 제국 무렵부터라 한다. 현재에도 급성 통풍 관절염(Acute gouty arthritis, Flare)의 아주 초기에 사용하게 되면 극적인 치료 효과를 거둘 수 있는데, 천연 알칼로이드인 관계로 심한 위장 장애 등의 부작용을 가지고 있어, 그 용량을 엄격히 제한하여 사용하여야 한다.

→ 이 외에도 급성 통풍 발작의 1차 선택 약으로는 NSAIDs (Non-Steroida AntiInflammatory Drugs)와 스테로이드(Steroids)가 사용된다.

→ 한편 생산된 요산이 신장으로 빨리 배설될 수 있도록 하는 요산 배설촉진제(Uricosuric agents) 또한 사용할 수 있는데, 초기에는 Salicylates 등이 사용되었으나 그 부작용 등으로 인하여, 현재는 Probenecid, Sulfinpyrazone, Benzbromarone 등이 사용되고 있다.

→ 더불어 혈중 요산 농도 자체를 낮추기 위한 약으로 Allopurinol(최초의 Xanthine oxidase inhibitor)이 개발되었고, 이 공로로 개발자인 George Hitchings과 Gertrude Elion은 1988년 노벨상의 영광을 안기도 하였는데, 이는 그만큼 통풍으로 고통받는 인류가 많다는 것을 의미하는 방증이기도 하다. 이후 조금 다른 기전의 통풍 치료제인 Febuxostat(Novel selective inhibitor of xanthine oxidase)이 개발되었다.

→ 이러한 통풍 치료제에 대해서는 추후에 충분히 설명토록 하겠다.

Ⅱ | 동양사(한의학)에서 통풍(痛風)의 역사 ②

유사한 관절 질환을 의미하는 비증(痺證)과 역절(歷節)이라는 단어들이 있어 왔으나, '통풍'이라는 명칭은 1481년 주진형(朱震亨)의《단계심법(丹溪心法)》에 최초로 기술되어 있다.

현대 한의학에서 통풍이라는 단어는 서양의학의 Gout를 지칭하는 단어로 사용되기도 하나, 모든 관절 질환을 일컫는 역절(歷節), 역절풍(歷節風), 백호풍(白虎風), 백호역절풍(白虎歷節風) 등과 동의어로 인식되기도 한다. 통풍은 비증(痺證) 중 통비(痛痺)에 속하며, 백호역절풍(白虎歷節風)이란 극심한 통증을 보이는 통풍의 증상을 잘 표현한 경우라 하겠다.

한편 한의학에서는 통풍의 원인에 대하여 초기에는 외감육기(外感六氣)

를 중시하였으나, 후대로 내려올수록 취냉(取冷), 허한(虛寒) 등의 한기(寒氣) 그리고 음주, 식육후미(食肉厚味), 주색취와(酒色醉臥) 등 음식섭취(飲食攝取), 섭생실조(攝生失調)를 원인으로 보았다.

그리하여 통풍 환자에게 육식(肉食), 후미(厚味), 어성(魚腥), 음주(飲酒) 등을 절제하라고 하였는데, 현재 양의학에서 통풍 환자들에게 권고하는 내용과 거의 일치함을 알 수 있다.

통풍 갤러리(Gout gallery)

200여 년 전에 통풍의 고통과 괴로움을 풍자한 그림이 있어 그중 몇 장을 인용하여 본다.

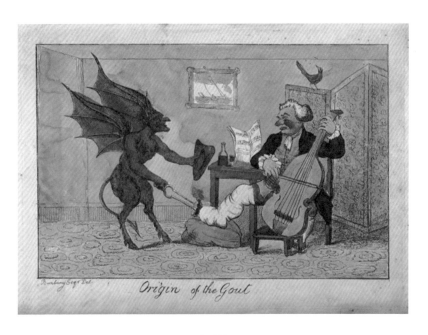

〈Origin of the Gout, 통풍의 기원〉 Henry William Bunbury,
1815 – Wellcome Collection

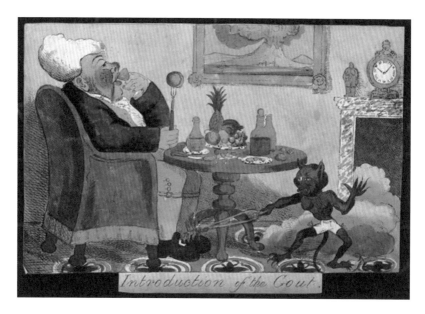

〈Introduction of the Gout, 통풍의 시작〉 George Cruikshank,
1818 – Wellcome Collection

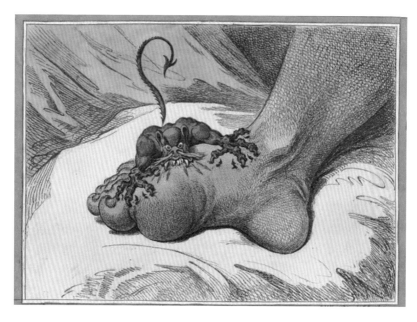

〈The Gout, 통풍〉 James Gillray,
1799 – Wellcome Collection

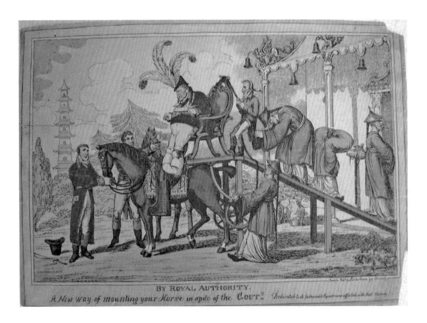

⟨A New Way of Mounting Your Horse in Spite of the Gout!,
통풍 관절염에도 불구하고 말을 탈 수 있는 새로운 방법⟩ - By Royal Authority

참고 문헌

1 Nuki, G. and P.A. Simkin, A concise history of gout and hyperuricemia and their treatment. Arthritis Research&Therapy, 2006. 8(1): p. S1.

2 김동욱, 김., 서양의학의 Gout와 한의학의 통풍의 비교고찰. 대한침구학회지 2000년 12월. 제17권 제4호.

가볍게 알아보는
몇 가지 통풍 관련 지식들

이번 장에서는 통풍의 이해에 필요한 몇 가지 관련 지식들에 대하여 가볍게 살펴보도록 하겠다.

I | 사체액설
[4체액설, 四體液說, Humor(Humoral) theory, Humorism, Humoralism]

사체액설이란 우리의 전통 의학처럼 수천 년 동안 서양인들을 지배해온 의학 이론이기 때문에, 비단 통풍분만이 아니라 서양의학 전반을 이해하기 위해서는 사체액설에 대한 개념 정리가 반드시 필요하다.(사실은 엉터리이지만.) 😬

1. 개요

사체액설이란 사람의 몸은 4종류의 체액(體液, Body fluid), 즉
1) 혈액(血液, Blood)
2) 황담즙(黃膽汁, Yellow bile)
3) 흑담즙(黑膽汁, Black bile)
4) 점액(粘液, Phlegm)으로 이루어져 있고,
이들이 균형(Eucrasia)을 이룰 때 건강하며, 이들 간의 불균형(Dyscrasia)은 모든 질병의 원인이 된다는 액체병인론이다.(그림 1)

그림 1

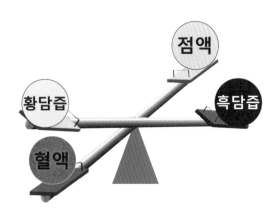

네 종류의 체액이 균형을 이룰 때 건강하다는 사체액설을 시소
(Seesaw)에 비유한 그림

2. 의의

현대적인 시각으로 봐서는 말도 안 되는 황당한 주장과 설에 불과하지
만, 질병의 원인을 이성적으로 설명해 보려고 시도했던 최초의 이론으로,
이후 인류가 질병에 대한 과학적 접근의 길을 열었다는 점에서 그 의의를
찾아볼 수 있다. 잘 알다시피 과거의 인류는 원시 시대 때부터 질병이 생
기거나 아프게 되면, 이는 죄를 지었거나 신이 노하여 벌을 내린 결과로
생각하고, 제사를 지내거나 제물을 바치는 등의 주술적인 방법으로 치료
를 시도해 왔었다.

그러나 이 사체액설이 발전해 오면서부터, 그나마라도 최초로 나름대로
설명 가능한 질병의 원인과 이론, 그리고 치료법을 제시하였는데, 물론
현재로서는 전혀 과학적이지 않은 엉터리 이론이지만, 그래도 오랫동안
서양의학의 근간을 이루는 개념이었다.

3. 발전 과정

1) 엠페도클레스(Empedocles, 494~434 BC)

기원전 5세기 그리스의 엠페도클레스는 세상의 모든 만물은 네 가지 원소(4 원소설, 4 basic elements), 즉 ① 물(Water) ② 공기(Air) ③ 흙(Earth) ④ 불(Fire)로 이루어져 있으며, 이것들이 사랑(Love)과 미움(Strife)의 두 힘에 의해 분리되고 결합함으로써 만물의 생성과 소멸이 이루어진다고 하였는데, 이는 자연 현상에 대한 포괄적인 설명으로, 꼭 질병의 원인에만 국한한 것은 아니었다.(그림 2)

그림 2

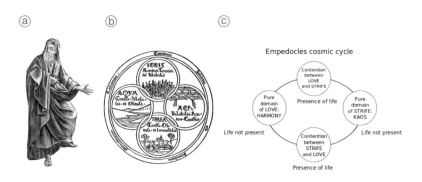

ⓐ 엠페도클레스 ⓑ 물, 공기, 흙, 불의 4원소를 표현하고 있는 목판 ⓒ 엠페도클레스의 사랑과 미움에 의한 우주 순환 이론

2) 히포크라테스(Hippocrates, 460~370 BC)

약 100여 년 후 히포크라테스는 질병의 원인을 액체(체액=Humors=Vital bodily fluids)의 변화에서 찾는 4체액설[① 혈액(Blood) ② 황담즙(Yellow bile) ③

흑담즙(Black bile) ④ 점액(Phlegm)]을 최초로 주장하였다. 건강한 상태란 이 체액들 간의 균형이 맞을 때이며, 모든 병과 심신의 장애는 이 체액들 중 하나라도 모자라거나 넘치는 경우에 발생한다고 주장하였다.(새빨간 거짓말!)(그림 3)

그림 3

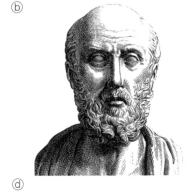

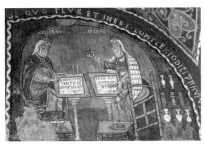

ⓐ 히포크라테스의 사체액설 ⓑ, ⓒ 히포크라테스의 흉상과 동상
ⓓ 히포크라테스와 갈렌이 그려진 벽화

3) 갈렌(Galen, Galen of Pergamon, Claudios Galenos, 갈레누스 AD 129~216)

기원후 2세기 갈렌에 의해 사체액설은 더욱 발전하여, 근대 과학 이론

에 의해 그 허구성이 드러날 때까지, 서양의학을 주도하는 이론이 되었다.(그림 4)

그림 4

ⓐ
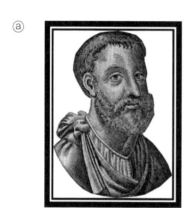

ⓑ
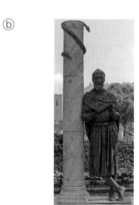

ⓐ 갈렌의 판화 ⓑ 그의 고향인 Pergamon(현재의 튀르키예)에 있는 갈렌의 동상

갈렌은 사체액설을 기본으로, 여기에 더해 4대 기질[Four temperaments: ① Sanguine(다혈질, 多血質) ② Choleric(담즙질, 膽汁質) ③ Melancholic(우울질, 憂鬱質) ④ Phlegmatic(점액질, 粘液質)] 이론을 전개하였고, 그 특성(① Warm and Moist, ② Warm and Dry, ③ Cold and Dry, ④ Cold and Moist)을 계절과 연령에 대칭을 시켰는데, 어떻게 보면 이는 최초의 성격 이론이자 성격 분류 체계라고도 할 수 있다. 그 기본 이론은 개개의 사람은 어느 한 가지 체액을 중심으로 평형을 이루고 있으므로, 이를 통하여 개인의 체질과 인성을 구분할 수 있다는 허황된 주장인데, 현대판 혈액형 성격설(Blood type personality theory)의 원조(元祖)라 할 수 있지 않을까 싶다.(그림 5)(표 1)

그림 5

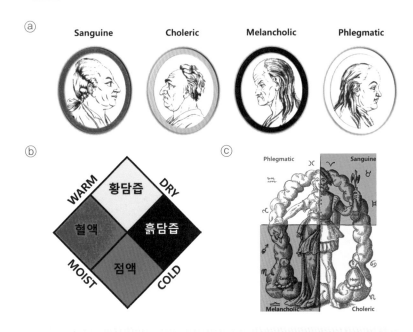

ⓐ Sanguine　Choleric　Melancholic　Phlegmatic

ⓑ WARM　황담즙　DRY
혈액　흙담즙
MOIST　점액　COLD

ⓒ Phlegmatic　Sanguine　Melancholic　Choleric

갈렌의 4대 기질(Four temperaments) 이론

표 1

Humor (체액)	Temperaments (기질)		Season (계절)	Age (연령)
혈액 (血液, Blood)	Warm & Moist	Sanguine (다혈질, 多血質)	Spring	Infancy
황담즙 (黃膽汁, Yellow Bile)	Warm & Dry	Choleric (담즙질, 膽汁質)	Summer	Youth
흑담즙 (黑膽汁, Black Bile)	Cold & Dry	Melancholic (우울질, 憂鬱質)	Autumn	Adulthood
점액 (粘液, Phlegm)	Cold & Moist	Phlegmatic (점액질, 粘液質)	Winter	Old age

갈렌의 4대 기질(Four temperaments) 이론

4. 후대로 갈수록 확장된 4원소설과 4체액설의 이해

당시까지만 해도 엠페도클레스의 4원소설은 만물의 생성, 소멸에 관하여, 히포크라테스와 갈렌의 4체액설은 질병의 원인론으로 제시되었으나, 후세로 갈수록 이들이 점점 연결, 확대되어 가면서, 근대 과학적 발견과 규명이 이루어지기 전까지 근 2000년 동안 서양의학의 엉터리 기본 개념으로 자리 잡게 되었는데, 이상을 정리하여 보면 다음과 같다.(표 2)

1) 혈액은 4원소 중 공기에 해당하며, 간에서 만들어지며, 따뜻하고 습한 성격을 가지는 다혈질(Sanguine nature: enthusiastic, active, social)에 해당하며, 계절로는 봄, 연령으로는 어린애에 해당한다.

2) 황담즙은 4원소 중 불에 해당하며, 담낭에서 만들어지고, 따뜻하고 건조한 성격을 가지는 황담즙질(Choleric nature: ambitious, decisive, aggressive, increased anger or behaving irrationally)에 해당하며, 계절로는 여름, 연령으로는 젊은이에 해당한다.

3) 흑담즙은 4원소 중 흙에 해당하며, 지라에서 만들어지고, 차고 건조한 성격을 가지는 우울질(Melancholy nature: depression, cancer)에 해당하며, 계절로는 가을, 연령으로는 성년에 해당한다.

4) 점액은 4원소 중 물에 해당하며, 뇌에서 만들어지고, 차고 습한 성격을 가지는 점액질(Phlegmatic nature: reserved behavior)에 해당하며, 계절로는 겨울, 연령으로는 노인에 해당한다.

표 2

Element (원소)	Humor (체액)	Organ (장기)	Temperaments (기질)		Season (계절)	Age (연령)
공기(Air)	혈액 (血液, Blood)	간(肝, Liver)	Warm & Moist	Sanguine (다혈질, 多血質)	Spring	Infancy
불(Fire)	황담즙 (黃膽汁, Yellow Bile)	담낭(膽囊, Gallbladder)	Warm & Dry	Choleric (담즙질, 膽汁質)	Summer	Youth
흙(Earth)	흑담즙 (黑膽汁, Black Bile)	지라(Spleen)	Cold & Dry	Melancholic (우울질, 憂鬱質)	Autumn	Adulthood
물(Water)	점액 (粘液, Phlegm)	뇌(腦, Brain)	Cold & Moist	Phlegmatic (점액질, 粘液質)	Winter	Old age

후대로 갈수록 확장된 4원소설과 4체액설의 정리

담즙(쓸개즙)의 영문명은 **Chole**(=Bile)로, 수인성(水因性) 전염병인 **콜레라**(Cholera)의 어원이 되기도 하였다. 원래 담즙은 녹색을 띠며, 하부 위장관을 통과하면서 장관 내 정상 균총(Normal flora)에 의해 황색으로 변하게 되는 원리인데, 드물지만 장내 정상 균총이 제대로 형성되지 못한 신생아의 경우 황변(黃便)이 아닌 녹변(綠便)을 누는 일이 생기기도 한다. 또 다른 예로 옛날에는 고급 횟집에 가면 정력제(?)라며 생선의 쓸개를 담가 놓은 소주를 내놓기도 했었는데, 분명 그때 그 소주의 색깔은 녹색이지 않았던가? 그러므로 황(黃, Yellow)담즙이 아니라 녹(綠, Green)담즙질로 정정하여야 하지 않을까 싶다. 더불어 쓸개즙이란 대변의 색깔을 내는 주 물질이므로, 생선의 쓸개나 곰의 쓸개란 정력제가 아니라 생선과 곰의 대변 성분을 먹는 것이라 해도 과언이 아니다. 그러나 아무리 그래도 정력에 좋다면은 먹어 대는 아재들이 꽤 많을 듯싶다.(왜 그렇게 좋아할까?) 😅

다음으로 흑담즙을 살펴보면, 검은 담즙이란 정상적으로 체내에서 생성될 수 없음에도 불구하고, 그리고 지라(Spleen)에서 생성된다고 하는 것으로 보아, 그 당시의 잘못된 이해 수준을 가늠해 볼 수 있다. 이때 흑담즙에 대칭되는 기질인 Melancholy라는 단어는 우울하다는 의미를 가지고 있지만, 그 어원을 분석해 보면 **Melan**choly=**Melan**(**Black**)+choly(chole=bile)로서, 사체액설에 따라 **검은** 담즙이 많아서 우울해졌다고 본 것인데, 미국의 전직 대통령 트럼프의 영부인 이름인 **멜라**니아(**Mela**nia), 또 피부를 검게 만드는 **멜라**닌(**Mela**nin) 색소 등의 예에서도 **검은**색을 의미하는 것을 알 수가 있다.

마지막으로 사체액설에서의 점액(Phlegm)이란 현대 일반인들이 생각하는 점액과는 많이 다른데, 고름, 침, 땀, 정액 등 하얀색이거나 투명한 분비물 전체를 일컫는 포괄적인 의미를 가지고 있다.

앞서 언급한 바와 같이 이 사체액설에 따르면, 질병이란 이 4가지 체액이 모자라거나 넘치는 경우에 발생하게 되는데, 이는 영양분이 새로이 공급되지 못한 경우나 피로해진 경우 또는 주변 환경의 변화로 체액이 건조해지나 심하게 변한 경우에 생긴다고 주장하였고, 그 치료법으로는 체액을 보충하거나 감소시키기 위한 식이요법과 과다 분비된 체액들을 뽑아내는 방법 등이 제시되었는데, 그 예로 토하게 하거나, 재채기를 시키거나, 설사하게 만들거나(Catharsis) 피를 뽑아내거나(사혈 瀉血, Bloodletting, Venesection) 하는 식의 치료를 시행하였다. 그럼 이때 얼마나 토하고, 재채기하고, 설사하고, 피를 뽑아내었느냐고? 그건 그 치료자의 마음이었다 한다. 혹시 엿장수가 1분에 가위를 몇 번 치는지 아시는지? 정답은 엿장수 마음이라 한다. 😝

한편 비극을 관람한 후 마음속의 불안, 우울, 긴장 등의 감정이 풀리고 마음이 정화되는 것을 뜻하는 '카타르시스(Catharsis)'란, 원래 월경이나 설사를 의미하는 것으로, 필자가 남성인 관계로 월경 후의 느낌을 알지는 못하나, 배설 후에는 확실히 마음이 편안해지는 것 같다.(정화 효과?) 😝

5. 동양의 사상의학(四象醫學)과 음양오행설(陰陽五行說)

　이상의 사체액설을 살펴보고 있노라면, 조선 후기 사상의학(四象醫學)을 제창하였던 이제마[李濟馬, 1837~1900, 호는 동무(東武)]가 떠오르게 되는데, 이제마는 그의 저서 《동의수세보원(東醫壽世保元)》에서 '사상구조론'을 바탕으로 ① 태양인(太陽人) ② 소양인(少陽人) ③ 태음인(太陰人) ④ 소음인(少陰人)의 네 가지 체질을 설정한 후, 각기 체질에 따라 성격, 심리 상태, 내장의 기능이 다르므로, 이에 따른 병리, 생리, 약리, 양생법을 구분하여야 한다고 주장하였는데, 《동의보감》이 도교적 자연 조화 사상이라면, 사상의학이란 유교적인 심신 수양론이 한의학과 융합된 것이라 할 수 있다.(그림 6-a)

　더하여 4원소설과 4체액설을 장기와 계절과 연령 등에 대칭시키는 것을 보노라면, 동양의 음양오행설(陰陽五行說)도 역시 떠오르는데, 음(陰)과 양(陽)이 네 가지 기운, 생(生), 노(老), 병(病), 사(死)에 따라 확장, 수축함으로써 ① 금(金) ② 수(水) ③ 목(木) ④ 화(火) ⑤ 토(土)의 다섯 가지 오행이 나타나며, 이에 따라 우주의 만물이 생성하고 소멸하게 된다는 이론이다.(그림 6-b)

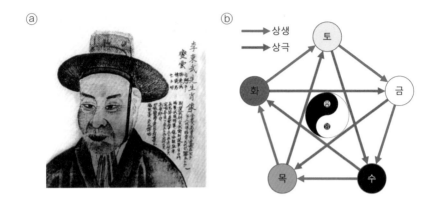

> ⓐ 사상의학(四象醫學)을 제창하였던 이제마(李濟馬) ⓑ 음양오행설
> (陰陽五行說)

이렇듯 근대과학이 어리석은 인류를 계몽하기 전까지, 동, 서양을 막론하고 무지한 인류의 생각이란 매우 유사함을 알 수 있는데, 굳이 4주팔자와 토정비결까지는 언급하지 않는다 하여도, 이러한 4원소설, 4체액설, 4상의학, 음양5행론을 과연 과학이라 할 수 있을까? 침대는 가구가 아니고 과학이라고 우기는 것과 무엇이 다를까?

믿음, 주장, 문명이라고 할 만은 해도 이는 분명 과학이 아닐뿐더러, 이를 의학이라고는 더더욱 할 수는 없는 일이다. 그러나 안타까운 일은 현재에도 이를 신봉하고 믿는 분들이 적지 않다는 사실인데, 의학이란 사람을 살리기 위해 존재하는 학문으로, 철학이나 역학으로 사람을 살릴 수는 없는 노릇이다. 어떤 이의 머릿속에서 창조된 주장이 수백에서 수천 년 지속된다는 것은 정말 놀라운 일이 아닐 수 없는데, 책상 앞에서 도서관에서 창조된 마르크시즘과 마오이즘의 선동이 지난 100여 년 동안 인류사에 일으켰던 폭력과 전쟁을 상기하여 보라! 이는 사상일 뿐이지 과학이 아니었다.(어

떤 이의 꿈이었을 뿐이다. 로드레크의 그림과 하이데거의 책일 수도 있고. ♪♫)

6. 사체액설에서 유래된 것들

그렇다면 지금까지 왜 이 엉터리 4체액설을 살펴본 것일까? 그것은 바로 이 잘못된 주장이 2,000년을 넘게 서양의학을 지배해 온 관계로, 아직도 그 흔적이나 자취가 의학 용어나 병명 등에 남아 있을 뿐만 아니라, 사고방식이나 문화에 배어 있기 때문인데, 동양 문화를 유교나 불교, 음양오행설을 떼어 놓고 설명할 수 없듯이, 서양 문화 역시 기독교와 4체액설에 그 근간을 두고 있기 때문이다. 특히 통풍과 관련된 몇 가지 예를 살펴보면 다음과 같다.

1) 통풍(Gout)

이 글의 주제인 '통풍'의 영어 명칭은 'Gout'이다. 단어가 조금은 낯설기도 하고 범상치 않은 이름인데, 그 어원은 라틴어의 'Gutta'에서 유래된 것으로, 'A drop of liquid', 즉 '액체 한 방울'을 의미한다. 갑작스럽게 엄지발가락이 부어오르며 극심한 통증을 유발하는 질환의 이름이 어떻게 '액체 한 방울'이 되었을까?

바로 4체액설 때문이다. 뭔가 나쁜 체액 한 방울이 관절에 떨어져 이렇게 발가락이 아프다고 생각한 것 같지 않은가? 그렇다. 4체액(Humor) 중 하나가 관절로 침투하여 염증과 통증을 일으켰다고 생각하여, 통풍의 이름이 '체액 한 방울'이 된 것이다. 이렇듯 통풍의 이름부터가 4체액설에서 유래되었음을 알 수가 있다.

2) 체액(Humor)

여기에 더하여 **체액**(Humor)에서 유래된 용어들이 현재에도 많이 남아 있는데, 면역학에서 T 림프구가 주도하는 세포성 면역(Cell mediated immunity)과 짝을 이루는 B 림프구 주도의 **체액**성 면역(Humoral immunity)의 예나, 눈의 각막 뒤편에 위치하는 수양액(水樣液, 또는 전방액, 안구 방수, 안방수)을 Aqueous **humor**라 하는 데에서도 또 다른 예를 찾아볼 수 있다. 또한 습기(濕氣)를 의미하는 **Humidity**의 어원이 되기도 하였고, 웃음을 자아내는 **유머**(해학, 諧謔, Humor)나 **유머**레스크(Humoresque)의 어원이 되기도 하였는데, 이때 유머란 '웃음을 자아내는 **기질**이 있는'의 의미로 역시 4체액설에서 비롯된 것으로 보인다. 간혹 '유머'를 '유모아'로 읽는 습관은 일본어 표기 'ユーモア'에서 유래된 것이다.(그림 7)

그림 7

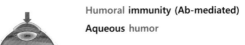

Gout Latin 'Gutta' ➡ "A drop of liquid"

Humorism (4체액설)
Humoral **immunity** (Ab-mediated)
Aqueous humor

Humid

유머 Humor
유머레스크 Humor**esque**

사체액설에서 유래된 여러 단어들

3) 류머티즘(Rheumatism)

한편 병원에서 통풍을 진료하는 과는 내과 중에서도 류마티스 내과이다. 류마치스, 류마치스성, 류마티스, 류마틱 등으로 사람마다 다르게 부르는 이 류마티스란 도대체 무엇을 말하는 것일까? 인터넷 사전에서 '류마티스' 또는 'Rheumatis'를 검색하여 보면 영어 사전에 'Rheumatis'라는 영어 단어는 없다고 나오며, 자동으로 Rheumatism으로 바뀌어 해석이 나온다. 정말 '류마티스' 또는 'Rheumatis'라는 단어는 없는 것일까? 그렇다! 류마티스란 류머티즘(Rheumatism)의 비표준어이며, 'Rheumatis'라는 영어 단어 자체가 존재하지도 않는데, 우리는 왜 류마티스라는 콩글리시를 사용하는 것일까?(왜 그러고 사니?)(그림 8)

그림 8

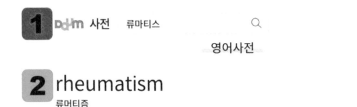

1. Daum 사전   류마티스   🔍

영어사전

2. rheumatism   +
류머티즘
미국 [rúːmətìzm] ◁)) 영국 [rúːmətìzm] ◁))

한국어사전

3. 류마티스
1. '류머티즘(rheumatism)'의 비표준어
2. 류머티즘(rheumatism)(결합 조직, 특히 근육이나 관절 및 이와 관련된 구조에 염증을 일으키는 여러 질병을 통틀어 이르는 말)

'Rheumatis(류마티스)'라는 영어 단어는 존재하지 않는다. Rheumatism의 잘못된 표현이다.

거기에 더하여 류마치스, 류마치스성, 류마티스, 류마티스성, 류마티스양, 류마토이드, 류마틱, 류마트, 류마티, 류마 등의 각종 변형 형까지 사

용되고 있는 현실인데…. 이에 따라 필자의 머릿속도 점점 아득해지기만 한다.ㅠㅠ

한편 팩트-체크, 내로-남불 같은 국적 불명 사자성어에 익숙한 한국식 사고방식에 따라, 류마티스마저 '류마(Rhema)-티스(tis)'로 나름 창조적 해석을 하는 경우도 있으나, 이 또한 엉터리로, 분명히 단언컨대 '류마티스' 또는 'Rheumatis'라는 단어 자체가 존재하지를 않는다. 그러므로 이 또한 엉터리 콩글리시이다.

그러므로 표준어이면서 포괄적인 의미를 가지는 류머티즘(Rheumatism)이란 단어를 사용해야 한다. 그렇지만 이 류머티즘(Rheumatism)이란 단어는 어디서 어원이 된 것일까? 혹시나 해서 '류머(Rheuma)+티즘(tism)'으로 두 글자로 나누어 살펴보아도 역시 '류머(Rheuma)'라는 영어 단어가 존재하지 않는다. 그렇다면 류머티즘(Rheumatism)이란 단어는 도대체 어디서 유래가 된 것일까?

정답은 '륨(Rheum)+어(a)+티즘(tism)'으로, 3개로 나누어 이해하여야 한다. 꼭 그렇게까지 해야 하나 싶지만, 바로 여기에서 결정적인 어원을 찾게 되는데, 그것은 바로 '륨(Rheum)'이다. 현대 영어에서 '륨(Rheum)'이란 점막의 분비물 등의 의미만을 갖지만, 그 어원을 검색하여 보면 Body fluids를 의미하는 관계로, 이 역시 4체액설의 체액(Humor)에 해당하는 것을 알 수 있다. 그러므로 류머티즘(Rheumatism)이란 단어와 그 의미 역시 4체액설에서 비롯된 것임을 확인할 수 있다.(그림 9)

그림 9

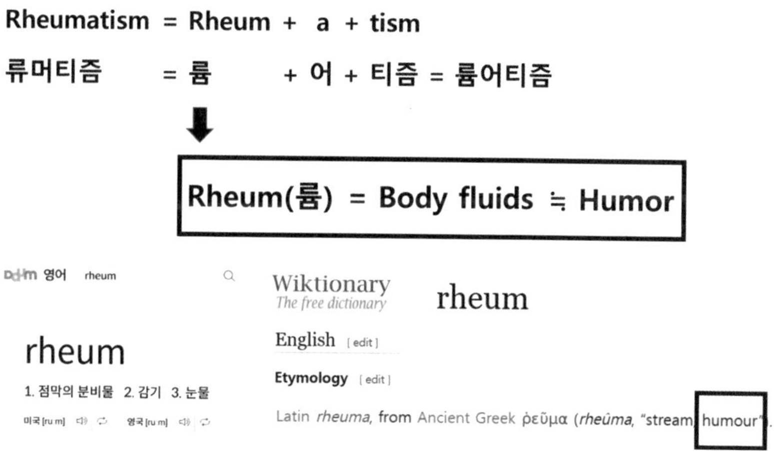

Rheumatism = Rheum + a + tism
류머티즘   = 륨   + 어 + 티즘 = 륨어티즘

Rheum(륨) = Body fluids ≒ Humor

Daum 영어   rheum

rheum

1. 점막의 분비물 2. 감기 3. 눈물

미국[ru m] 영국[ru m]

Wiktionary
The free dictionary

rheum

English [edit]

Etymology [edit]

Latin *rheuma*, from Ancient Greek ῥεῦμα (*rheûma*, "stream, humour").

류머티즘(Rheumatism)의 어원 분석

과거 서양인들은 4체액설에 근거하여 과도한 륨(Rheum, 체액)이 관절 내로 흘러 들어갈 때 만성 관절염이 생긴다고 생각하였고, 끈적하고 병적인 륨(Rheum, 체액) 한 방울이 관절 내로 들어가게 되면 급성 관절염, 즉 통풍을 일으킨다고 생각한 것이다. 이렇듯 인간의 어리석음 이란 동, 서양을 막론하고 큰 차이가 없음을 알 수 있다.(그림 10)

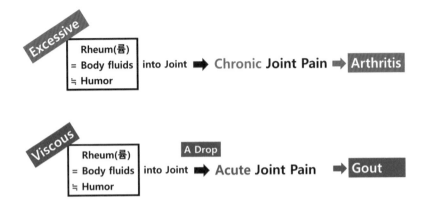

사체액설에 근거하여 과도하거나 끈적한 룸(Rheum, 체액)이 관절에 들어감으로써 관절염과 통풍이 발생한다는 이론

당연히 현대 의학에서는 말도 안 되는 엉터리 이론이지만, 4체액설은 오랜 세월 서양의학을 지배하였던 이론인 관계로, 아직도 그러한 배경에서 출발된 용어들이 광범위하게 사용되고 있는 현실이다. 이러한 배경을 알지 못하고 이방인의 입장에서 사전적인 해석만을 하게 되면, 전체 산을 보지 못하고 나무만을 보게 되는 우를 범하기 십상인데, 이러한 이유로 통풍에 관련된 책을 서술하고 있음에도 불구하고 4체액설의 중요성을 강조하고 있는 것이다.(필자의 애창곡 중의 하나라면 Deep purple의 〈Smoke on the water〉를 들 수 있는데, 그 곡의 작곡 배경을 몰랐던 관계로, 나이 50이 될 때까지 그 뜻을 '물안개'로 알고 있었다나, 어쨌다나? 크, 창피. 그럼 〈Hotel Calfornia〉는 미국에 있는 5성급 호텔 이름일까?) 😊

한편 이러한 의미에서 Rheumatism, 또는 Rheumatic disorders 질환들은 주되거나 혹은 부수적으로 관절염 증상을 동반하게 되는데, 그렇기 때문에 통풍 역시 Rheumatism으로 분류하는 것이다. 그러므로 류마티스 내과에서 통풍을 치료할 때, '류마티스'라는 단어 자체가 잘못된 것이므로 '류머티즘(Rheumatism) 내과'나 '류머톨로지(Rheumatology) 내과'로 개칭을 하여야 하지 않을까?(뭐, 필자가 걱정할 필요야 없지만. ㅎ)

7. 통풍(痛風)이라는 이름의 유래

 이상으로 통풍의 영문 이름인 Gout의 어원과 숨겨진 의미, 그리고 그 배경을 살펴보았다. 그렇다면 한국식(동양식) 이름인 통풍(痛風)은 어떻게 그런 병명을 가지게 되었을까?

 당연히 '痛: 아플 통', '風: 바람 풍'의 한자인데, 어떤 책이나 사전을 살펴보아도 '바람이 살짝만 불어도 아픈, 그 정도로 심한 통증 질환'으로 설명을 하고 있는데, 어떻게 이렇게 자의적으로 해석을 할 수 있는가 싶다. 발 없는 말이 천 리를 가거나, 여름철 논바닥의 개구리 떼창처럼, 어떻게 똑같은 말들만 반복해서 하는가 말이다. 통풍을 앓고 있는 필자의 입장에서 보면 바람이 불어 아픈 것뿐만 아니라 바람이 불지 않아도 아프기만 하다.(차가운 바람 불어와♬~ 바람 불어와 내 발이 날려도~♪) 🎸 🎵🎶

 만일 이런 식의 논리라면 동쪽 바람인 동풍(東風)도, '바람이 불기만 하면 동쪽에서 온다'든가, '바람이 스치기만 해도 동쪽으로 간다'는 의미일까? 동풍이란 당연히 '동쪽에서 불어오는 바람'이란 뜻인 것처럼, 통풍이란 '아픈 바람'이란 뜻으로 해석하는 것이 맞는 표현일 것이다.(그림 11)

그림 11

ⓐ 동풍　　東風　중 东风 [dōng fēng]
　　　　　　　　　　뚱　　펑

　　　　　　　　일 東風 とうふう
　　　　　　　　　　　토 우 후 우

ⓑ 통풍　　痛風　중 痛风 [tòng fēng]
　　　　　　　　　　통　　펑

　　　　　　　　일 痛風 つうふう
　　　　　　　　　　　쯔 우 후 우

ⓐ 동풍(東風)과 ⓑ 통풍(痛風)의 비교

　계속해서 이와 유사한 예를 중풍(中風, Cerebrovascular accident)과 파상풍(破傷風, Tetanus)에서도 살펴볼 수가 있겠는데, 만일 똑같은 논리를 적용하여 '바람만 스쳐도 가운데가 어떻게 되고', '바람이 불면 피부가 깨지고 상한다'는 식으로 엉터리로 이해하는 게 맞을까? 당연히 그게 아니고 중풍(中風)의 경우는 '중심부에 바람이 든' 또는 '중요한 부위가 아픈'의 뜻으로, 파상풍(破傷風)의 경우는 '피부가 상해서 생기는 질환' 등으로 이해하는 게 맞는 일이다. 더불어 중국어와 일본어를 병기한 이유는 그 한자의 동일함과 발음의 유사함 그리고 한자만이 전달할 수 있는 독특한 의미 때문이다.(어떻게 한, 중, 일 3국의 한자가 이렇게 동일할까? 음, 깬다!)(그림 12)

그림 12

ⓐ 중풍　　中風　　중 中风　　[zhòng fēng]
　　　　　　　　　　　　쭝　　펑
　　　　　　　　일 中風　　ちゅうぶう
　　　　　　　　　　　　쮸　　우부우

ⓑ 파상풍　破傷風　중 破伤风　[pò shāng fēng]
　　　　　　　　　　　　포　샹　　펑
　　　　　　　　일 破傷風　はしょうふう
　　　　　　　　　　　　하 쇼　　우 후우

ⓐ 중풍(中風)과 ⓑ 파상풍(破傷風)의 비교

　정리하여 보면 서양식 사고방식에서는 4체액설에 따라 인체의 질환을 **액체**(液體, Liquid)의 문제로 생각하였지만, 동양식 사고방식에서는 질환을 **바람**(風, Wind)으로 표현한 것으로 보인다.(서액동풍, 西液東風?)(그림 13) 👀

　즉, 서양에서 Gout는 '체액의 문제, 또는 체액이 관절 내로 한 방울이 들어감으로써 발생된 질환'으로 이해하였다 하면, 동양에서는 '아픈 바람이, 또는 아픈 기운이 관절로 들어감으로써 발생된 질환'으로 생각한 듯하다. 그럼, 通風(통풍)이 잘 되어 痛風(통풍)이 생긴다는 말일까?

　자, 이렇게 하여 지금까지, 새들이 우는 속과 물레방아 도는 역사를 알아보았다. ♬♬ 🎸

그림 13

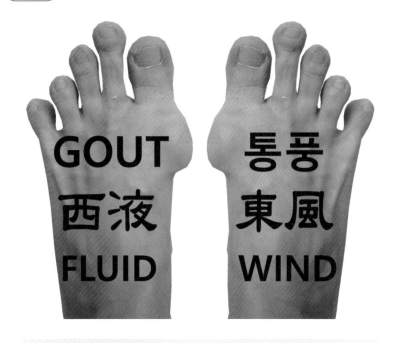

서액동풍(西液東風)

II | 나의 통풍기(記)
[My통풍(마이통풍, 馬耳痛風?)]

필자가 통풍을 앓기 시작한 것은 30대 중반 무렵으로, 20여 년을 훌쩍
넘게 통풍 관절염으로 고생해 오고 있는데, 통풍을 앓는 환자의 입장에서

(통풍인, 痛風人, Goutian?) 그 증상을 잔잔하게 서술해 보고, 조금이라도 그 통증의 정도와 관절염의 기간을 단축시킬 수 있는 필자만의 투병 전략(노하우)에 대해서도 말씀드려 볼까 한다.

필자의 경우 90% 이상 좌측 발에서 급성 통풍 관절염이 발생하며, 그 중에서도 90%는 당연히 엄지발가락의 MPJ(MetatarsoPhalangeal Joint, 중족지관절, 中足脂關節, 발허리발가락관절)에서 증상이 발현된다.(그림 14)

그림 14

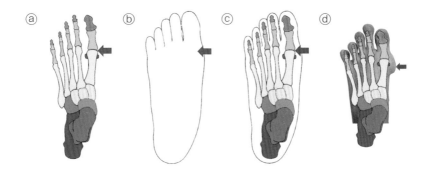

ⓐ, ⓑ, ⓒ MPJ의 위치(파란색 화살표)

ⓓ 필자의 발에 뼈의 위치를 겹쳐 본 모습. MPJ의 위치에 불룩하게 튀어나온 Tophus가 관찰된다.(빨간색 화살표)

1. 급성 통풍 관절염(Acute Gouty Arthritis, Flare)의 시작

급성 통풍 관절염이 일어나기 전에 특별한 전조 증상(Prodromal symptom)은 없으나 굳이 거론하여 보자면 약간의 피로감과 오묘한 기분 전환(Mood change), 걸을 때 엄지발가락의 MPJ에 약간의 뻣뻣함과 동통을 들 수 있는데, 그리 특징적인 것은 아니어서 그냥 '평소와 큰 차이가 없는데?' 하고 무시하다 보면, 한 반나절 후부터는 엄청난 후회를 하게 된다.

발작 며칠 전부터 특별히 대단한 음식을 섭취한 기억은 없으나, 필자와 같은 중년 직장인의 점심 식사라는 것이 보통 MSG 가득한 '맛집표' 사 먹는 음식이므로 그 성분의 가늠이 힘들며, 저녁때면 보통 소주와 맥주 등을 곁들인 기름진 육(肉)고기의 고지방, 고단백질 식사가 주류를 이루게 된다.

그러나 의외로, 흔하게 통풍에 아주 안 좋다는 맥주를 과음해서 먹었다고 해서 다음 날 꼭 관절염이 오는 것은 아니며, 그 외 삼겹살, 소고기 파티를 했다고 해서 다음 날 반드시 관절염이 오는 것도 아니다. 즉, 급성 통풍 관절염은 그 원인을 알 수 없을 정도로 갑작스럽게 시작되는데, 어떤 때는 음식물 섭취와는 아무 관계 없이 발을 쓰는 약간의 노동 작업이나 등산, 보행 후에 오는 경우도 흔하다. 그래도 어떤 공통되는 특징을 찾아보자면 대개는 저녁 무렵에 잠들고 나서 자정 이후 한밤중부터 쑥쑥대며 고통의 시간이 시작된다는 점이라 하겠다.(소리 없이 흘러내리는 눈물 같은 이슬비. ♪♬ 누가 울어 이 한밤 잊었던 통풍인가.♬♪) 😂 ♬♪♪♪

초기 증상은 심하지는 않고 관절을 움직일 때만 갑작스러운 엄지발가락의 MPJ의 통증을 느끼는 정도인데, 대략 6시간 정도가 지나게 되면 이제는 엄지발가락의 MPJ를 움직이지 않고 가만히 있을 때도 박동성(搏動性, Pulsating) 통증이 느껴지면서 선홍색으로 엄지발가락의 MPJ 부위가 부어오르기 시작하게 된다. 그래도 아직 동통과 부종이 아주 심하지는 않은데, 바로 이때까지가 Colchicine과 일반적인 비스테로이드성 소염진통제(NSAIDs, NonSteroidal AntiInflammatory Drugs)로 조절할 수 있는 골든 타임(Critical time)이다. 성인 권고치 또는 권고치의 최대량으로 1~2일 정도 사용하는 경우 통증 발작을 하루 이틀 내로 끝낼 수도 있게 되나, 만일 이 시기를 놓치게 되면 그다음부터는 Colchicine이나 NSAIDs로도 조절하기 힘들 뿐만 아니라, 1~3주가 넘게 길고 고통스러운 시간을 보내야만 한다.(한때 이 정도 시점에서 압박붕대를 하여 부종을 막아 보려는 어리석은 시도를 해 본 적이 있었는데, 오히려 참을 수 없는 정도의 고통을 유발하는 관계로, 압박붕대를 한 후 한두 시간도 견뎌 낼 수가 없었다.)

아무런 조치를 취하지 않고서 하루 정도가 지나게 되면 가만히 있어도 참기 힘들 정도로 엄지발가락의 MPJ 부위가 쑤셔 오기 시작하고, 발작이 온 그 발은 평소 두께의 2배(과장?) 정도로 부어오르며(곰 발바닥을 연상?) 양말을 신는 것도 엄청난 도전과 고통일 뿐만 아니라, 평소에 신던 신발임에도 불구하고 특히 구두 같은 경우를 신으려 하면 드디어 눈물이 찔끔하는 고통을 느끼게 된다. 발이 엄청나게 부어 있기 때문에 신발을 신고 벗는 것이 너무나도 고통스러우며, 설사 간신히 신발을 신었다 하더라도 위에 서술한 압박붕대를 한 경우처럼 엄청난 통증을 느끼게 되고, 그래도 걷기 위해 억지로 아픈 발로 짚게 되면, 통증이야 당연할 뿐만 아니라 물에 적신 스펀지나 물풍선을 밟는 듯한 그런 느낌이 들게 된다. 워낙 보행이 힘든 관계로 지팡이나 목발 등을 사용해 볼 수 있으나, 평소에 안 쓰던 물건이라 크게 도움은 되지 않으며, 만일 운전 등을 하게 되는 경우 액셀이나 브레이크를 밟는다는 것은 엄청난 용기와 고통을 요구하게 된다.(필자의 경우 젊어서 좋아하던 수동 기어 자동차를 버리고, 항상 자동 기어 자동차만을 운전하고 있다. 그나마 대개 왼쪽 발에 통풍 관절염이 와서 다행이지, 어쩌다 오른발에 증상이 오는 경우에는 운전도 전혀 할 수 없게 된다.)

그나마 고통을 참아 가며 억지로 어기적어기적 걷다가 잘못해서 그 발에 뭐가라도 부딪히게 되면 이건 완전 짐승 같은 비명이 나오게 되는데, 최소 1~3주간은 장애인 아닌 장애인으로 살 수밖에 없게 된다.(그러므로 통풍인들도 장애인 주차장에 주차할 수 있도록 해주세요! ㅎ 진짜 그래야 하는 것 아닌가?) 😸

이렇듯 골든 타임을 놓친 후에는 그 어떠한 약물도 거의 효과가 없게 되는데, 이제 와서 NSAIDs를 사용한다 한들 최대 고통치를 약간 조절할 정도일 뿐 적절한 진통과 소염 효과를 얻기 힘들며, Colchicine, Steroid 도 마찬가지이다. 또한 그제야 사용하는 Allopurinol, Febuxostat, Uricosuric agent 또한 소염, 진통에는 아무런 효과가 없다. 이때 최대량의 NSAIDs를 사용하게 되면, 가만히 있을 때 쑤시는 기운은 그나마 인내심으로 참을 만하나, 그럼에도 불구하고 일어나서 걸어 다니는 일상생활은 거의 불가능하다.

정형외과에서 하듯 발을 심장보다 높게 올려 매달린 듯하게 유지를 해보아도 통증과 부종 감소에는 아무런 효과가 없는데, 아파트 거실에서 화장실까지 걸어가는 것마저도 군장 꾸리고 100km 행군 다녀올 때처럼 괴로운 걸음의 연속이다. 어쩌다 옆에 지나가며 걱정해 주는 척하는 마눌님의 말마저 사뿐히 즈려밟고 가는 것처럼 극심하게 얄밉게 들리고, 그래도 십 리라도 가서 발병이 났다던 아리랑이 부러워지기도 하지만, 나 보기가 역겨워 가실 때에는 죽어도 아니 눈물 흘리려 각고의 노력을 해 보곤 한다.♪♪♪ 😊

이러한 급성 통풍 관절염의 경우에는 당연히 잠을 청할 수도 없을뿐더러, 설사 잠이 들었다 해도 그 통증으로 인해 여러 차례 잠을 깨게 되는데, 음 뭐라 그럴까, 비몽사몽임에도 쑤시는 통증은 마치 악몽을 꾸듯이 느껴지게 된다. 그나마 얼음찜질을 하게 되면 아주아주 아픈 통증은 잠시나마 가라앉힐 수 있으나, 발이 너무 차가워서 이 또한 편안치 않고, 특히 잠을 이룰 수가 없다.

2. 급성 통풍 관절염의 전개

2~3일 정도 지나면 분홍색 발의 부종이 최대치를 기록하게 되는데, 이 무렵까지의 고통이 가장 극심하다. 아마도 이는 개발제한구역처럼, 한정된 발의 용적률(?)과 건폐율(?)에서 부종이 발생하는 까닭이라 생각되며, 이 최대치의 부종이 그 정점에 이르는 3~4일 정도 뒤에는 통증은 다소 감소되는 듯하나, 부종의 색이 약간 더 붉은색으로 변하게 되고, 걸을 때는 마치 물에 흠뻑 젖은 신발을 신은 듯한 느낌이 들게 된다. 이럴 때면 어릴 적 냇가를 건너고 나면, 부적부적 소리를 내던 물 젖은 고무신이 생각나기도 한다.(아! 옛날이여! 지난 시절 다시 올 수 없나 그날, 그날이여.♬♪♪) 😊

드물지만 간혹 부어오른 부종 부위가 멍이 잡힌 듯이 붉은색으로 변하는 경우도 있는데, 이는 조직 내로 출혈이 일어났기 때문이다.(그림 15)

(그림 15)

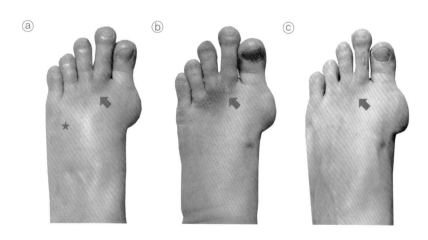

드물게 둘째와 셋째 발가락의 MPJ에 급성 통풍 관절염과 피하출혈이 생긴 예(필자의 발)

ⓐ 급성 통풍 관절염이 시작된 지 3~4일이 지난 뒤 사진으로, 발이 최대로 부어오른 모습(파란색 별표)이다. 부종으로 인해 피부 밑 혈관과 건(腱, Tendon)들이 관찰되지 않는다. 또한 둘째와 셋째 발가락의 MPJ 부위에 붉은색 피하출혈이 시작되고 있다.(파란색 화살표)

ⓑ 약 2주 뒤. 부종과 통증 등 급성 통풍 관절염 증상은 많이 가라앉았으나, 둘째, 셋째 발가락의 MPJ에 생긴 피하출혈은 더 붉은색으로 변하고 있다.(파란색 화살표)

ⓒ 약 1년 뒤, 통풍 관절염이 없는 평상시의 발. 둘째, 셋째 발가락의 MPJ에서 발생했던 피하출혈이 사라지면서 갈색으로 피부가 변색되었다.(파란색 화살표)

특히 그림 15-a를 보게 되면 물풍선처럼, 즉 마치 물이 차서, 발이 부어오른 것처럼 보이기도 하는데, 이러한 이유로 과거 서양인들은 4체액설에 근거하여, 끈적하고 병적인 룜(Rheum, 체액)이 관절 내로 들어가서 이러한 통풍을 일으킨다고 생각한 것이다.

3. 급성 통풍 관절염의 마무리

그러나 이렇게 곰 발바닥 같은 발과 고통스러운 걸음걸이의 나날이, 그대를 속일지라도 슬퍼하거나 노여워하지 말라. 슬픔의 날을 NSAIDs의 도움으로 참고 견디다 보면 기쁨의 날이 오리니, 경우에 따라 다르나 약 1~3주를 지내다 보면, 어느 날 아침 상쾌한 기분으로 눈이 뜨여지면서, 침대에서 조심스럽게 일어나려 할 때 발이 전혀 아프지 않다는 것을 알게 된다. 이게 정말일까 싶어 아픈 발에 살짝 힘을 주어 디뎌 보노라면, 당연히 벌떡 일어설 수가 있고, 부종의 정도도 확연히 감소된 것이 관찰된다. 바로 전날까지 집 안의 화장실에 가는 것조차도 짐승 같은 소리를 내며 기어가곤 했었는데, 이게 무슨 일일까? 마이클 잭슨의 문 워킹(Moon walking)뿐만 아니라 요즘 유행하는 슬릭백(Slickback)도 가능할 정도로 완전히 치유된 것을 알게 된다.(가벼운 아침 발걸음 모두 함께 콧노래 부르며.♫♪♫) 이런 도깨비 같은 질환이 있을까?

바로 어제까지 겪었던 급성 관절염의 악몽을 떠올리며, 안도의 한숨을 내쉬면서, 다시는 이러한 일이 없도록 모든 것을 조심하자는 다짐을 해보게 되지만, 안타까운 점은 다음번 통풍 발작은 이미 또 예약, 준비되어 있다는 것이다.(우리는 만날 때에 떠날 것을 염려하는 것과 같이, 떠날 때에 다시 만날 것을 믿습니다. 아아, 님은 갔지만 나는 님을 보내지 아니하였습니다.) 😡

다음번 통풍 관절염이 언제 또 올지는 전혀 알지 못하고, 이 또한 사전 예고 없이 어느 날 갑자기 시작되게 되는데, 다음번 관절염까지의 주기는 짧을 때는 1달, 길게는 1~2년 뒤로, 이는 아주 초기 약간의 증상이라도 나타나면 최대치의 NSAIDs를 2~3일 복용하여 증상을 가라앉힌 경우는 제외했을 때이다.

그러므로 그냥 '오늘도 무사히'만 바라는 마음뿐이다.(그림 16)

그림 16

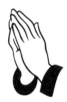

오늘도 무사히

오늘도 무사히

조금 흥미로운 점은 급성 통풍 관절염이 없는 평상시에, 기대는 의자에 앉아 다리를 꼬고서 얕은 낮잠에 빠져 있노라면, 가끔씩 반복하여 발목 부위가 불수의적으로 2~3번씩 바르르 떠는 경우를 느낄 수 있는데, 이와 통풍 관절염의 관계성에 대해선 확인된 바가 없다.

4. 급성 통풍 관절염의 황망한 예

마지막으로 필자가 경험했던 급성 발작의 황망한 예를 몇 가지 들어 보면,

1) 오른발에 통풍 관절염이 오게 되면, 오토 차량의 경우도 운전을 할 수가 없게 되므로, 거의 모든 사회생활을 할 수가 없게 된다.

2) 드물지만 왼쪽 발 통풍 관절염으로 한 보름을 고생하였는데, 왼쪽 발이 조금 나아지자마자 오른발의 통풍 관절염이 시작된 경우도 있다. 또한 드물지만 발목 부위에 통풍 관절염이 오는 경우도 있다. 이런 경우에는 이동이 아니라 서 있는 것도 불가능하게 되어, 마치 입만 살아 있는 생선 같은 처지가 되고 만다.(입만 동동?)

3) 외국에 가 있을 때 통풍 관절염이 오는 경우이다. 사실 비행시간이 10시간이라고 해도 짐 정리해서 공항에 나가고, 짐 싣고, 심사 받고, 대기하고, 또 비행기 내려서 또 심사 받고, 짐 찾고, 숙소 또는 집까지 이동하다 보면 조금 과장하여 20시간 정도를 어떠한 조치를 못 받는 상황에 처하게 된다. 또한 외국에서 약물을 구한다는 것 자체가 만만찮은 관계로, 잘못하다가는 고통의 귀국선을 타게 된다. 필자의 경우 이런 슬픈 추억이 몇 차례 있었던 관계로, 외국에 가는 경우라면 여권만큼이나 중요하게 챙기는 물품이 바로 NSAIDs이다. 그러다 보니 이제는 외국뿐만 아니라 며칠 걸리지도 않는 국내 여행이어도 항상 최우선으로 챙겨 가는 물품이 되었다.

4) 그 외 조금 점잖은 자리나 귀한 손님들을 맞이하러 갈 때도 절뚝거리며 찡그린 모습으로 걸어 다니는 모습은 참으로 안타깝게 보인다. 조

금 창피한 이야기지만 한번은 건물 입구에서 경비원한테 쫓겨난 적도 있었는데, 발을 절며 걷는 모습이 근처 부랑자로 보였던 모양이다. 😊 [장애인(?)을 차별하지 말라!](슬프다! 모든 것은 순간적인 것, 지나가는 것이니, 슬퍼하거나 노하지 말라!)

급성 통풍 관절염이 없는 평소에도 조금이라도 조심하려고 항상 아장아장 걸어 다니게 되고(Antalgic gait) 과격한 운동이나 등산 등은 그저 희망 사항이 되어 버렸다.

Ⅲ | 발의 기본 골격

1. 발의 기본 골격-우리의 발은 소중한 것이여~! 身足不二~!

평소 우리의 발처럼 관심밖에 있는 신체 부위도 없으리라 생각한다. 내 몸의 가장 말단 부위, 가장 하단에 위치하면서, 대개의 경우 양말과 신발에 의해 답답하게 결박되어 있음에도 불구하고, 묵묵히 나를 받쳐 주고 나를 움직이게 해 주는 나의 발에 대해, 이 책을 통하여 최고의 감사를 표하고 싶다.(흐뭇!)

이 글의 주제가 통풍이며, 그 대표적 호발 부위가 엄지발가락의 MPJ(MetatarsoPhalangeal Joint, 중족지관절, 中足脂關節, 발허리발가락관절)인 관계로 잠시 발을 구성하는 뼈들을 살펴봄으로써 MPJ에 대한 이해를 도모해 보도록 하겠다.(그림 17)

그림 17

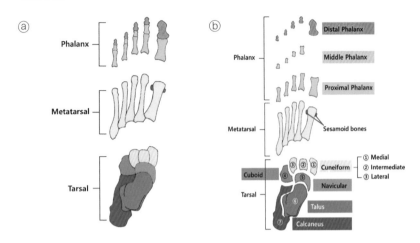

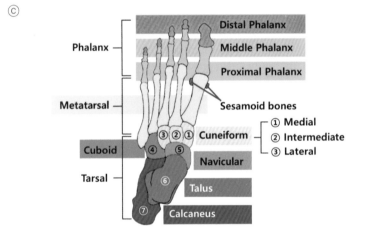

ⓐ, ⓑ, ⓒ 발을 구성하는 뼈들

먼저 개략적으로 발을 구성하는 뼈들을 종합하여 그려 보면 그림 17과 같다. 왜 이렇게 많은 뼈를 발 안에 배치하였는지는, 창조주 그분만이 알겠지만, 복잡해 보이는 이 뼈들도 정리하여 보면 크게

1) Tarsal bone

2) Metatarsal bone

3) Phalanx

이렇게 3개의 군으로 나누어 구분 지어 볼 수 있다.

먼저 Tarsal bone 7개를 살펴보면,

1) Tarsal bone(족근골, 足根骨, 발목뼈)

①, ②, ③ 내측에서부터 바깥쪽으로 Medial, Intermediate, Lateral Cuneiform bone(설상골, 楔狀骨, 쐐기뼈)(楔: 쐐기 설, 문설주 설)

④ Cuboid bone(입방골, 立方骨, 입방뼈)

⑤ Navicular bone(주상골, 舟狀骨, 발배뼈)

⑥ Talus bone(거골, 距骨, 목말뼈)(距: 떨어질 거)

⑦ Calcaneus bone(종골, 踵骨, 발꿈치뼈, Heel bone)(踵: 발꿈치 종)

2) Metatarsal bone(중족골, 中足骨, 발허리뼈)

5개의 중족골이 존재하며, 특히 첫 번째 중족골의 경우 대개 Sesamoid bone(종자골, 種子骨)이 관찰된다.

3) Phalanx(지골, 指骨, 趾骨, 발가락뼈)(趾: 발지)

5개의 Proximal Phalanx, 4개의 Middle Phalanx, 5개의 Distal Phalanx로 나눌 수 있는데, 엄지발가락의 경우, 엄지손가락과 마찬가지로 Middle Phalanx가 없으며, 각 1개씩의 Proximal&Distal Phalanx로 이루어져 있다.

이상을 정리하여 보면 다음과 같다.(그림 18)

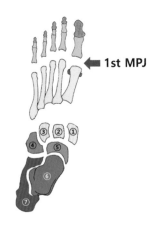

그림 18

Foot Bone	Phalanx	5개의 Distal Phalanx
		4개의 Middle Phalanx
		5개의 Proximal Phalanx
	Metatarsal bone	5개의 Metatarsal bone
	Tarsal bone	①Medial Cuneiform bone
		②Intermediate Cuneiform bone
		③Lateral Cuneiform bone
		④Cuboid bone
		⑤Navicular bone
		⑥Talus bone
		⑦Calcaneus bone

발을 구성하는 뼈들의 정리

급성 통풍 관절염이 왜 유독 첫 번째 엄지발가락의 MPJ에 빈번하게 오는가에 대해서는 Load bearing이나 체온이 낮아서 등 여러 설명이 있으나, 현재로서는 그 어느 설명도 만족스럽지는 않은데, 추후에 자세히 살펴보도록 하겠다.

2. 특히 7개의 족근골(足根骨, Tarsal bone, 발목뼈)의 이해

발바닥을 구성하는 뼈를 이해하는 데 있어 Metatarsal bone과 Phalanx의 경우는 크게 어렵지 않으나, Tarsal bone을 구성하는 조약돌 같은 7개의 뼈들은 언뜻 보아서는 그 구별이 쉽지도 않고, 그냥 외우려 하면 도무지 외워지지도 않는데, 조금이라도 오래 기억되기 위해서 그 이름과 유래를 간략히 살펴보도록 하겠다.

①, ②, ③ Cuneiform bone(설상골, 楔狀骨, 쐐기뼈)(楔: 쐐기 설, 문설주 설)

설상골이라 하면 문득 '혀(설 舌, Tongue)를 닮은(狀) 뼈'라는 엉뚱한 생각을 떠올릴 수도 있겠으나, 여기에서 '설(楔)'이란 '쐐기', 즉 'Wedge'를 의미하므로, 楔狀骨이란 '쐐기를 닮은(Wedge-shaped) 뼈'라는 뜻이 된다.(라틴어의 'Cuneus'='Wedge'를 의미한다.)(그림 19)

그림 19

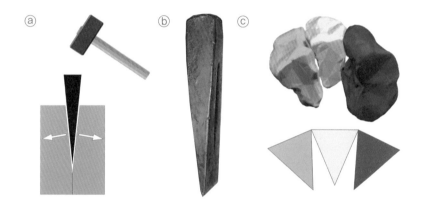

ⓐ, ⓑ 돌이나 나무들을 쪼갤 때 사용하는 사각 피라미드 형태의
　　Wedge. 보통 윗부분을 망치로 때려서 돌 등을 쪼개는 데
　　사용하게 된다.

ⓒ 왼쪽 발의 설상골을 뒤쪽에서 본 모습으로, 아래 그려진 단순
　　삼각형과 비교해 보면 조금은 억지(?)스럽기도 하지만, Wedge
　　의 모양이 연상되기도 한다.

한편 우리 몸에 Cuneiform(설상, 楔狀)이라는 단어가 또 쓰이는 곳으로는 후두(喉頭, Larynx)의 '설상 연골(楔狀 軟骨, Cuneiform cartilages)'을 들 수 있는데, 이 역시 '쐐기 모양을 하고 있는 연골'이라는 뜻이 된다.

④ Cuboid bone(입방골, 立方骨, 입방뼈)

Cuboid란 'Cube(정육면체)+~oid(같은)'의 형태로, '정육면체를 닮은 모양의 뼈'란 뜻인데, 딱 정육면체는 아니지만 그래도 막 우기면 정육면체 비스무레하게 생긴 형태를 가진 뼈이다.(그림 20) 이 외에도 Cube라는 단어는 '세제곱'의 의미를 가지고도 있다.(제곱은 Square)

그림 20

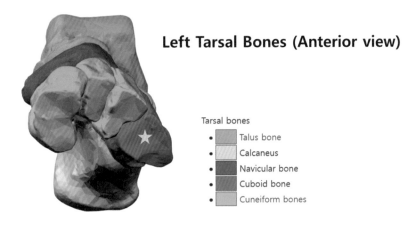

Left Tarsal Bones (Anterior view)

Tarsal bones
- Talus bone
- Calcaneus
- Navicular bone
- Cuboid bone
- Cuneiform bones

왼발을 정면에서 본 모습. 정육면체를 닮은 모양의 Cuboid bone(별표 표시)

⑤ Navicular bone(주상골, 舟狀骨, 발배뼈)

Navicula는 배(Ship)를 의미하는 Navis의 축소형으로 '작은 배', 즉 'Boat'를 의미한다. 즉, 'Navis=Ship', 'Navicula=Boat'의 관계가 성립하므로[자동차의 내비게이션(Navigation)을 연상해 보자], Navicular=Boat shaped의 의미를 갖게 되고, 우리말로는 '작은 배를 닮은 뼈'란 의미로 주상골(舟狀骨)이라 불린다. 더불어 손목의 수근골의 하나인 Scaphoid bone 역시 주상골(舟狀骨)이라 불리는데, 이 또한 'Scaph(Boat, Bowl)+~oid(같은)'의 형식으로 'Boat를 닮은'의 의미를 가지게 된다.

한편 한자 등으로 되어 있는 해부학 명칭을 순수한 우리말로 바꾸어야 한다는 사명감에 불타는 분들께서, 기존에 오랫동안 사용되어 오던 해부학 용어들을 사용자의 동의를 구하지도 않고서, 자기를 마음대로 바꾸어 놓아 버렸는데, 헌법이나 법률을 국민의 동의를 구하지 않고서 법학자들이나 국회의원들이 임의대로 바꿔 놓고, 국민들에게 그걸 받아들이라고 하는 것과 무엇이 다를까? 어찌 되었든 이 고명(高名)하신 분들께서, 주상골(舟狀骨) 중 손에 있는 Scaphoid bone은 '손에 있는 배를 닮은 뼈'란 뜻에서 '손배뼈', 발에 있는 Navicular bone은 '발에 있는 배를 닮은 뼈'란 뜻에서 '발배뼈'라 바꾸어 놓아 버렸는데, 이름이 조금은 유치할뿐더러, 손(발)에 무슨 배(Pear, Abdomen, Boat, Fold…)가 있다는 것인지? 또 손(발)에 왜 그런 배(Pear, Abdomen, Boat, Fold…)가 있다는 것인지? 거기다 '손배'라 하면 손해배상(損害賠償)이 먼저 떠오르는 것은 필자만의 생각일까? 더군다나 국어사전에서 '발배'란 단어를 검색하면 엉뚱한 해석만이 나오게 되는데, 왜 이분들은 계속적으로 이딴 짓을 하는 것일까?(알뜰한 당신이라서? 무슨 까닭에~♪♪) 🎸 (그림 21)

그림 21

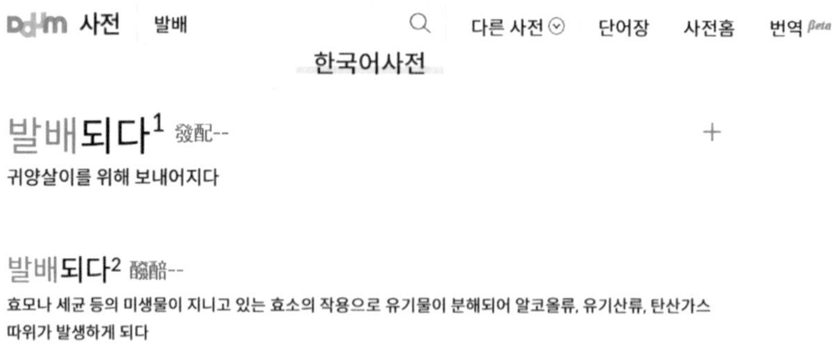

Daum 사전　발배　　　　　　🔍　　다른 사전 ⊙　　단어장　　사전홈　　번역 *beta*

한국어사전

발배**되다**¹ 發配--
귀양살이를 위해 보내어지다　　　　　　　　　　　　＋

발배**되다**² 醱醅--
효모나 세균 등의 미생물이 지니고 있는 효소의 작용으로 유기물이 분해되어 알코올류, 유기산류, 탄산가스
따위가 발생하게 되다

> 사전에서 '발배'를 검색하여 보면 주상골과는 상관없는 엉뚱한 설
> 명만이 나온다.

　대개 사명감에 불타시는 분들은 말릴수록 더하는 경향이 있는데(끝없는 사명
감?) 안 그래도 복잡한 게 해부학 용어인데, 여기에 더하여 새로운 말을 또 만
들어 놔서 더더욱 헷갈리게 만들어 놓는 그 뻔뻔함은 도대체 어디서 오는 것일
까? 흔히 이런 류의 분들은 자신들이 하는 일만이 개혁(改革)이라며, 타는 목마
름으로 중단 없는 개혁을 완수해야 한다고 떠벌려 대지만, 자신들의 말장난으
로 인해 국민 대다수가 느껴야 하는 그 피곤함과 불편함은 어떡하라는 말인가?
　서양 언어의 모태가 라틴어이듯이 우리말의 많은 부분이 한자로 구성
되어 있음에도 불구하고, 이를 부정함은 그동안의 사대주의에 찌든 가련
한 피해 의식 때문일 것이다. 우리말에서 한자란 중국어가 아니라, 서양
언어의 라틴어와 같은 것으로, 유럽 각국이 라틴어를, 알파벳을 부정하지
는 않지 않던가? 특히 해부학 용어는 남, 북한과 중국, 일본 등에서 공통
적으로 사용하는 용어가 많은데, 우리만 이렇게 손배뼈, 발배뼈라고 유치
하게 바꿔 놓아 버리면 도대체 어떻게 하겠다는 것인가? 다음 뼈인 Talus
bone은 더욱 기가 막히지만 그래도 한번 살펴보도록 하자.

⑥ Talus bone(거골, 距骨, 목말뼈)

'距'라는 글자는 '떨어질 거'로, 거리(距離, Distance) 등의 예에서 사용되는 한자인데, Ankle을 의미하는 Talus bone은 그동안 거골(距骨)이란 용어로 내내 잘 사용되어 왔다. 사실 왜 거골이란 명칭을 사용하여 왔는지에 대해선 필자 역시 의문을 가지고 있는데, 그렇다면 이에 합당하거나 또는 설명이 가능한 우리말로 바꾸었다면 정말 쌍수를 들어 환영할 일이다. 그런데 그분들이 갑자기 '목말뼈'란 용어로 바꾸어 놓았는데, '목말이 뭐지?' 하고 국어사전을 찾아보면 아래 그림과 같이 어린아이를 어깨에 올리고 무등('무등'은 방언이라고 하네요.)을 태워 주는 것을 의미한다고 한다. 뭐 그렇게 생각해 보면 그럴 수 있다고 치자. 하지만 또 어떤 이는 '발목의 목'과 '끝을 의미하는 말' 자를 썼다고 하는데, 도대체 한국 사람도 헷갈리는 명칭으로 국민들의 공감대와 동의 없이 막 바꾸어 버린 용어를 국민들은 시키는 그대로 받아 써야만 하는 것일까? 일반인의 이름도 이렇게 막 바꾸지는 않는데 말이다.(그림 22)

그림 22

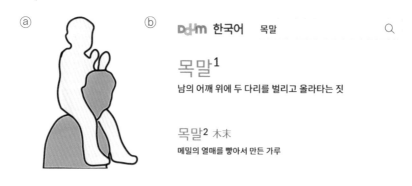

ⓐ 어린아이에게 목말을 태워 주는 모습
ⓑ 사전에서 '목말'이라는 단어를 검색한 모습

각설하고, 그렇다면 그분들은 왜 목말뼈라고 이름을 바꾸었을까? 국수에 올리는 고명도 아니고, 그래도 고명(高名)하신 분들이 맘대로 바꾼 것이라 그런지, 그 어디를 찾아보아도 목말뼈라고 바꾼 이유를 알 수가 없고, 임 계신 곳도 알 수가 없다.♬♪🎸

그러나 필자가 고육지책으로 생각하고 또 생각하여 보니, 아래와 같은 이유에서 '목말뼈'라고 바꾼 것 같다.

Talus bone은 여러 뼈와 관절을 이루는데, 일단 좌측 거골을 정면에서 보게 되면 그림 23과 같이 윗면으로는 경골(脛骨, Tibia) 그리고 내측으로는 경골(脛骨, Tibia)의 내측 복사뼈(Medial malleolus)와 외측으로는 비골(腓骨, Fibula, 코의 鼻骨이 아니다.)의 외측 복사뼈(Lateral malleolus)와 그리고 전면으로는 주상골(舟狀骨, Navicular bone)과 관절을 이룬다. 그리고 그림에는 안 나오지만 아래쪽으로는 당연히 종골(踵骨, Calcaneus bone)과 관절을 이룬다. 이를 다른 측면에서 이해하여 보면, Talus bone이란 다른 뼈들처럼 근육이 부착되어 있는 뼈가 아니며 대부분의 표면이 관절 연골로 덮여 있는데, 그 말은 그만큼 다른 뼈들의 중심에서 체중 분산과 관절 운동의 코어(Core)로서, 마치 베어링(Bear ring) 또는 도르래(Trochlea)와 같은 역할을 한다는 의미인 것이다.

Trochlea tali라 불리는 Talus bone의 윗부분은 Semi-cylinder 형태의 도르래 모양을 이루는데, 이는 마치 목공예나 한옥 기둥을 끼워 맞힐 때처럼 Tenon(장부)으로 작용하게 되고, 경골과 그 내측 끝부분인 Medial malleolus는 비골의 끝부분인 Lateral malleolus와 함께 'ㄷ'자를 세워 놓은 듯하게 ⌐ 모양의 Ankle mortise(장붓구멍)를 구성하게 되어, 암수(Female&Male)로서 작용하게 되므로, 발목의 안정성을 높이게 되는 것이다.(역시 속궁합이 중요한 것 같다. ㅎ)(그림 23)

그림 23

ⓐ

Articular surface for

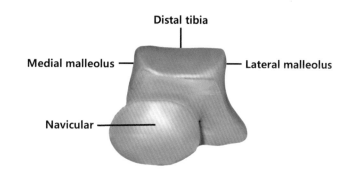

Distal tibia

Medial malleolus ─

─ Lateral malleolus

Navicular ─

ⓑ

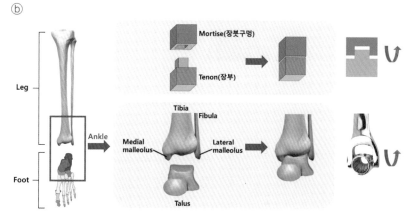

ⓐ 좌측 거골을 전방에서 본 모습(Left tarsal bone, anterior view)

ⓑ 왼쪽 발을 정면에서 본 모습. 발목 부분에서 거골은 경골, 비골
과 함께 장부와 장붓구멍의 구조를 형성하여, 잘 빠지지 않으면
서도, 마치 머리 부분이 회전하는 라쳇 렌치(Rachet wrench)와
도 같은 기능을 하게 된다.

이러한 상황을 직접 사체(Cadaver)의 발목에서 확인하여 보면 다음과 같
다.(그림 24)

그림 24

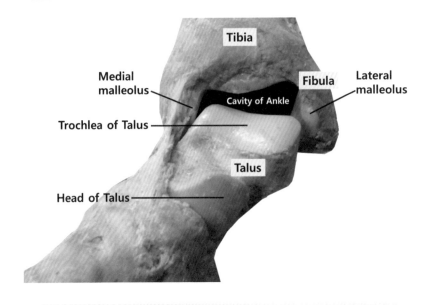

사체에서 좌측 발목을 정면에서 관찰한 모습

우리말로는 복사뼈, 복숭아뼈, 과골(踝骨. 踝: 복사뼈 과)이라 부르는 Malleolus의 어원은 작은 망치를 의미하는 Mallet에서 유래된 것인데[동양은 복숭아? 서양은 망치? 동과서퇴(東踝西槌)?] 내측 Malleolus는 경골의 말단부이지만, 외측 Malleolus는 비골의 말단부에 해당한다.

자, 어찌 되었든 이상을 다 종합하여, 이제는 도대체 왜 목말뼈라고 이름을 붙였는지를 추론해 보아야 할 텐데, 아마도 그 국수의 고명 같으신 분들은, 아래 그림과 같은 생각으로 목말뼈라 개명하지 않았을까 싶다. 어떤가? 너무 비약일까?(그림 25)

그림 25

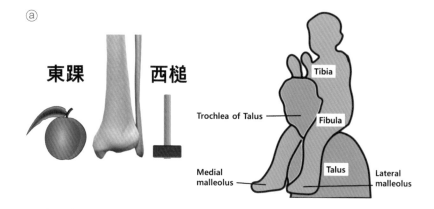

ⓐ

東踝　西槌

Trochlea of Talus

Medial
malleolus

Tibia

Fibula

Talus

Lateral
malleolus

ⓐ 복사뼈(Malleolus)를 동양은 복숭아에, 서양은 망치에 비유하였
다.

ⓑ 거골을 목말뼈라고 개명한 이유에 대한 추론. 어린아이의 양다
리를 각각 Malleolus에, 어른의 머리와 몸을 Talus에 비유하여,
마치 목말을 탄 듯한 형국이라 생각한 듯하다.(거, 목말뼈 작명 알
아내기 참 힘드네요. 휴~ 차라리 가만히 놔두었으면 아무 일이 없었을
것을. 안 하느니만 못한 일을! 쩝!)

⑦ Calcaneus bone(종골, 踵骨, 발꿈치뼈, Heel bone)(踵: 발꿈치 종)

Calcaneus bone은 Tarsal bone 7개 중에서 가장 큰 뼈일 뿐만 아니
라, 발에 있는 모든 뼈 중에서도 가장 큰 뼈로, 지면과 직접 접촉을 하면
서 체중을 가장 많이 받는 뼈 중 하나이다.(그림 26)

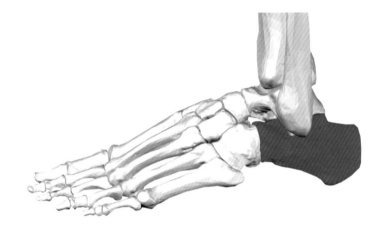

Calcaneus bone(파란색 부분)

　종골(踵骨)에 있어 드리고 싶은 말은 딱 한 가지인데, 사람의 경우는 발 바닥을 땅에 딛고서 보행을 하므로 발꿈치 부분의 종골이 당연히 땅에 접 하게 되나, 대개의 네발짐승은 마치 까치발을 한 발레리나처럼 발가락으 로 걸어 다니기 때문에, 종골이 땅에 접하지 않음으로써, 유난히 뒷다리 에 종골이 툭 튀어나온 것(Hock, Gambrel)처럼 보이게 된다는 것이다.(그 림 27)

그림 27

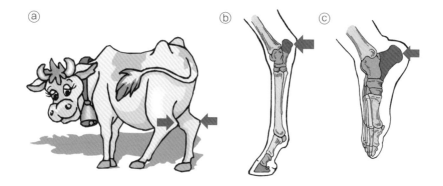

ⓐ 네발짐승의 Hock 부분(파란색 화살표)

ⓑ 네발짐승의 Calcaneus bone(파란색 부분과 파란색 화살표). 네발 짐승의 경우는 마치 까치발로 서 있는 듯한 자세로 걷기 때문에, Calcaneus bone이 유난히 튀어나와 보인다.

ⓒ 사람의 Calcaneus bone(파란색 부분과 파란색 화살표)

  자, 이상으로 아주 기본적인 발의 구조에 대하여 살펴보았는데, 이어지는 다음 장부터는 통풍에 대하여 본격적으로 알아보도록 하겠다.

설형문자(楔形文字, Cuneiform)

앞서 쐐기 모양의 뼈인 설상골(楔狀骨, Cuneiform bone)에 대하여 살펴보았는데, '楔: 쐐기 설'이 사용되는 또 다른 대표적인 예로 '설형문자(楔形文字, Cuneiform)'를 들 수 있다. 설상(楔狀) 대신 설형(楔形)이란 한자를 사용했으나 이 역시 쐐기를 의미하기는 마찬가지로, 점토판에 새겨 넣은 글자가 쐐기 모양을 이루기 때문에 붙여진 이름이다. 지금의 이라크 지역에서 고대 수메르인들이 기원전 3500년경부터 사용했던 문자이다. 그러나 설형문자를 검색하여 보면 한결같이 한목소리로 '갈대 가지로 만든 첨필(尖筆, Stylus) 끝을 뾰족하게 하여 점토판에 새겨 넣었기 때문에 글자가 쐐기 모양'이라고 기술하고 있다. 그러면서 그림 28과 같은 사진들을 첨부하고 있는데, 필자로서는 뾰족한 첨필로 썼다는데 어떻게 쐐기 모양이 나오는지 이해가 안 될뿐더러, 첨부된 사진을 아무리 살펴보아도 어디가 쐐기가 있다는 것인지 알 수가 없다.(쐐기풀로 썼나?) 게다가 심지어는 음각이 아닌 양각의 사진을 그 예로 제시하기도 하는데, 이놈의 눈에는 전혀 쐐기가 보이지를 않는데, 혹시 여러분들 눈에는 쐐기가 보이는지 한번 물어보고 싶다.(어디에 쐐기가 있다는 건지 정말로 꽉 쐐기를 박아 버리고 싶은 심정이다.)(그림 28)

그림 28

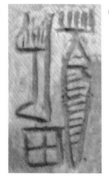

ⓐ 아무리 보아도 쐐기의 형태는 보이지 않는다.

ⓑ 양각임에도 불구하고 첨필로 썼다고 기술되어 있다.

쐐기 형태가 안 보이는데, 자꾸 쐐기라고 하니(指鹿爲馬, 지록위마?) 내 눈이 이상하게 느껴질 정도인데, 그러나 사실 그 내용은 이렇게 이해하여야 한다.

처음 고대 수메르인들이 사용한 문자는 사실 쐐기라기보다는 그림, 상형문자에 가까웠고, 3,000년이 넘는 세월을 지나면서 이민족들에 의해 이 땅의 주인들이 여러 차례 바뀌면서, 점차적으로 음절 문자인 쐐기 문자로 바뀌게 된 것이다. 또한 위에 서술된 갈대 첨필로는 절대로 쐐기 형태가 나타날 수가 없는데, 대략 BC 2000년까지는 쐐기가 없는 형태의 문자였다가(Linear Cuneiform) 이후에 쐐기 모양 끝을 가진 첨필(Wedge-tipped stylus)이 사용되기 시작하면서 비로소 쐐기 형태의 글자가 나타나게 된 것이라 한다.(그림 29)

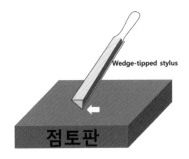

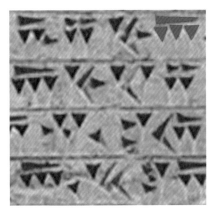

ⓐ 갈대 첨필이 아니라 Wedge-tipped stylus를 사용하여야만 쐐기 형태의 글자를 적을 수 있다.

ⓑ 비로소 쐐기 형태의 글자가 완성이 되었는데, 명확한 구분을 위하여 제일 윗부분의 한쪽을 파란색으로 표시하여 보았다.

굳이 이렇게 쐐기 형태의 Stylus가 아니더라도 나무젓가락 등으로 유사한 형태를 만들어 낼 수 있는데, 아래에 필자가 찰흙 위에 적어 본 설형문자 사진을 첨부하여 본다.(그림 30)

그림 30

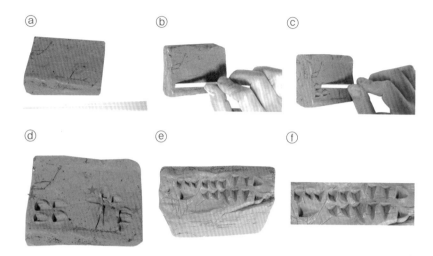

필자가 나무젓가락을 이용하여 찰흙 위에 적어 본 설형문자.(네, 저 정말 그렇게 할 일 없어요! 그래도 흐뭇!)

ⓐ 준비물: 찰흙과 나무젓가락

ⓑ, ⓒ 나무젓가락을 경사지게 세운 후 각진 부분을 이용하여 찰흙에 음각을 새겨 넣고 있다.

ⓓ 미흡하지만 완성된 설형문자(빨간색 별표)

ⓔ, ⓕ 옆면에 다시 새겨 본 설형문자와 그 확대 사진. 어떻게 진짜 쐐기문자 같지 않은가?

약어 색인

- MPJ: MetatarsoPhalangeal Joint
- MSG: MonoSodium Glutamate
- NSAID: NonSteroidal AntiInflammatory Drug

통풍의 원인 물질인 요산
(尿酸, Uric acid)

이번 장에서는 통풍의 원인 물질인 요산(尿酸, Uric acid)에 대하여 집중적으로 살펴보도록 하겠다.

I | 요산(尿酸, Uric acid)

1. 요산(尿酸, Uric acid)이란 무엇인가?

요산이 무어냐고 물으신다면? ♪ ♫ 통풍의 씨앗이라고 말하겠어요. ♫ ♪ ♬♪♪♫

1) 통풍의 원인 물질로서 요산의 발견

통풍에 대한 과학적 접근이 이루어진 것은 1848년 영국의 내과 의사인 Alfred Baring Garrod(1819~1907)에 의하여 통풍 환자에 있어 혈액 내 요산 농도가 높게 유지되는 고요산혈증이 확인되면서부터라 하겠는데[1], 이후 Emil Fischer(1852~1919)에 의하여 퓨린(Purine) 계열의 물질들과 그 대사 과정이 알려짐으로써, 통풍이라는 질환은 요산(Uric acid)의 침착에 의하여 발생하는 것임이 밝혀지게 되었다.[2](그림 1)(Nobel Prize in Chemistry, 1902)

그림 1

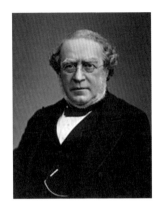
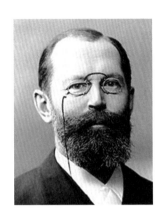

ⓐ Alfred Baring Garrod

ⓑ Emil Fischer. 독일의 화학자로 퓨린(Purine)과 당(糖, Sugar)
에 대한 연구뿐만 아니라 비대칭 탄소를 나타내는 Fischer
projection이나, 효소 반응에 있어 Lock and key 모델 등 뛰어
난 업적을 남겼다. 'Purine'이란 이름 역시 'Pure+Urine'의 의미
에서 Emil Fischer에 의해 명명되었다.

2) 요산이란 어떤 물질인가?

이렇게 수백 년 전에, 우리나라로 치자면 아마도 고종 황제 시절 무렵에
이미 그 원인 물질과 대사 과정이 밝혀졌음에도 불구하고, 필자를 포함하
여 현대를 살아가는 많은 사람이 왜 아직까지도 통풍으로 고생해야 하는
것일까? 그것은 통풍이란 질환이 그만큼 까다롭고 까칠하기 때문인데,
그렇다면 그 원인 물질인 요산이란 도대체 어떤 물질이란 말인가?

먼저 요산(尿酸, Uric acid)이란 글자 풀이를 해 보면, 한자로 보나 영어로
보나 '오줌의 산(酸)' 또는 '오줌에서 발견되는 산(酸)'이란 뜻이지만, 명확
히 해야 할 것은 비록 오줌에서 발견되어 '요(尿, Urine)'라는 글자가 사용
되지만, 요산이란 혈액 내에 존재하다가 요로 배설될 뿐이지, 분명히 혈

액 내에 존재한다는 사실이다. 특히 통풍에 있어서는 요가 아니라 혈액 내에 고농도로 존재하는 요산, 즉 고요산혈증(高尿酸血症)이 문제가 되는 것이다.

그렇다면 그 요산은 어디서 오는 것일까? 주지하다시피 혈액이란 영양소와 대사물질을 실어 나르는 매체이므로, 요산이란 ① 우리가 음식으로 섭취해서 만들어지거나, 또는 ② 우리 몸의 대사 후 부산물로 버려지는 물질(Waste product)로부터 만들어지게 된다.

그렇다면 요산의 빠른 이해를 위하여 그 기본 구조부터 살펴보도록 하자.(그림 2)

그림 2

요산(尿酸, Uric acid, $C_5H_4N_4O_3$)

: Heterocyclic compound of C, N, O, H

: Normal component of Urine

: Breakdown product of Purine nucleotides

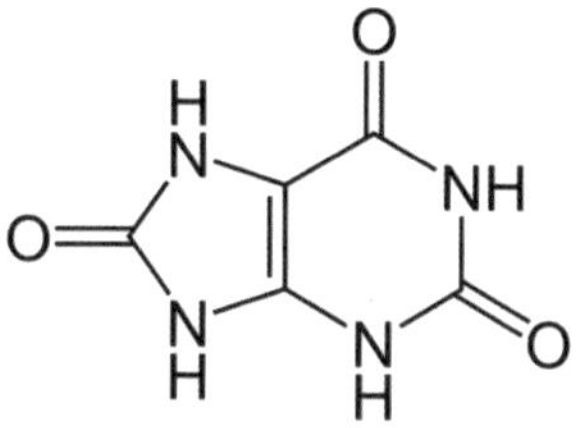

요산의 기본 구조

요산의 화학 구조식을 처음 보게 되면, 순간 너무나 당혹감을 주는 그 분만의 포스(Force?)가 엄청나게 느껴지는데, 어떻게 이렇게 복잡하고 난해하게 생겼을까 하고 다시 한번 째려보게 되지만, 아무리 쳐다보아도 그 첫인상이 범상치 않은 것만은 사실이다. 어떻게 이렇게 복잡한 화학식을 가진 물질이 내 혈액 내에 흘러 다니고, 내 오줌으로 배설되는 것일까?

어찌 되었든 이 범상치 않은 물질이 어떤 원인으로, 그 생성이 증가하거나(① Input의 증가) 혹은 오줌으로의 배설이 감소하여(③ Output의 감소) 요산의 농도가 증가하여 내 몸에 쌓이는 바람에(② Urate crystal) 내 관절이 아프게 되는 질환, 바로 이것이 통풍인 것이다.(그림 3)

(그림 3)

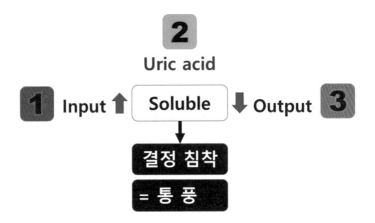

통풍이란 요산의 ① 생성이 증가하거나 ③ 배설이 감소하여 ② 혈중 요산 농도가 증가함으로써 내 몸에 결정으로 침착하는 질환이라 할 수 있다.

그렇다면 이때 원인이 되는 ①, ②, ③ 이 3가지를 해결하는 것이, 바로 치료의 해법이 될 것이다. 그러므로 ① 요산의 생성과 섭취(뒤에 설명함)를 감소시키거나, ② 요산이 결정체로 되어 침착되지 않고, 계속 용액의 상태로 존재할 수 있도록 요산의 용해도를 높이거나 ③ 요산의 배설을 촉진시키는 것이, 바로 통풍 치료의 기본 전략인 것이다.

3) 요산의 기본 구조와 특성

자, 이제 가장 기본적인 통풍의 원인과 그 치료법을 세워 보았으니, 다음으로는 그렇게 난해한 표정을 짓고 있던 요산의 화학식을 다시 한번 살펴보도록 하자. 외모로 평가하기 난처하게 참으로 괴이(Bizarre)한 생김새이지만, 통풍을 이해하기 위해서는 요산의 화학식과 친하게 지낼 수밖에 없는 일이므로, 일단은 최대한 간단하게 오각형 링과 육각형 링이 붙어 있는 구조라고 생각해 보자.(그림 4-a) 그다음으로 오각형 링에도 질소(N) 2개, 육각형 링에도 질소(N) 2개를 박아 넣으면 조금 그럴듯해지기 시작하는 것 같다.(그림 4-b) 다음으로는 오각형 링에는 산소(O)를 1개, 육각형 링에는 산소(O) 2개를 날개처럼 달아 놓아 보자.(그림 4-c) 그다음 마지막으로 수소(H)와 이중결합을 부수적으로 그려 넣으면, 바로 요산의 구조식이 완성되게 된다. 만세!(그림 4-d)

그림 4

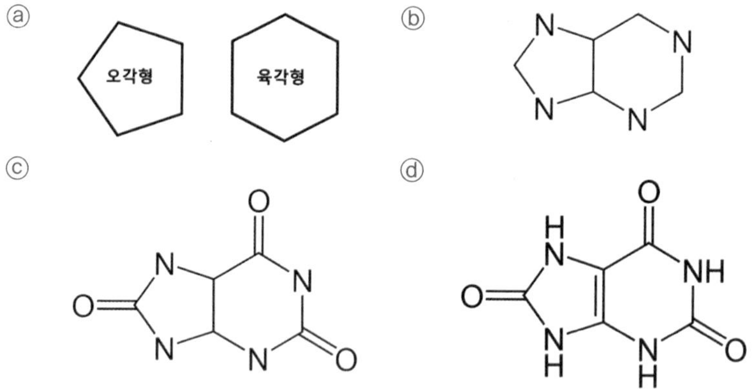

ⓐ 요산의 구조식은 크게 5각형과 6각형으로 구성되어 있다.
ⓑ 이 5각형과 6각형에 각각 질소(N) 2개씩을 그려 넣어 보자.
ⓒ 이후 5각형에는 산소(O) 1개를, 6각형에는 산소(O) 2개를 그려 넣고
ⓓ 부수적으로 수소(H)와 이중 결합을 그려 넣으면 요산의 구조식이 완성된다. 드디어 메이크업 완성! 어때, 좀 예뻐졌나요? 😊

사실 이상의 설명은 화학 반응의 메커니즘을 고려하면 아주 엉터리 분석법이지만, 첫눈에 들어오지도 않고, 첫눈에 반할 수도 없는, 난감한 요산의 구조식을 그냥 눈도장 한번 찍어서 어떻게든 이해해 보려는 고육지책(苦肉之策)일 뿐이다. 그래도 어느덧(?) 조금 익숙해지지 않았을까 싶다.

하지만 요(尿)산을 조금 더 복잡하고 요(尿)상스럽게 만드는 것은, 요산이란 물질이 Tautomerism(호변이성, 互變異性) 상태로 존재한다는 사실이다. 이 말의 뜻은 위에 그린 구조식뿐만 아니라, Lactam-Lactim Tautomerism(=Keto-Enol Tautomerism) 상태로 존재한다는 것인데, Tautomerism이란 어원상 'The+Same'이라는 의미로, 구조 이성질체(Structural isomer)를 뜻한다.

100번 듣는 것보다 1번의 그림이 낫다.(百聞이 不如一畵!) 그림 5에서 1) Lactam(Keto) form과 2) Lactim(Enol) form 구조식을 비교해서 살펴보면, 정말 다른 물질처럼 보이지만, 찬찬히 들여다보면 사실은 다른 분자식을 가지는 같은 물질인 것을 알 수가 있다.(전체 C, N, O, H의 개수가 같다.) 바로 이런 물질들을 Tautomer, 즉 구조 이성질체(Structural isomer)라 하는 것이다.

여기에 더하여 우리의 체액은 전해질액이므로, 혈액 내 요산 역시 이온화되어 생리적 수소 이온 농도(Physiological pH, pKa1)에서는 수소이온 하나를 잃고서 Urate ion 상태로 존재하게 되는데, 어떤 원인에 의해서 용해도가 낮아지게 되면 나트륨(Na) 1분자와 결합한 Monosodium Urate 형태로 결정을 만들게 되어 통풍 질환을 유발하게 되는 것이다.(그림 5)

그림 5

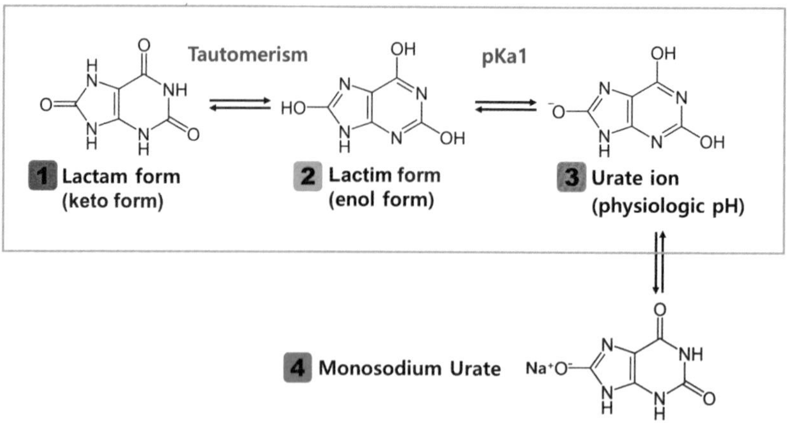

요산은 Tautomerism에 의해 Lactam-Lactim form으로 존재하는데, 생리적 pH에서는 Urate 이온 상태로 존재하게 되나, 용해도가 낮아지게 되면 나트륨(Na) 1분자가 결합한 Monosodium Urate 형태로 결정을 이루게 된다.

조금 복잡해진 듯하다. 분위기를 바꿔 보기 위하여 이분법적, 극단적 사고(思考)를 좋아하는 필자가 이를 가장 심플하게 다시 표현해 보도록 하겠다.

1) 요산은 물에 소금이 녹아 있듯이, 우리의 혈액 내에 녹아 있는 상태로 존재하며
2) 혈액에 녹아 있는 상태로 존재하는 한 급성 통풍 관절염은 일어나지 않는다.

이 말을 다시 뒤집어 생각해 보면, 소금물에서 소금이 석출되어 나오듯이, 혈액 내에 녹아 있던 요산이 MSU(MonoSodium Urate) Crystal로 결

정체를 이루어 나올 때, 바로 이때부터 통풍의 비극이 시작되게 되는 것이다.

그럼 어떨 때, 왜 이런 MSU Crystal(요산 결정체)을 형성하게 되는 것일까? 이에 대해서는 여러 가지 가설과 이론이 있지만, 복잡한 이야기는 뒤에 다루도록 하고, 이 대목에서는 딱 한 예만을 소개하여 볼까 한다.

우선 온도에 따른 요산의 용해도 차이인데, 그림 6에서 보듯이 찬물과 뜨거운 물에서 요산의 용해도는 당연히 큰 차이를 보이게 된다.(찬물일수록 소금이 잘 안 녹는 것과 마찬가지.) 이는 우리 몸의 차가운 부위일수록 요산이 MSU Crystal로 침착되기 쉽다는 말로 확대, 해석할 수 있는데, 왜 발에서 주로, 그중에서도 엄지발가락의 MPJ에서 주로 발병하는지를 설명하는 하나의 이론이기도 하다.(그림 6)

그림 6

Water solubility

	Cold Water	Boiling Water
Uric acid	15,000	2,000

Increased precipitation at low temperature

➡ Why the joints in the feet

온도에 따른 요산의 결정 생성의 차이. 당연히 찬물일수록 결정이 많이 생성되는 관계로, 통풍이 주로 엄지발가락의 MPJ에 호발하는 이유로 지목되고 있다.

자, 이상으로 요산과의 첫 만남을 통해 그 얼굴과 생김새에 대하여 살펴보았다. 복잡한 얘기도 일부 있었지만, 첫 상견례이므로 궁합은 천천히 맞춰 보고, 일단은 5각과 6각의 첫인상만 기억해 놓으면 충분할 듯하다.

다음으로는 요산의 생성에 대하여 살펴보도록 하겠다.

2. 요산은 무엇으로부터 만들어지는가?

1) 요산에 대한 잘못된 지식과 그 확산

흔하게 일반인들이 접속하게 되는 대한민국 최대의 인터넷 포털 사이트 백과사전에 몇 년 전부터, 그리고 지금도 버젓이 게시되어 있는 내용을 정리하여 보았다.(그림 7)

그림 7

인터넷 백과사전

1. 요산(尿酸, Uric acid)은 퓨린계에 속하는 불용성 질소화합물로, 하얀색의 결정형태를 가지고 있다.

2. 동물이 단백질을 섭취하면 단백질은 주로 탄소, 질소, 수소, 산소로 이루어져 있는데 이중 질소는 최종 배설형태로 암모니아를 내보낸다.

3. 하지만 암모니아는 독성이 강하므로, 독성이 약한 요소나 요산 등으로 바꾸어야 하는데, 인간과 같은 포유류, 양서류 등은 요소의 형태로 내보낸다.

4. 요산의 형태로 내보내는 동물은 조류, 파충류, 곤충류 등이 있는데, 인간도 하루에 약 0.7g정도를 요산형태로 배출하고 있다.

5. 인간의 경우 체내에 요산이 쌓이면 통풍이라는 질환에 걸린다.

인터넷 백과사전에서 검색되는 요산에 대한 잘못된 설명들

정말로 그럴듯하지 않은가? 필자 역시 10여 년 전까지만 해도 이 내용

을 읽고서 참 간결하게 설명이 잘 되어 있다고 생각하면서 속아 넘어갔으니까 말이다.(정말로 소가 넘어질 일이다. 씁쓸!)

자, 결론부터 말하겠다. 참으로 새빨간 거짓말을 요리조리 잘 접목시킨 희대의 말장난에 불과한데, 문제는 이러한 내용들이 확대, 재생산되어 현재에도 엄청나게 떠돌아다닌다는 사실이다. 직접 검색해 보시길.

먼저 윗글의 각 항목 자체는 잘못된 것이 없는 것처럼 그럴듯하게 보인다. 그렇지 않은가? 그러나 다시 한번 자세히 살펴보라! 윗글의 1번 항목부터가 잘못되어 있는데, 요산은 혈액에도 녹고 요에도 녹는, 즉 물에 녹는 물질로 불용성 물질이 아니다. 특히 2번과 3번 항목은 엉뚱하기 짝이 없는데, 이는 단백질(蛋白質, Protein)에 관한 설명이다. 요산을 설명하라는데 왜 뜬금없는 단백질을 설명하고 있는 걸까? 게다가 단백질의 분해 산물은 요산이 아니다. 단백질은 최종적으로 요소(尿素, Urea)의 형태로 배설되게 된다. '요(尿, Urine)'라는 글자가 들어가니까 슬그머니 요산(尿酸)과 요소(尿素)를 요소요소(尿所尿所)에 적당히 섞어 놓고서, 선동질 잘하는 분들이 잘 써먹는 '가짜(?)' 뉴스처럼 회색빛으로 넘어가려 하고 있다. Purine과 Protein(단백질)을 구분 못 하는, 더불어 그 분해산물인 요산과 요소를 구분 못 하는, 일고의 가치도 없는 수설횡설 설명이라 하겠는데, 한술 더 떠서 무슨 건강 뉴스나 의학 칼럼 등을 보아도 이런 엉터리, 쓰레기 지식(이런 걸 지식이라고 해야 하나?)이 넘쳐나고 있다. 아마도 이러다간 통풍을 바람이 잘 통해서, 즉 통풍(通風)이 잘 되어서 생기는 병이라 주장하게 될지도 모를 노릇이다.

(바람이 어디로부터 불어와 어디로 불려 가는 것일까? 바람이 자꾸 부는데 내 발은 왜 아픈 것일까?)

아래 그림 8을 보게 되면 그 허튼소리가 도를 넘고 있는데, 하나씩 살펴보도록 하겠다.

그림 8

ⓐ

엘스

뉴스 일당365 이약품 병기 흔한병원 건강식재 약 이야기 아니오케스 일등여행 건강상1

'요산 수치'가 높게 나왔다, 그래서 뭐가 문제일

퓨린은 단백질의 일종인데

ⓑ

≡   엘스

■ 식이요법 ∨

1)요산의 재료가 되는 퓨린 동물성 단백질에 많은 핵단백질의 일종의 ·

기 본 수 칙

1)요산의 재료가 되는 퓨린(동물성 단백질에 많은 핵단백질의 일종)의 섭취량을   약 100-150mg 으로 제한한다. 퓨린 함량이 높은 식을 섭취를 삼가하거나 금지한다.

ⓒ

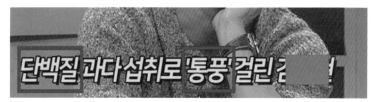

단백질 과다 섭취로 '통풍' 걸린

ⓓ

등푸른 생선에는 퓨린 계열의 단백질이 다량 함유되어 있기 때문에 통풍 환자가 섭취할 경우, 요산 수치
가 높아져 통풍증상이 악화됩니다.

멸치나 연어도 마찬가지입니다. 멸치에는 다른 어종이나 육류에 비해 칼슘 함량이 월등히 높고, 뼈를 튼튼하게 해

주는 칼슘과 인이 풍부하게 들어있고 연어는 오메가-3로 알려진 지방산이 다량 함유되어있습니다. 하지만, 멸치나

연어 역시 퓨린 계열의 단백질 함량이 너무 높아 통풍 환자에게는 독이 되는 식품입니다.

ⓔ

건강정보

단백질이 분해되면서 독성이 강한 암모니아성 부산물인 퓨린이 발생하게 되고

고요산 혈증과 통풍

요산이란 무엇인가요?

단백질이 분해되면서 독성이 강한 암모니아성 부산물인 퓨린이 발생하게 되고 요산은 이 퓨린이 간에서 최종적으로 분해되면서 생기는 찌꺼기입니다. 독성이 약한 요산은 소변을 통해서 체외로 배출됩니다. 그러나 이러한 대사 과정에서 신장기능이 저하되어 체외 배출의 장애가 생기거나 요산을 발생시키는 단백질 퓨린이 함유된 식품을 과도하게 섭취하면 요산이 과하게 발생할 수 있습니다.

ⓐ 어느 신문의 건강 칼럼에 쓰인 내용 캡처. '퓨린은 단백질의 일
종인데'라고 서술되어 있다.(그렇게 퓨린을 단백질로 만들고 싶을
까?)

ⓑ 어느 의원의 홈페이지 캡처. '퓨린=동물성 단백질에 많은 핵단
백질의 일종'이라고 설명되어 있다.(핵단백질?)

ⓒ 어느 방송국 프로그램 캡처. '단백질 과다 섭취로 통풍에 걸린 ○○○'라고 자막이 나와 있다.(단백질을 과다 섭취하면 비만이 오겠죠.)

ⓓ 어느 교수님의 말씀 중에, '등 푸른 생선에는 퓨린 계열의 단백질이 다량 함유되어 있기 때문에'라고 서술되어 있다.(퓨린이 또 단백질이 되어 버렸다. 아마 이 교수님의 등은 푸른색일 것 같다.ㅎ) 😕

ⓔ 어느 종합병원 평생건강증진센터 홈페이지. '단백질이 분해되면서 독성이 강한 암모니아성 부산물인 퓨린이 발생하게 되고'라는 대목이 보인다.(퓨린이 암모니아성 부산물이라고? 이런 사기꾼!)

위의 그림 8에서 보듯 신문, 건강 잡지, 방송국, 병, 의원 홈페이지 등에서도 이런 엉터리 설명과 쓰레기 거짓 정보가 넘쳐 나고 있는데, 대개의 경우 ① '퓨린=단백질'로 잘못 알고 설명하는 경우가 제일 많고, 그다음으로는 ② '퓨린=핵단백질?=암모니아성 부산물?=등등'으로 설명하고 있는 경우가 많다. "가만히 있으면 중간이라도 간다."라는 말이 있다. 알지 못하면 입을 다물면 될 것을, 왜 이를 광우병 선동질처럼 확대, 재생산하면서 전염과 전파를 시키려 하는 것일까? 참다못해 정말 화가 날 지경인데, 왜 잘못된 정보와 지식으로 대다수 국민을 기만하고 호도하고 선동질하는 악업(惡業)을 쌓는단 말인가? 낯가죽이 두꺼우면(厚顔) 부끄러움을 모른다고 하였다(無恥). 숙맥불변(菽麥不辨)에 어로불변(魚魯不辨)이로다.

2) 요소(尿素, Urea)와 요산(尿酸, Uric Acid)의 차이

자, 다시 원점으로 돌아와 이제부터는 진실만을 하나씩 짚어 보도록 하겠다.

다들 알다시피 단백질이란 아미노산(Amino Acid)으로 이루어져 있다. 그렇다면 아미노산과 요산(Uric Acid)의 구조식을 비교해 보라! 우리말에 씨도둑질은 못 한다 했다. 얼굴이 달라도 너무 다르지 않은가?(그림 9) 단백질(아미노산)이 어떻게 분해가 되어(그림 9-a) 오각 육각의 얼굴을 가진 저 Uric Acid(그림 9-b)를 닮게 된다는 건가?(누가 Purine을 단백질이라 했는가? 누가 사랑을 아름답다 했는가?♪♬) 🎸

그림 9

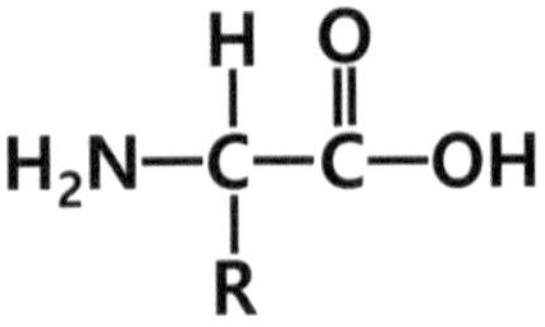

ⓐ   ⓑ

Amino Acid 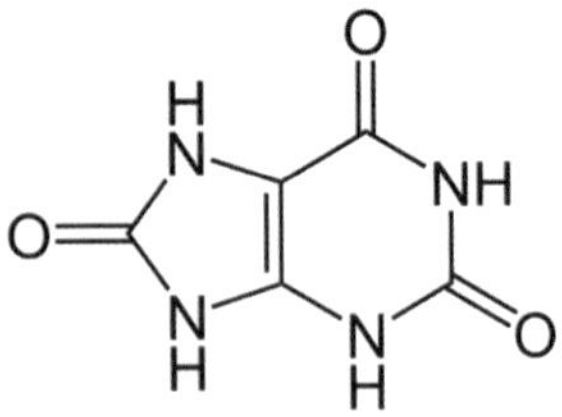   Uric Acid

ⓐ 아미노산 ⓑ 요산

여기에 더해 요소(尿素, Urea)와 요산(尿酸, Uric Acid)의 구조식을 비교해 보라! 이 또한 얼굴이 달라도 너무 다르지 않은가?(그림 10)

그림 10

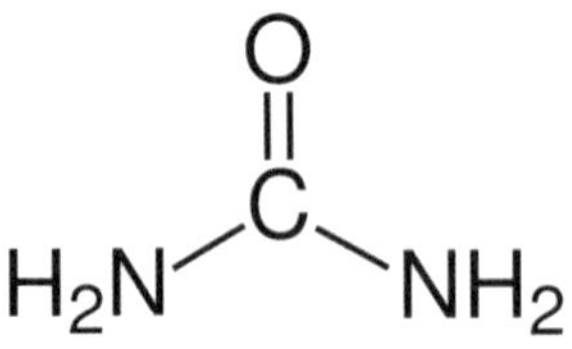

ⓐ   ⓑ

Urea 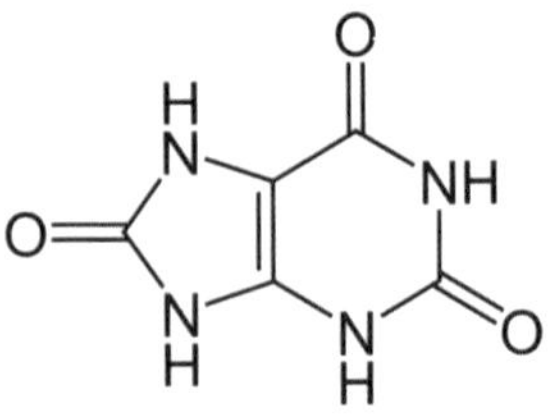   Uric Acid

ⓐ 요소(尿素, Urea) ⓑ 요산(尿酸, Uric Acid)

> 분명히 말하건대, 요소란 단백질의 분해산물이며, 요산이란 퓨린의 분해산물인 것이다.

같은 오줌에서 발견된다 하여도 출발점이 다르다. 얼굴이 다르다. 고향이 다르다. 족보가 다르단 말이다.

그나마 다행인 것은 '퓨린=단백질'이라고 헛소리하는 사람은 많아도, 퓨린이 탄수화물이라든가 지방이라고 하는 사람은 없으니 불행 중 다행이라 하겠는데, 차제에 탄수화물과 지방의 분해, 그리고 단백질이 요소로 분해되는 과정을 명확히 살펴봄으로써, 다시는 이 땅에 이분들처럼 퓨린과 단백질, 그리고 요산과 요소를 구분 못 하는 불행한 사람이 없도록 해 볼까 한다.

Ⅱ | 탄수화물, 지방, 단백질의 분해

사람은 무엇으로 사는가? 무얼 먹어서 어떻게 힘을 내서 사는가?(그러니까 배가 고파지는데~~)

자동차를 움직이는 연료가 휘발유, 경유, LPG인 것처럼, 우리 몸의 3대 영양소는 당연히 탄수화물, 지방, 단백질이다. 그러나 앞서 살펴보았듯이 하도 단백질이 요산을 만든다는 사이비 횡설 주장이 너무 많아서, 우리가 섭취하는 3대 영양소가 도대체 어떻게 무엇으로 분해되는지 간결하게 그렇지만 확실하게 짚고 넘어가도록 하겠다.

1. 탄수화물(炭水化物, Carbohydrates)의 분해

모든 탄수화물은 포도당(Glucose)으로 분해된 후 Pyruvic acid를 거쳐 Acetyl CoA 형태로 TCA Cycle로 주입된 후 Proton gradient에 따른 Electron Transport Chain을 거쳐 ATP를 발생하면서 분해되게 된다. 이렇게 탄수화물은 대다수 생명체의 제일 기본이 되는 연료(Fuel)로 사용되는 것이다.(그림 11)

그림 11

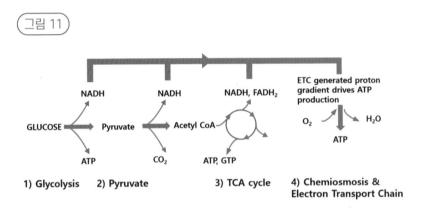

탄수화물의 분해. 자동차의 휘발유처럼, 포도당이 산화되면서 에너지를 얻고, CO_2와 H_2O를 배설하는 것이 기본 메커니즘으로, 어떠한 질소 관련 Waste(요소, 요산 등) 물질을 만들어 내지 않는다.(포도당의 분자구조에 질소 원소 자체가 포함되어 있지 않다.)

2. 지방(脂肪, Fats)의 분해

두 번째는 지방을 연료로 사용하는 경우이다. 지방의 분해 과정이란 다소 복잡하게 보일 수도 있는 관계로 결론부터 말해 보자면, 지방산을 β-Oxidation이라는 과정을 거쳐서 Acetyl CoA 형태로 만드는 과정만 다를 뿐이지, 그다음 과정, 즉 Acetyl CoA를 TCA Cycle로 주입 후 Proton gradient에 따른 Electron Transport Chain을 거쳐 ATP를 발생하는 과정은 포도당의 산화와 완전히 동일하다.(그림 12)

그림 12

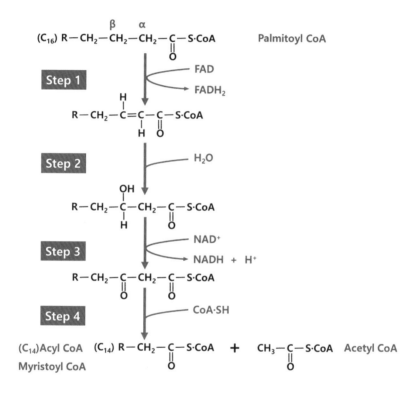

탄소가 16개인 Palmitic acid의 예에서 β-Oxidation 과정과 그 결과물. β-Oxidation을 거친 Palmitic acid는 탄소가 14개인 Myristoyl CoA와 Acetyl CoA로 분해되며, 이때 생성된 Acetyl CoA는 TCA Cycle로 주입되게 된다.

중성지방(中性脂肪, Neutral Fat, True Fat, TriGlyceride)은 Lipase 등

의 효소에 의해 그 구성 성분인 Glycerol과 3분자의 자유 지방산(Free Fatty Acid)으로 분해되며, 각 자유 지방산의 카르복실(COOH)기에 CoenzymeA(이하 CoA)가 결합된 상태, 즉 Fatty acyl CoA 상태로 β-Oxidation 과정을 거치게 된다. 각 지방산의 탄소 개수는 10~20개에 이르는 관계로 각 탄소의 명칭은 카르복실기를 기준으로 다음 탄소를 α(알파), 그다음 탄소는 β(베타), 그다음 탄소는 γ(감마), 이런 식으로 명명하며, 가장 끝에 있는 탄소는 ω(오메가)라 명명한다.(그 유명한 '오메가3'를 연상해 보자.)

Step 1: 먼저 첫 번째 단계로, α와 β 탄소 사이에 이중결합이 만들어지면서 제거된 전자(Electron)는 FAD에 $FADH_2$의 형태로 저장된다.

Step 2: 다음 두 번째 단계로, 물 한 분자가 첨가되면서 α와 β 탄소 사이의 이중결합이 열리며 Hydration이 일어나게 되는데,

Step 3: 그다음 단계에서, β 탄소의 수소 2개가 제거되면서 (Dehydrogenation) β 탄소에 케톤(C=O)기가 생성되게 되는데(그러므로 β 탄소가 산화되었다는 의미에서 β-Oxidation이라 불린다.) 이때 제거된 전자는 NAD^+에 NADH의 형태로 저장된다.

Step 4: 마지막으로 Acetyl CoA가 분리되어 나오고, 새로운 CoA·SH가 보충되면서 탄소 2개가 줄어든 형태의 Acyl CoA가 생성되게 된다.(위 그림의 예에서는 탄소 개수가 16개인 Palmitic acid이었으므로, β-Oxidation을 거친 후에는 탄소 2개가 줄어들어 탄소 개수가 14개인 Myristic acid가 만들어지게 된다. 여

조금은 복잡해 보일 수 있지만 지방산의 분해란 탄소 사슬을 2개씩 끊어 가면서 $FADH_2$, NADH, Acetyl CoA가 생성된다는 것으로, $FADH_2$, NADH는 세포 호흡 과정에서 각각 2ATP, 3ATP를 만들어 내지만, Acetyl CoA는 TCA Cycle을 돌면서 12 ATP를 만들어 내게 된다.

한편 위의 예에서 탄소 개수가 16개인 Palmitic acid는, 총 7번의 β-Oxidation을 거치게 되므로 각 7개의 $FADH_2$, NADH를 생성하게 되며, 총 8조각 난 Acetyl CoA를 만들게 된다.

결론적으로 지방도 역시 TCA Cycle을 통하여 최종 대사가 이루어지며, 포도당과 마찬가지로 어떠한 질소 관련 Waste(요소, 요산 등) 물질을 만들어 내지 않는다.(포도당과 지방의 분자구조에 질소 원소 자체가 포함되어 있지 않다.)

3. 단백질(蛋白質, Proteins)의 분해

마지막으로는 단백질을 연료로 사용하는 경우인데, 제일 먼저 단백질은 그 구성하고 있는 각 아미노산 단위로 분해된 후, 분해된 각 아미노산들은 Oxidative deamination 과정을 거쳐

1) 아미노기와
2) 그 외 나머지 부분으로 분해되게 된다.

이때

1) 분해된 아미노기는 암모니아로 바뀐 후 Urea Cycle을 거쳐 Urea의 형태로 배설되게 되고,

2) 그 외 나머지 부분은 α-Keto acid나 Acetyl CoA 등으로 바뀐 후 TCA cycle로 들어가서, 탄수화물, 지방과 마찬가지로 Fuel로 사용되게 된다.

벌써 여기서 답이 나와 버렸는데 단백질, 즉 아미노산의 분해 산물은 요소(Urea)인 것이다. 절대 요산(Uric acid)이 아니다.(그림 13)

(그림 13)

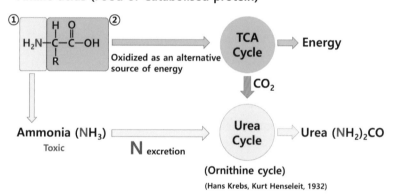

아미노산에서 ① 분해된 아미노기는 암모니아로 바뀐 후 Urea Cycle을 거쳐 Urea의 형태로 배설되게 되며(노란색 화살표) ② 그 외 나머지 부분은 α-Keto acid나 Acetyl CoA 등으로 바뀐 후 TCA cycle로 들어가서 에너지원으로 사용되게 된다.(녹색 화살표)

1) 아미노산에서 분해된 아미노기가 Urea로 바뀐 후 배설되는 과정

(조금 복잡한 관계로 아미노기가 분해되어 요소로 배설된다는 것만 아시면, 통풍의 전체적인 내용 이해에는 지장이 없습니다. 건너뛰세요!)

이때 그림 13에서 ①의 과정, 즉 분해된 아미노기가 Urea로 바뀐 후 배설되는 과정을 살펴보면, 요소(尿素, Urea)의 형태로 질소(N)를 배출하는 물질을 바로 여기서 찾을 수 있는데, 그것은 다름 아닌 아미노산의 아미노기(-NH₂)인 것이다. 이때 아미노기(-NH₂)에 의해 만들어지는 암모니아(NH₃)의 pH=11.6에 달하여 체내 독성물질로 작용하므로, Urea Cycle을 거쳐 암모니아를 인체에 무해한 요소의 형태로 만든 후, 요에 녹아 있는 형태로 질소(N)를 체외로 배출해 내는 것이다.(그림 14)

그림 14

요소(尿素 Urea, Carbamide, CO(NH₂)₂)

▶ Highly soluble in water, non-toxic

▶ Urine of mammals ⟹ Nitrogen 배설

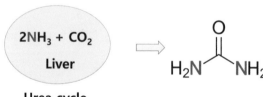

2NH₃ + CO₂
Liver

Urea cycle

아미노기에서 만들어지는 암모니아는 독성이 없는 요소의 형태로 바뀐 뒤 요로 배설되게 된다. 요소의 구조식을 잘 살펴보면 암모니아(NH₃) 2분자가 CO₂ 1분자와 결합한 듯한 형태로, 재활용이 안 되는 Waste인 질소와 CO₂를 한데 엮어, 요소라는 종량제 봉투(?)로 배설하는 듯한 인상을 준다.[빨간색으로 표시된 질소에 주의할 것. 요소의 구조식 중 C=O 구조는 Bicarbonate ion(HCO₃⁻), 즉 CO₂에서 유래된 것이다. -Bicarbonate buffer system-]

한편 Ornithine Cycle이라고도 불리는 Urea Cycle은 TCA Cycle이 발표되기 5년 전에 발견된 최초의 대사 회로(Hans Krebs and Kurt Henseleit, 1932)로, 다소 복잡하게 보일 수도 있으나 한마디로 정리하여 보면 '아미노산의 분해로 생기는 강한 독성물질인 암모니아(NH₃)를, 인체에 무해한 요소(尿素, Urea)로 바꾸어 배설한다'라는 내용으로 이해하면 되겠다. 이러한 Urea Cycle은 주로 간에서 이루어지며, 이때 생성된 Urea는 혈류를 타고 신장으로 이동한 후 요로 배설되게 되는데, 다른 한편으로 생각하여 보면, 산성 특징을 가지는 CO_2와 염기성 특징을 가지는 암모니아를 결합하여 소모함으로써 중성 pH를 유지하려는 그분(창조주?)의 의도를 엿볼 수 있다.(쓰레기의 재활용?)(그림 15)

그림 15

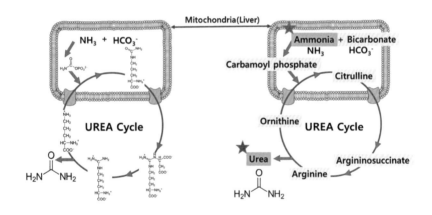

Urea cycle. 다소 복잡하게 보이지만, 결론은 독성물질인 암모니아(NH₃)를 인체에 무해한 요소(尿素, Urea)로 바꾸어 배설한다는 것이다. 빨간색 별표로 표시된 Ammonia가 Urea로 변환되는 것에 유의할 것.

그러나 동물에 있어 쓰레기로 작용하는 요소일지라도, 식물에 있어서는 너무나도 값진 영양소로 작용하게 되는데, 드물게 공기 중의 질소를 고정(Fixation)할 수 있는 몇몇 식물을 제외한 나머지 대다수 식물의 입장에서는 성장에 필수적인 질소를 요소를 통해서 얻어 낼 수 있기 때문이다.(요소 비료를 연상해 보자.)

한때 품귀 현상을 불러오기도 했던, 디젤 자동차의 대기 오염을 방지하는(NO$_x$ 제거) 요소수(AUS 32, Aqueous Urea Solution 32%, AdBlue®) 역시, '요소(32.5%)+물(탈이온수 67.5%)'의 형태로, 기본 성분만으로 볼 때는 오줌과 크게 다르지 않다.

이러한 Urea Cycle은, **Krebs** Cycle(=TCA Cycle)로 유명한 Hans **Krebs**에 의해 100여 년 전에 발견되었는데, 당시의 열악한 환경과 세계 대전의 와중에서도 이러한 위대한 업적을 남긴 데 대하여 참으로 깊은 존경을 표하고 싶다.

한편 Urea Cycle을 조금 더 살펴보면,

Ornithine의 어원은 새의 배설물에서 발견된 Ornithuric에서 시작된 것으로 추정되며, Citrulline은 수박을 의미하는 Citrullus에서 유래하였다. Arginine은 은을 의미하는 Árguros에서 유래하였는데, 처음으로 정제된 Arginine nitrate 결정체가 은 색깔을 띠었던 관계로 붙여진 이름이다.[Silver의 원소 기호가 Sv가 아닌 Ag인 이유이기도 하다. 또한 남미의 아르헨티나(Argentina, 은의 땅)의 국명이 되기도 하였다.]

Succinate, 즉 Succinic acid(석신산, 숙신산)는 호박산(琥珀酸)으로 호랑이가 죽으면 그 영혼이 땅으로 들어가 돌이 된다고 믿었던 관계로 붙여진 이름이다.('琥: 호박 호'를 살펴보면 '虎: 범 호' 자가 사용되고 있음을 알 수 있다.) 당연히 여기서 호박이란 먹는 호박(Pumpkin)이 아닌 보석 호박(琥珀,

Amber)을 말하는데, 처음 Succinic acid의 발견이 Amber를 증류하여 얻었기에 붙여진 이름이다. 독일어로는 Bernstein으로 영어로 직역하여 보면 Burn stone이 되는데, 만약 한자로 표현해 본다면 火石이라 해야 할까 싶다.(그러면 Einstein은 一石?)

이때 Ornithine과 Citrulline은 단백질을 만들지 않는 아미노산(Non-proteinogenic amino acid)으로, Arginine과의 분자식을 비교해 보면 R Side chain을 제외한 나머지 분자식의 구조는 정확히 일치함을 알 수 있는데, 이는 바로 Ornithine의 Side chain을 기본으로 하여 여기에 아미노기를 하나씩 부착한 물질이 Citrulline과 Arginine이기 때문이다. 이후 Arginine에 붙어 있는 아미노기 2개를 요소의 형태로 떼어 낸 후 다시 Ornithine이 됨으로써 한 사이클을 돌게 되는데, 이것이 바로 암모니아를 요소로 바꾸어 내는 Urea Cycle의 작동 원리인 것이다.(그림 16)

그림 16

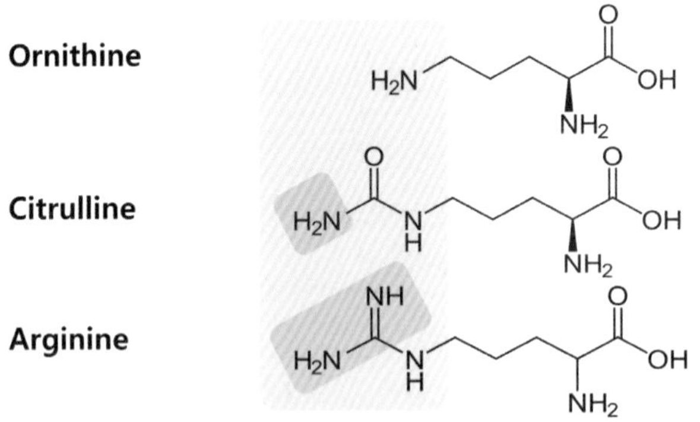

Ornithine, Citrulline, Arginine의 분자식을 살펴보면 R Side chain(파란색 바탕)만이 다를 뿐 나머지 구조는 똑같음을 알 수 있다. 또한 Ornithine의 구조를 기본으로, 여기에 Citrulline의 경우에는 아미노기가 1개, 그리고 Arginine의 경우에는 아미노기 2개가 추가된 것임을 알 수 있다.(분홍색으로 구분)

2) 아미노기가 제외된 나머지 부분이 TCA cycle로 들어가서 Fuel로 사용되는 과정

(조금 복잡한 관계로 마지막 결론 부분만 읽어 보아도, 통풍의 전체적인 내용 이해에는 지장이 없습니다. 건너뛰세요!)

다음으로는 나머지 ②의 과정, 즉 아미노기가 제외된 나머지 부분이 TCA cycle로 들어가서 탄수화물, 지방과 마찬가지로 Fuel로 사용되는 과정을 살펴보도록 하겠다.

이는 크게

> ① Oxidative deamination 과정을 거쳐 아미노산이 α-Keto acid로 바뀐 후, TCA cycle로 들어가 Fuel로 사용되는 경우(Glucogenic amino acids로 분류된다.)
> ② 이와 달리 최종적으로 Acetyl CoA로 분해되어, TCA cycle에 주입되는 경우(Ketogenic amino acids로 분류된다.)
> ③ α-Keto acid나 Acetyl CoA, 어느 쪽으로도 분해될 수 있는 경우 (Both Glucogenic&Ketogenic amino acids로 분류된다.)
> 로 구분할 수 있다.

① 아미노산이 α-Keto acid로 바뀐 후 TCA cycle로 들어가 Fuel로 사용되는 경우(Glucogenic)

먼저 α-Keto acid가 무엇인지를 알아야 하는데, 이는 Carboxyl기로부터 첫 번째 탄소에 Ketone(Carbonyl, C=O)기가 붙어 있는 카르복실산을 말하는 것으로, γ-Keto acids인 Levulinic acid와 α-Keto acid인 α-Ketoglutaric acid를 이용하여 비교, 설명하여 보면 아래 그림과 같다.(그림 17)

그림 17

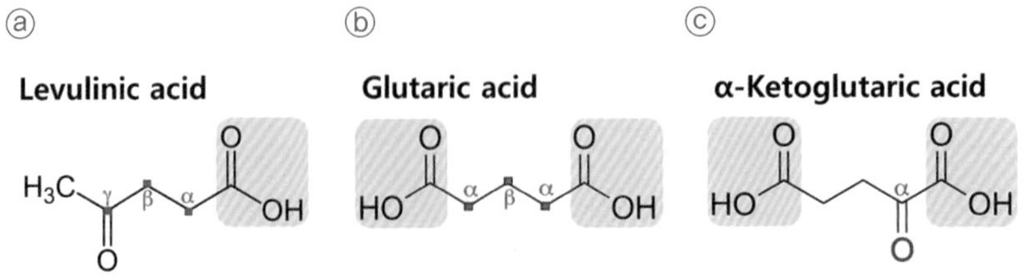

ⓐ Levulinic acid ⓑ Glutaric acid ⓒ α-Ketoglutaric acid(카르복실기는 분홍색 바탕으로 표시하였다.)

먼저 Levulinic acid를 살펴보면, 카르복실기(분홍색 바탕)로부터 첫 번째 탄소를 α 탄소, 두 번째 탄소를 β 탄소, 세 번째 탄소를 γ 탄소라 하는데, 세 번째 γ 탄소의 위치에 Ketone(Carbonyl, C=O)기가 붙어 있으므로 γ-Keto acids로 분류된다. 반면 양쪽 끝에 각각 카르복실기(분홍색 바탕)를 가지는, 즉 Dicarboxylic acid인 Glutaric acid의 경우 같은 방법으로 α와 β 탄소를 정할 수 있으나, γ 탄소는 존재할 수가 없는데, 이는 한쪽 카르복실기를 기준으로 하여 γ 탄소라 하여도 다른 쪽 카르복실기를 기준으로 보면 α 탄소이기 때문이다.(분자식을 뒤집어서 생각해 보면 쉽게 이해할 수 있다.) 다음으로 Glutaric acid의 α 탄소의 위치에 Ketone(Carbonyl, C=O)기가 붙어 있는 경우를 α-Ketoglutaric acid라 하는데, 이와 같이 α 탄소의 위치에 Ketone(Carbonyl, C=O)기가 붙어 있는 모든 카르복실산을 통칭하여 α-Keto acid라 한다.

이러한 α-Keto acids 중 대표적인 몇 가지를 정리하여 보면 다음과 같다.(그림 18)

그림 18

α Keto acids ← Transamination of amino acids
← Oxidative deamination of amino acids

1) Pyruvic acid

2) Oxaloacetic acid

3) α-Ketoglutaric acid

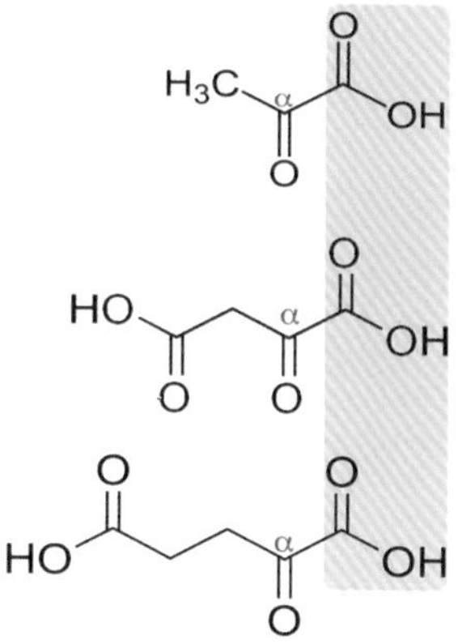

대표적인 α-Keto acids

 자 이제 α-Keto acid에 대한 기본 개념을 가졌으므로, 다음으로는
Oxidative deamination 과정을 살펴보도록 하자.

 아래의 그림 19-a에서처럼, 그냥 칼로 두부 자르듯이 아미노기와 몸체
를 자를 수만 있다면 얼마나 좋을까 싶지만, 당연히 그것은 불가능한 희
망 사항일 뿐으로, 사실은 좀 더 복잡한 과정을 거쳐야 만이 '암모니아+α
-Keto acid'로 변환과 분리가 이루어질 수 있게 된다.

 이를 위해서는 아래 그림 19-b에서 보듯 물(H_2O)이 추가되면서, 아미
노기(NH_2)에는 수소가 공급되어 암모니아(NH_3)가 만들어지고, 나머지 몸
체에는 산소(O)가 공급되어 Ketone(Carbonyl, C=O)기가 만들어지게 되
는데, 산소가 결합하면서 아미노기가 제거되므로, 이러한 과정을 일컬어
Oxidative deamination이라 한다.

그림 19

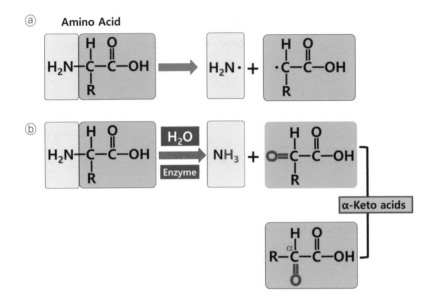

ⓐ Amino Acid

ⓐ 두부처럼 잘라진다면?

ⓑ 아미노산이 암모니아와 α-Keto acid로 분리되는 모습. α 탄소 의 위치의 아미노기가 Ketone(Carbonyl, C=O)기로 대체되는 것 을 알 수 있다.(언뜻 눈에 띄지 않는다면 아래 그림처럼 R기와 =O기 의 위치를 회전시켜서 생각해 보자.)

　이상으로 아미노산이 암모니아와 α-Keto acid로 분리되는 Oxidative deamination 과정에 대하여 살펴보았는데, 이제는 다시 대표적 α-Keto acid인 α-Ketoglutaric acid로 돌아와, 그래도 조금 친숙해지기 위하여 몇 가지 부연 설명을 해 보도록 하겠다.

　사실 이름부터가 조금은 괴이하여 가까이하기엔 너무 먼 당신처럼 느껴 지기도 하지만, 'α-Keto'란 설명한 바와 같이 α 탄소의 위치에 Ketone 기가 있음을 의미하고, 'Glutaric'이란 단어는 'Glutamic+Tartaric'의 의미로, 'Glutamic acid(글루탐산, 아미노산의 하나)+Tartaric acid(주석산, 酒石酸)'에서 유래되었는데, 그 어원처럼 Glutamic acid가 Oxidative deamination에 의해 아미노기가 분리된 후, α-Keto acid로 변한 것이 α-Ketoglutaric acid인 것이다. 이를 그림과 반응식으로 표현하여 보면 다음과 같다.(그림 20)

그림 20

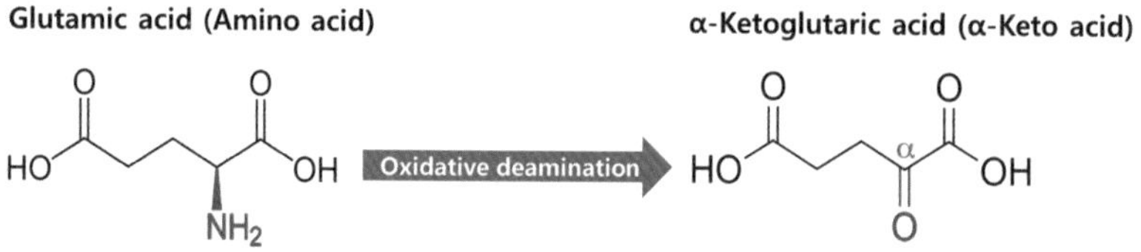

Glutamic acid (Amino acid) α-Ketoglutaric acid (α-Keto acid)

Oxidative deamination

L-Glutamic acid + H₂O + NAD(P)⁺ ⇌ α-Ketoglutaric acid + NH₃ + NAD(P)H + H⁺

NAD+ (or NADP+) is a cofactor for the glutamate dehydrogenase reaction

Glutamic acid가 Oxidative deamination에 의해 α-Keto acid로 변한 것이 α-Ketoglutaric acid이며, 분리된 아미노기는 암모니아로 바뀌게 된다.

  위의 그림을 통하여 Glutamic acid가 Oxidative deamination에 의해 α-Ketoglutaric acid와 암모니아로 분해되는 예를 설명하여 보았다. 이를 조금 확대해석하여 보면 '단백질을 구성하는 대다수의 아미노산은 α-Keto acid와 암모니아로 분해되며, 분해된 암모니아는 요소로 배설된다'는 것을 의미한다.

  이에 더하여 Transamination이라는 과정을 통해 서로 다른 아미노산과 α-Keto acid로의 변환도 가능한데, 지면 관계상 Transamination에 관한 설명은 생략하나, 아미노산과 α-Keto acid란 서로가 원활하게 변환이 가능하다는 점만은 꼭 강조하고 싶다.

그렇다면 α-Keto acid에 왜 이렇게 많은 지면을 할애하고 있는 것일까? 그것은 바로 이 α-Keto acid가 TCA Cycle의 구성요소를 이루기 때문에, TCA Cycle에 주입되어 바로 사용될 수 있는 연료, 즉 고급 휘발유? 또는 출입 통로와 같은 역할을 하기 때문이다.

그렇다면 아래 TCA Cycle에서 직접 α-Keto acid를 주입해 보도록 하자.(그림 21)

그림 21

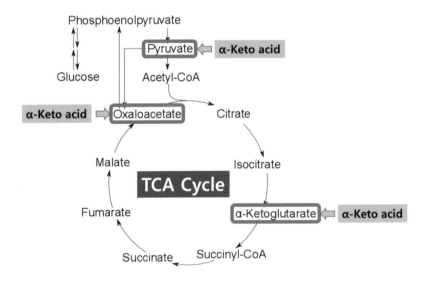

TCA Cycle. Pyruvic acid, Oxaloacetic acid, α-Ketoglutaric acid는 TCA Cycle을 구성하는 주요 α-Keto acid이다.(녹색 표시, 연료 주입구를 연상하여 보자.)

이상에서 보듯 많은 아미노산이 아미노기와 분리된 후 α-Keto acid

형태로 TCA Cycle에 주입되어 Fuel로 사용되게 되는데, 위에 설명한 α-Ketoglutaric acid로 변환되는 Glutamic acid 외에 Pyruvic acid와 Oxaloacetic acid로 전환되는 아미노산의 예를 하나씩만 살펴보면 다음과 같다.(그림 22)

그림 22

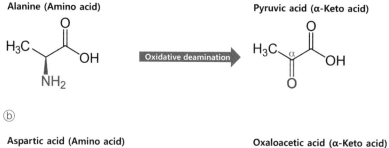

ⓐ

Alanine (Amino acid)　　　　　　Pyruvic acid (α-Keto acid)

Oxidative deamination

ⓑ

Aspartic acid (Amino acid)　　　　Oxaloacetic acid (α-Keto acid)

Oxidative deamination

ⓐ Alanine이 Oxidative deamination에 의해 아미노기와 분리가 되면 α-Keto acid의 하나인 Pyruvic acid로 변하게 된다.

ⓑ Aspartic acid가 Oxidative deamination에 의해 아미노기와 분리가 되면 α-Keto acid의 하나인 Oxaloacetic acid로 변하게 된다.

이상은 Oxidative deamination 과정을 거쳐 아미노산이 α-Keto acid로 바뀐 후 TCA cycle로 들어가 Fuel로 사용되는 경우(Glucogenic amino acids)에 대한 설명이었다.

② 최종적으로 Acetyl CoA로 분해되어 TCA cycle에 주입되는 경우
   (Ketogenic amino acids)

다음으로는 이와 달리 최종적으로 Acetyl CoA로 분해되어 TCA cycle에 주입되어 Ketone body를 만드는 경우(Ketogenic amino acids)로 구분할 수 있는데, 대표적인 아미노산으로 Leucine과 Lysine을 들 수 있다.(Exclusively ketogenic amino acids)

③ 그 외 Glucogenic이나 Ketogenic 어느 경로로도 분해될 수 있는 경우

그 외 Glucogenic이나 Ketogenic 어느 경로로도 분해될 수 있는 아미노산으로 분류할 수 있는데, 이들까지 고려하여 총괄적으로 표시하여 보면 다음과 같다.(그림 23)

그림 23

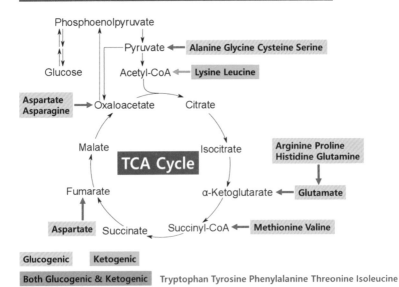

TCA Cycle로 주입되어 연료로 사용되는 아미노산들. Glucogenic 아미노산은 노란색으로, Ketogenic 아미노산은 녹색으로, Glucogenic이나 Ketogenic이 다 가능한 아미노산은 보라색으로 구분하여 보았다.

결론적으로 단백질이 분해되게 되면, 아미노산의 아미노기에 있던 질소는 요소의 형태로 배설이 되며, 그 외 나머지 아미노산 부분은 결국 TCA Cycle을 돌면서 연료로 사용되는 것을 알 수 있다.

이번 장의 서두에서 살펴보았듯이, 너무도 많은 분이 '요산은 단백질의 분해 산물'이라고 요란스럽게 조잘대는 관계로, 단백질과 그 구성 성분인 아미노산의 대사와 분해에 대해서는 요란스러울 정도로 자세히 살펴보았다.

결론적으로 '단백질의 분해 산물은 요소이다. 결코 요산이 아니다.'
'The degraded product of protein is the Urea, not the Uric acid.'
결국은 이 말을 하기 위해서 앞서 많은 페이지를 할애하여 단백질의 분해 과정을 살펴보았다.
다시 한번 강조하자면 '단백질의 분해 산물은 요소이다. 절대 요산이 아니다.'

이렇게 해서 3대 영양소의 분해와 그 분해 산물(Waste product)을 살펴보았지만, 허무하게 그 어디에도 우리의 '발꼬락'을 아프게 하는 주범인 요산은 찾아볼 수가 없다.

그렇다면 우리의 관심사인 요산(尿酸)은 도대체 어디서 어떻게 만들어지는 것일까? 참으로 요산(妖酸)한 일이로다! 스산하기도 하고. 요산요수(尿酸尿水)라는 말을 이럴 때 쓰는 것일까?

> 결론부터 말해 보면 요소(尿素, Urea)는 단백질의 분해 산물이며, 요산(尿酸, Uric acid)은 퓨린(Purine)의 분해 산물로 단백질과는 아무런 상관이 없다.
>
> 그렇다면 퓨린이란 물질은 도대체 어떤 물질이란 말인가? 다음 장에서 이에 대한 답을 얻어 보도록 하자.

아미노산(酸)에 얽힌 이야기

관악산도 아니고 북한산도 아니고 용산과는 더더욱 관련이 없는 아미노산은 어떻게 그런 이름을 갖게 되었을까? 혹시 일본어에서 유래된 것은 아닐까? アミノ? 아니면 혹시 '니나노(ニナノ?)'와 관련이 있을까?

절대 그렇지 않다. 아미노산은 '아미노(Amino)+산(酸)'='영문+한자'의 조합인데, 아미노(Amino)는 아민(Amine)으로부터, 아민(Amine)은 암모니아(Ammonia)로부터 유래가 되었고, 암모니아(Ammonia)는 Salt of Ammon(Sal Ammoniac)에서 유래가 되었다 한다. Salt of Ammon을 직역하여 보면 '암몬 소금' 또는 '암몬 염(鹽)'이 되어 버리는데? 그렇다면 '암몬'이란 무엇이란 말인가? 왠지 실마리를 찾아갈수록 점점 문제가 꼬여 가기만 하는 것 같다.(그림 24)

그림 24

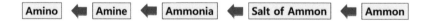

Amino ⬅ Amine ⬅ Ammonia ⬅ Salt of Ammon ⬅ Ammon

아미노의 어원을 찾아서

Ammon(때로는 Amun, Amon, Ammon, Amen, Amana) 신(神)은, 기원전 약 2,000년 전 고대 이집트 문명에서 섬겨졌던 최고의 신(神)으로, 이후 그리스 문명에 이르러서는 Zeus, 그리고 로마 시절에는 Jupiter와 동일시되었다. 지금은 리비아 땅에 속하는 Temple of Jupiter Ammon 근처의 흙에서 발견된 염(鹽, Salt)을, 그래서 Salt of Ammon(Sal Ammoniac)이라 부르게 된 것이다.(그림 25)

그림 25

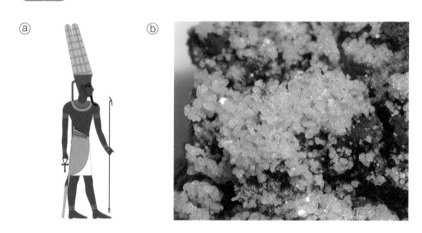

ⓐ 암몬 신 ⓑ Salt of Ammon(Sal Ammoniac)

그 옛날 암몬 신전 근처에, 지금의 자동차 주차장처럼 타고 온 낙타를 매어 놓은 곳이 있었다 한다. 수많은 낙타가 한자리에서 오랜 세월 쉬지 않고 먹어 대고 배설하기를 반복하다 보니, 세월이 지나면서 쌓인 낙타들의 분뇨가 화학적 변화를 거쳐 염(鹽, Salt)을 생성하게 되었는데, 이 Salt of Ammon이란 Ammonium chloride, NH_4Cl로서, 가열하게 되면 암모니아와 염화수소 가스로 승화하면서 분해가 된다. 즉, 'Salt of Ammon으로부터 나온 가스'라는 의미로 Ammonia라는 이름을 얻게 된 것인데, 이는 결국 암몬 신의 이름에서 비롯된 것이었다.(그림 26)

그림 26

$$NH_4Cl \rightarrow NH_3 + HCl$$

Salt of Ammon(Ammonium chloride, NH_4Cl)을 가열하게 되면, 암모니아(NH_3)와 염화수소(HCl)로 분해가 된다.

　암몬 신의 얼굴은 흔히 양의 뿔(Ram's horns)을 가진 모습으로 형상화되어 표현된다. 그리스 시대로 접어들면서부터 이집트의 암몬 신은 제우스 신과 동일시되어 표현되고 있는데(Zeus-Ammon) 그러한 예를 살펴보면 다음과 같다.(그림 27)

그림 27

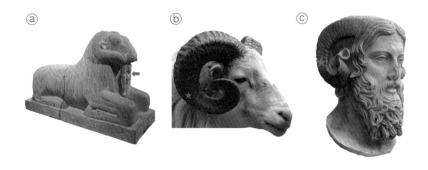

ⓐ 파라오(파란색 화살표)를 보호하고 있는 암몬 신 스핑크스. 양의 얼굴과 뿔(빨간색 별표)로 암몬 신의 모습을 표현하고 있다.

ⓑ 실제 양의 뿔(빨간색 화살표)

ⓒ Zeus-Ammon. 양의 뿔(빨간색 별표)을 가진 제우스 신의 모습

이와 유사하게 데본기의 화석에서 관찰되는 암모나이트(Ammonnite, 암몬 조개) 역시, 양의 뿔, 암몬 신의 뿔을 연상하여 붙여진 이름이라 한다.(그림 28)

그림 28

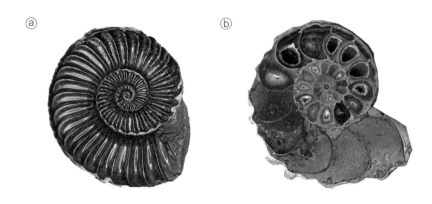

ⓐ, ⓑ 암모나이트의 겉과 속. 또 하나 흥미로운 점은 껍질의 감아 가는 방향이 시계 반대 방향으로, 현생 소라나 고동이 감는 방향(시계 방향)과 반대라는 것이다.

결국 아미노(Amino), 아민(Amine), 암모니아(Ammonia), 암모나이트(Ammonnite) 등의 이름은 전부 다 암몬 신의 이름으로부터 유래되었던 것이었다.

약어 색인

- Acetyl CoA: Acetyl Coenzyme A
- ATP: Adenosine TriPhosphate
- FAD: Flavin Adenine Dinucleotide
- MPJ: MetatarsoPhalangeal Joint
- MSU: MonoSodium Urate
- NAD⁺: Nicotinamide Adenine Dinucleotide
- TCA cycle: TriCarboxylic Acid cycle

참고 문헌

1 Storey, G.D., Alfred Baring Garrod (1819–1907). Rheumatology, 2001. 40(10): p. 1189–1190.

2 Fische, E., Syntheses in the Purine and Sugar Group. Nobel Lecture, December 12, 1902.

퓨린(Purines)과
피리미딘(Pyrimidines)
그리고 DNA

Ⅰ | 요산을 만들어 내는 퓨린(Purines)

지난 단원에서는 탄수화물, 지방, 단백질의 분해 과정과 그 대사 산물에 대하여 살펴보았다. 특히 많은 지면을 할애하여 단백질 대사 후 분해 산물은 명백히 요소(Urea)임을 확인하여 보았는데, 이는 아직도 단백질의 분해 산물이 요산이라는 어떤 이들의 엉뚱, 횡설 주장을, 근거로서 분명하게 반박하기 위함이었다.

또한 우리의 최대의 관심사인 요산(Uric acid)의 기본 구조에 대하여 살펴보면서, 요산이란 퓨린(Purines)의 분해 산물임을 언급하였는데, 그렇다면 과연 퓨린이란 어떤 물질일까?(그림 1)

그림 1

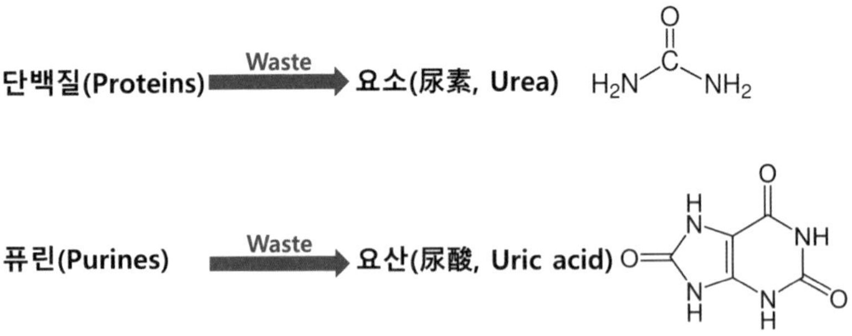

단백질(Proteins) ──Waste──▶ 요소(尿素, Urea)

퓨린(Purines) ──Waste──▶ 요산(尿酸, Uric acid)

단백질의 대사산물(Waste product)은 요소(尿素, Urea)이며, 퓨린(Purines)의 대사산물은 요산(尿酸, Uric acid)이다.

1. 퓨린(Purines)이란 무엇인가?

Purine이란 이름은 'Pure+Urine'에서 유래되었는데(Emil Fischer, 1884, 앞 장에서 소개된 바 있다.) 아래 그림 2에서 보듯 기본적으로 ① 오각형 Imidazole ring과 ② 육각형 Pyrimidine ring이 융합되어 있는 듯한 모양을 가지며, 이러한 형태는 모든 퓨린 계열 물질의 공통적인 골격에 해당한다.(오각, 육각의 각진 얼굴임을 기억하자!)

(그림 2)

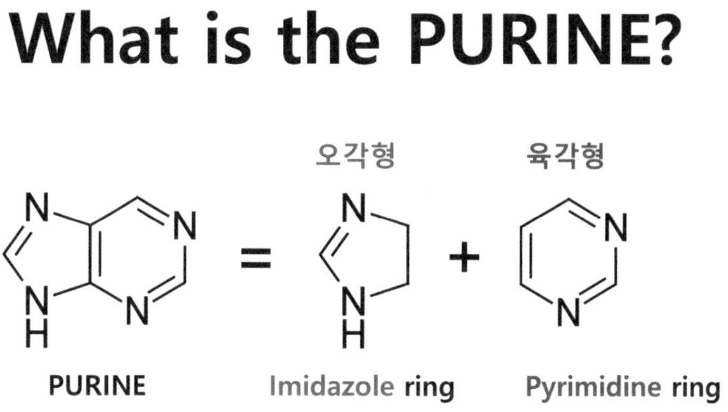

What is the PURINE?

퓨린의 기본 형태. ① 오각형의 Imidazole ring과 ② 육각형의 Pyrimidine ring이 붙어 있는 듯한 모양을 가진다.

이를 원형(原形, Back bone, Prototype)으로 하여 흔하게 여러 치환기로 대체되는데, 이러한 물질들을 통틀어서 Purines(퓨린 계열) 또는 Purine derivatives(퓨린 유도체)라 하며, 몇몇 대표적 예를 들어 보면 아래 그림과 같다.(그림 3)

Purines(퓨린 계열) 또는 Purine derivatives(퓨린 유도체). 우리에게
익숙한 카페인 역시 퓨린 계열에 속한다.

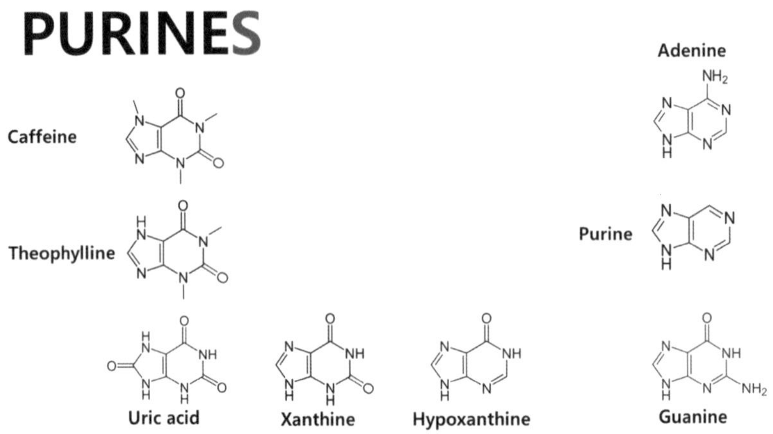

위 그림 3과 같이 Purines(퓨린 계열)의 구조식을 나열하여 살펴보다 보
면, 그 구조식이 하도 복잡하고 나대는 관계로, 필자 역시 정신이 혼돈된
다. 그러나 그렇다 해도 여기서는 딱 한 가지만 기억하도록 하자. 뭘? 전
부 다 오각형과 육각형이 붙어서 만들어져 있다는 사실을! 즉, 전부 다
Purine의 기본 원형에 뭔가가 붙어서 만들어진 것이다. 그렇지 않은가?
이제 잠시 아득해졌던 정신 줄을 가다듬고, 아래 그림을 따라 하나씩 천
천히 살펴보도록 하겠다.(그림 4)

그림 4

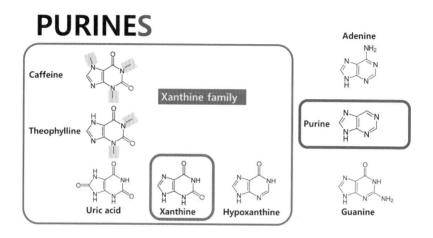

PURINES

Purines(퓨린 계열) 물질들을 구분하여 본 모습

위 그림 4는 그림 3에 테두리와 색깔을 입혀 구분하여 본 것인데, 먼저 오른쪽 빨간색 테두리의 물질이 바로 원형 Purine이며(오각형, 육각형 기본 골격에 아무런 치환기가 없음을 기억하자.) 그 위와 아래에 있는 아데닌(Adenine)과 구아닌(Guanine)은 이 원형 Purine에 아미노기(NH₂, 파란 바탕)와 산소가 붙어서 만들어진 것임을 알 수가 있다.

다음으로 왼쪽의 큰 파란색 테두리의 물질들은 일명 Xanthine Family라고도 하는데, 마찬가지로 이 Xanthine Family의 원형이 되는 Xanthine(안쪽 파란 테두리)의 형태를 먼저 살펴보면, 원형 Purine에 2개의 산소(노란 바탕)가 달린 모습을 하고 있다. 이 Xanthine에서 산소가 1개 빠지면 우측에 있는 Hypoxanthine이 되고('Hypo~'의 뜻은 '적음'을 의미한다.) 산소가 1개 늘어나 3개의 산소가 달리면 좌측에 있는 Uric acid가 되게 된다. 또한 원형 Xanthine에서 마치 가지가 나오듯이 Methyl기

(-CH$_3$, 분홍 바탕)가 2개 달리게 되면 Theophylline, 3개가 달리게 되면 Caffeine이 된다.

아마 아직 눈에 안 들어오는 게 당연할 것이다. 독서백편의자현(讀書百遍義自見)이라 하였다. 위에 필자가 설명한 대로 그림 4를 여러 차례, 적어도 수십 회 이상 들여다보시길 부탁드리고 싶다.

한편 낯선 이름과 화학식임에도 불구하고 조금이라도 좀 친해지기 위해서는, 대개는 뭐라도 연관 지어서 생각해 보는 것이 나은 방법이다. 그러므로 위 Purines(퓨린 계열)에 관련된 부수적인 이야기를 몇 자 적어 보도록 하겠다.

먼저 Adenine과 Guanine은 핵산인 DNA와 RNA를 구성하는 염기 물질인데, 놀라운 사실은 이렇듯 핵산을 구성하는 핵 염기(Nucleobase) 물질인, Adenine과 Guanine이 바로 퓨린이라는 것이다. 다시 강조해서 말하면 DNA와 RNA의 구성 물질이 퓨린이라는 말이다.

부가적으로 Adeno란 Gland(샘, 腺)을 의미하는 단어인데, 소의 췌장(Ox pancreas, 膵臟)에서 처음 발견된 관계로 Adenine(Aden+ine)이란 이름을 얻었으며, Guano란 Seabird feces(조분, 鳥糞)을 의미하는데, 새똥에서 처음 발견된 관계로 Guanine(Guano+ine)이란 이름을 얻었다 한다. 참고로 ~ine은 알칼로이드(Alkaloid)를 의미하는 접미사이다.

다음으로 Xanthine이란 Xanthós가 Yellow를 의미하는 관계로 붙여진 이름인데, 분명 영미식 발음이 [zǽnθiːn]이므로 '잰띤'으로 발음하여야 함에도 불구하고, 우리말로는 '크산틴'이라고 번역한다. 아마도 일본어 표기 キサンチン(키산찐)에서 유래된 듯한데, Xanthophyll(엽황소, 葉黃素) 역시 영미식 발음은 [zǽnθəfil]이므로 '잰떠필'로 발음하여야 함에도 불구하고, 우리말로는 '크산토필'이라 번역하는 것과 마찬가지이다.(그림 5)(왜 그러고 살까?) 😎

그림 5

영어사전

xanthine 미국 [zǽnθiːn] ◁》 영국 [zǽnθiːn] ◁》
1. 크산틴 2. 크산틴 유도체

일본어사전   キサンチン xanthine

사전에서 찾아본 Xanthine

한편 원형 Xanthine에 Methyl기($-CH_3$)가 2개 달린 Theophylline의 경우에는 'Theo(=Tea)+phyll(=Leaf)+ine(Alkaloid)'의 의미로, 직역하여 보면 '찻잎의 알칼로이드'라는 뜻인데, 실제 차(茶)의 잎에서 발견되었기 때문에 붙여진 이름으로, 강력한 기관지 확장 효과가 있어서 만성 폐쇄성 폐 질환(COPD, Chronic Obstructive Pulmonary Disease)이나 천식(喘息, Asthma) 환자의 증상 완화를 위한 약물로 사용되고 있다.

반면 원형 Xanthine에 Methyl기($-CH_3$)가 3개 달린 Caffeine의 경우 'Caffe(Coffee)+ine(Alkaloid)'의 의미로, 직역하여 보면 '커피의 알칼로이드'란 뜻인데, 그 유명한 카페인 역시 퓨린 계열의 물질임을 확인할 수 있다.

그러나 여기서 눈여겨보아야 할 것은 이 물질들, 즉 Adenine, Guanine, Xanthine, Hypoxanthine, Uric acid, Theophylline, Caffeine 등의 구조식이 당연히 첫눈에는 엄청나게 복잡해 보이지만, 그래도 아주 천천히 전체적으로 비교하면서 보게 되면, 그 구조, 즉 그 오각 육각의 얼굴이 매우 유사함을 서서히 깨닫게 되리라 생각되는데, 이는 대사 과정 중 이들 간에 상호 변환이 일어나기 때문이다.(붕어빵?) 😆

자, 그렇다면 다시 본론으로 돌아와서, 우리가 이런 Xanthine, Theophylline, Caffeine 등의 물질을 의도적으로 섭취하지 않는다 하여도, 우리 몸에서는 항상 자연적으로 퓨린 대사가 일어나고 있는데, 이는 바로 Adenine과 Guanine에 의한 것이다. 이는 우리가 섭취하는 음식물을 통해 다른 생물의 핵산으로부터 유입되기도 하지만, 바로 우리 몸 자체에서 폐기하여 버려지는 핵산(Cell turnover)도 한몫을 차지하며, 이외에도 다양한 물질들이 분해되면서 Adenine과 Guanine이 만들어지기 때문인데, 아래 그림들을 통하여 그 예들을 하나씩 살펴보도록 하겠다. 그러나 이를 위해서는 먼저 Adenine의 구조를 조금 구체적으로 살펴볼 필요가 있다.(그림 6)

그림 6

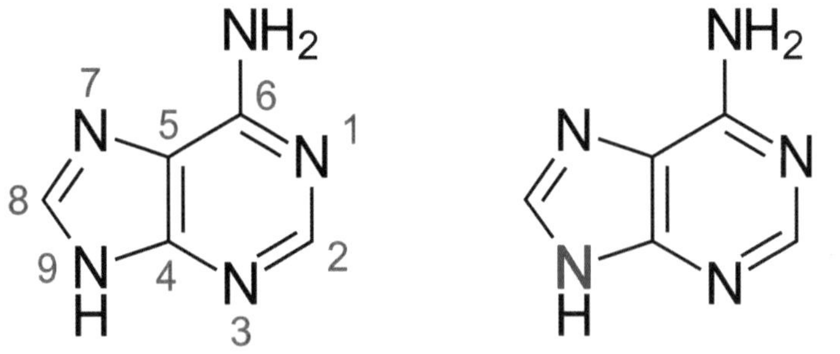

ⓐ Adenine에 있어서 Numbering system. Pyrimidine ring(육각형)의 N에서부터 읽고, 이후 Imidazole ring(오각형)에 번호를 붙여 가며 읽게 된다.
ⓑ 9번 질소 원자(N9)(빨간색 글자 N)

특히 9번 질소 원자(N9)에 결합된 수소 부분이 다른 물질로 치환되면서

다른 화합물을 만들어 내는 경우가 많은데, 그 예를 살펴보면 다음과 같다.(그림 7)

ⓐ Adenosine ⓑ Deoxyadenosine ⓒ cAMP
ⓓ AMP ⓔ ADP ⓕ ATP

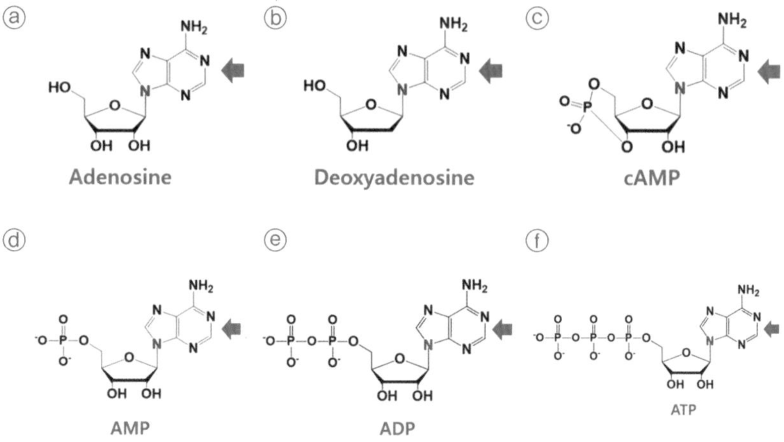

퓨린 링의 9번 질소 원자(N9)는 빨간색으로 표시하였으며, 파란색 화살표를 이용하여 Adenine의 위치를 표시하였다.

ⓐ Adenosine ⓑ Deoxyadenosine ⓒ cAMP(**c**yclic **A**denosine **M**ono **P**hosphate) ⓓ AMP(**A**denosine **M**ono **P**hosphate) ⓔ ADP(**A**denosine **D**i **P**hosphate) ⓕ ATP(**A**denosine **T**ri **P**hosphate)

위 그림에서 보게 되면,

> ⓐ Adenine에 오탄당(Ribose)이 결합되어 있는 **Adenosine**
>
> ⓑ 이 Adenosine의 Ribose ring에서 −OH기 하나가 제거된 **Deoxyadenosine**
>
> ⓒ 세포 내 Signal transduction에서 Secondary messenger 역할

을 하는 **cAMP**(cyclic Adenosine Mono Phosphate)

ⓓ Chemical energy를 저장하는 **AMP**(Adenosine Mono Phosphate)

ⓔ Chemical energy를 저장하는 **ADP**(Adenosine Di Phosphate)

ⓕ Chemical energy를 저장하는 **ATP**(Adenosine Tri Phosphate)

등이 모두 Adenine의 유도체, 즉 퓨린 유도체임을 알 수 있고, 이 말의 진정한 의미는 이들이 대사되어 배출될 때 바로 '요산을 생성하게 된다' 는 것, 즉 우리의 최대 관심사인 '요산의 원인 물질'이라는 것이다.

여기에 더하여 더더욱 놀라운 것은 대사 과정의 조효소로 작용하는,

ⓖ **NAD⁺**(Nicotinamide Adenine Dinucleotide)

ⓗ **NADP⁺**(Nicotinamide Adenine Dinucleotide Phosphate)

ⓘ **FAD**(Flavin Adenine Dinucleotide)

ⓙ **Coenzyme A**

등도 모두 Adenine의 유도체, 즉 퓨린 유도체라는 사실인데, 이들도 역시 대사되어 배출될 때, 요산을 생성하게 된다. 즉, '요산의 원인 물질' 인 것이다.(그림 8)

아래 그림 8의 NAD⁺, NADP⁺, FAD, Coenzyme A에서 Adenine의 위치를 꼭 확인하여 보길 바란다.

그림 8

ⓖ   ⓗ   ⓘ

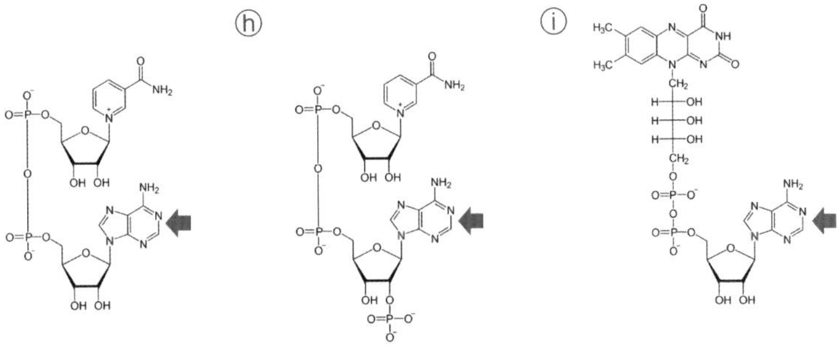

NAD⁺(NADH의 산화)   **NADP⁺(NADPH의 산화)**   **FAD(FADH₂의 산화)**

ⓙ

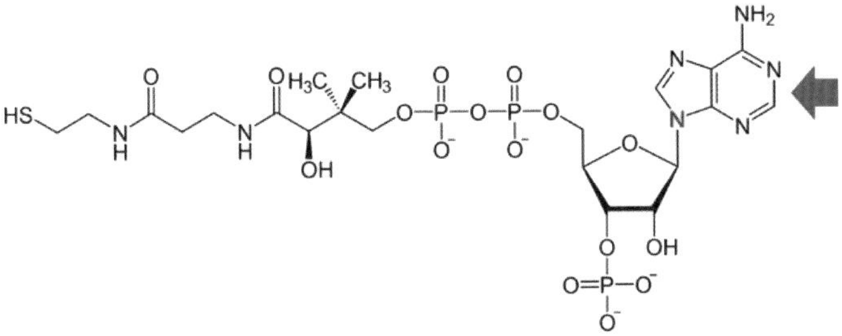

Coenzyme A, CoA

퓨린 링의 9번 질소 원자(N9)는 빨간색으로 표시하였으며, 파란색
화살표를 이용하여 Adenine의 위치를 표시하였다.

ⓖ NAD⁺(**N**icotinamide **A**denine **D**inucleotide)

ⓗ NADP⁺(**N**icotinamide **A**denine **D**inucleotide **P**hosphate).

ⓘ FAD(**F**lavin **A**denine **D**inucleotide)

ⓙ Coenzyme A

이상의 물질들을 살펴보고 있노라면, 앨빈 토플러(Alvin Toffler)의 제3의
물결처럼 엄청난 배신감이 밀려 들어오게 되는데, 왜냐하면 흔히들 퓨린

이 많이 든 음식을 적게 먹으라고 그렇게들 말해 대지만, 사실은 우리 몸의 시스템 자체가 퓨린으로 가동되고 이 퓨린을 요산으로 배설해 내는 공장이었기 때문이다.(내부의 적? 양들의 침묵?)

즉, 위에 언급한 모든 퓨린 유도체들이 배설되는 과정에서 요산을 만들어 내게 되고, 이로 인해 유발된 '요산 농도의 범람(Overflow)', 바로 이것이 나의 발가락을 아프게 하는 주범이었기 때문이다. 마치 하수구는 정상임에도 불구하고 한꺼번에 많은 물이 흘러들어 온다면 당연히 Overflow에 의해 넘쳐 버리게 되는 것과 같은 이치이다.(즉 고요산혈증이 유발되게 되는 것이다.)

그러므로 통풍 치료의 가장 기본은 하수구를 탓할 것이 아니라 왜 이 퓨린 유도체들이 갑자기 한꺼번에 쏟아져서 배설되는지 그 원인과 이유를 찾아보는 것에서부터 시작되어야 한다.

2. 퓨린의 분해

퓨린이 분해되는 가장 큰 이유로는 크게 2가지 ① ATP가 소모, 고갈되는 경우와 ② DNA, RNA가 분해되는 경우로 나누어 생각해 볼 수 있는데, 첫 번째로,

① ATP가 소모, 고갈되는 경우는, 내부적 원인으로는 허혈 상태로 인한 조직 손상, 그리고 외부적 원인으로는 알코올과 과당(果糖, Fructose)의 과량 섭취가 원인이 될 수 있다. 왜냐하면 알코올과 과당은 그 분해되는 과정에서 ATP의 소모를 요구하기 때문이다.

두 번째로,

② DNA, RNA가 분해되는 경우인데, 내부적 원인으로는 세포 교대(Cell turnover)가 증가하는 경우, 그리고 외부적 원인으로는 퓨린이

다량 함유된 음식을 섭취하는 경우로 나누어 생각해 볼 수 있다.(그림 9)

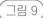그림 9

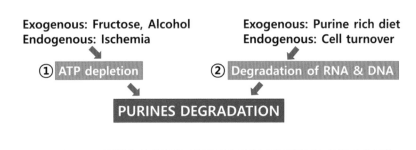

Purines 분해를 유발하는 여러 원인

이 중에서 통풍을 앓고 있는 분들이 음식으로 조절할 수 있는 부분은 퓨린이 많은 음식(Purines rich diet)과 과당(果糖, Fructose), 알코올 섭취를 줄이는 것이다.

한편 퓨린의 분해 단계에서 Adenine과 Guanine은 Ribose와 Phosphate와 결합된 상태, 즉 Nucleotide인 AMP나 GMP 상태에서 분해가 시작되게 되는데, 이의 이해를 위해서는 먼저 Nucleobase, Nucleoside, Nucleotide에 대한 기본 개념을 잠깐 살펴보는 것이 나을 듯하다.(그림 10)

그림 10

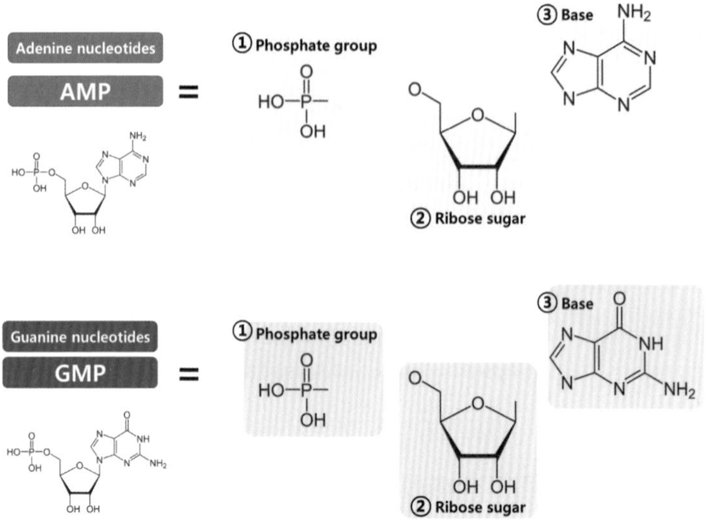

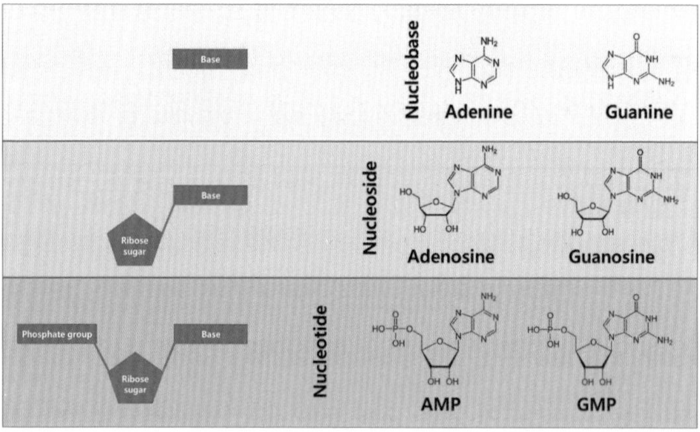

ⓐ DNA, RNA에 있어 ③ Nucleobase로 작용하는 Adenine과 Guanine은 단독으로 존재할 수 없고 ② Ribose sugar와 ① Phosphate group이 연결된 상태로 존재하게 되는데,

ⓑ Adenine과 Guanine이 Ribose sugar와 연결된 것을 각각 Adenosine, Guanosine이라 부르며 Nucleoside로 분류하고, 여기에 더해 Phosphate group까지 연결된 것을 각각 AMP, GMP라 부르며 Nucleotide로 분류한다.

이러한 AMP, GMP 등의 Nucleotide는 DNA와 RNA Polymerization의 가장 기본단위 Monomer로 작용하게 되며, 역으로 분해될 때에 있어서도 역시 가장 기본단위로 작용하게 된다.

자, 그렇다면 이제부터는 본격적으로 우리의 관심사인 'AMP와 GMP가 Uric acid로 분해되는 과정'을 살펴보도록 하겠다.

먼저 AMP의 경우에는 IMP(Inosine MonoPhosphate)를 거치거나 혹은 Adenosine을 거쳐 Inosine으로 분해되며, Inosine은 Hypoxanthine과 Xanthine을 거쳐 Uric acid로 분해되게 된다.

반면 GMP의 경우에는 Guanosine, Guanine으로 분해된 뒤 Xanthine을 거쳐 Uric acid로 분해되게 되는데, 이를 도식화하여 보면 그림 11과 같다.

(그림 11)

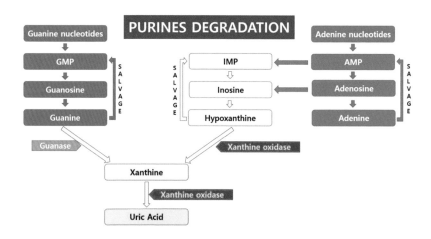

AMP와 GMP가 요산으로 분해되는 과정

위의 그림을 통하여 전반적인 Purines degradation 과정은 설명이 되었으나, 갑자기 튀어나온 IMP나 Inosine은 무엇이란 말인가? IMP나 Inosine이란 AMP나 Adenosine의 Nucleobase 부분인 Adenine이 Hypoxanthine으로[Adenine의 아미노기($-NH_2$)가 Hypoxanthine의 산소(=O)로] 바뀐 물질로, Inós란 Muscle(근육, 근육에서 처음 발견된 관계로)을 의미한다.(그림 12)

그림 12

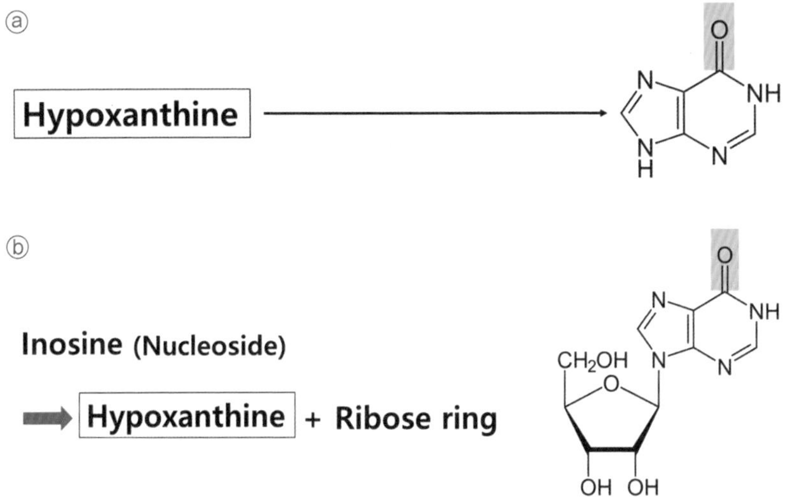

ⓐ

Hypoxanthine ⟶

ⓑ

Inosine (Nucleoside)

➡ **Hypoxanthine** + **Ribose ring**

> ⓐ Hypoxanthine은 Adenine의 아미노기($-NH_2$)가 산소(=O)로 바뀐 것이다.(분홍색으로 표시)
>
> ⓑ Inosine이란 Hypoxanthine을 Nucleobase로 하여 Ribose와 결합되어 있는 Nucleoside를 말한다.

특히 이 부분의 이해에 있어서는 백 번의 말보다 찬찬히 구조식의 변화와 흐름을 따라가 보는 것이 제일 좋은 방법인데, 그림 13에 구조식을 병

기하여 퓨린 분해 과정을 도식화하였다.(그림 13)

그림 13

ⓐ

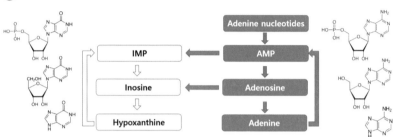

ⓑ

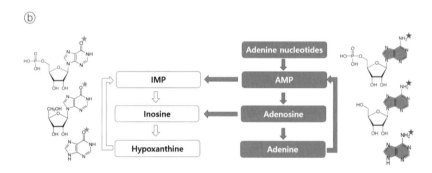

ⓐ 구조식을 병기하여 정리해 본 AMP의 대사 과정. IMP나 Inosine이란 AMP나 Adenosine의 Nucleobase인 Adenine이 Hypoxanthine으로 변환된 물질을 의미한다.

ⓑ 같은 그림이지만 이해를 돕기 위하여 Nucleobase인 Adenine 과 Hypoxanthine의 오각형 육각형 부분에 의도적으로 바탕색 을 입혀 보았다. 또한 Adenine과 Hypoxanthine의 차이점인 아 미노기($-NH_2$)와 산소($=O$) 부분을 별표로 표시하였다.

반면 GMP의 경우에는 이렇게 Inosine, Hypoxanthine 등으로의 변환 과정 없이 바로 Guanosine, Guanine으로 분해된 뒤 Xanthine을 거쳐 Uric acid로 분해되게 되는데, 이 또한 구조식을 병기하여 도식화하여 보면 다음과 같다.(그림 14)

그림 14

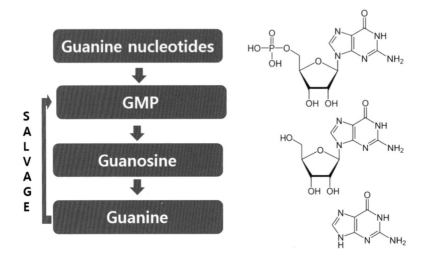

GMP의 대사 과정

요약하여 보면 AMP나 GMP의 분해 과정이란 어떻게 보면 Phosphate group과 Ribose ring으로부터 염기(Nucleobase)만을 떼어 내는 과정이라 하겠는데, AMP의 Adenine의 경우에는 Hypoxanthine으로 바뀐 뒤 Xanthine으로, GMP의 Guanine의 경우에는 바로 Xanthine으로 바뀐 뒤, Uric acid로 변환되어 배설되는 것으로, AMP나 GMP의 분해 과정을 정리할 수 있겠다.

이상의 전체 과정을 구조식을 병기하여 정리하여 보면 그림 15와 같다.

그림 15

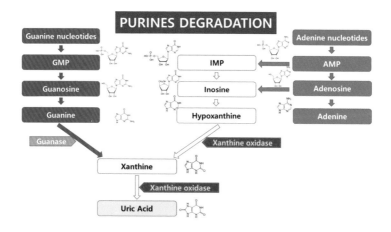

AMP와 GMP의 분해 과정을 구조식을 병기하여 종합, 정리하여
보았다.

반대로 이러한 전체 과정을 우리의 관심사인 Adenine과 Guanine의
변화를 위주로 좀 더 간단하게 정리하여 보면 다음의 그림 16과 같다.

그림 16

퓨린의 분해 과정을 Adenine과 Guanine의 변화 위주로 간단하게
정리하였다.

그러나 이러한 분해 과정들이란 처다보면 볼수록 하품이 나오고 졸릴 수밖에 없는데, 필자 역시 예외일 수는 없다. 한술 더 떠서 "거 왜 당신은 좋아서, 재미있어서 하는 것 아냐?" 하는 말들은 필자의 복장마저 터지게 만든다. 거기다 "얘는 왜 이렇게 변하고, 너는 또 왜 그렇게 변하냐?" 하면서 따지고 있다 보면, 세상의 모든 화학식이란 화학식은 죄다 싫어지고 아득해지기만 하는데, 그래도 오로지 나의 아픈 '발꼬락'만을 생각하는 일념으로, 아래와 같이 전향적으로 생각해 보곤 한다.

> 우리 몸의 대사 과정이란 감자탕의 등골을 빼먹는 것처럼, 깔끔하게 그리고 최대한의 에너지를 빼먹기 위하여, 완전한 산화를 추구하는 과정이다.

이러한 생각을 가지고 그림 17을 보게 되면, AMP와 GMP의 분해 과정이란 'Adenine과 Guanine으로부터 아미노기($-NH_2$, 마지막 살점?)를 빼내고, 퓨린 링에 산소를 하나씩 넣어 가면서 완전히 산화시켜 가는 과정'이라 하겠는데, 그 완전히 산화된 결과물, 즉 더 이상 재활용도 안 되는 최종 쓰레기(Waste product), 그것이 바로 Uric acid라고 결론 내릴 수 있다.(그림 17)(이렇듯 알뜰한 사정을 당신이 몰라주면 누가 알아주나요? 알뜰한 당신은~♪♪) ♪♪♪♪

그림 17

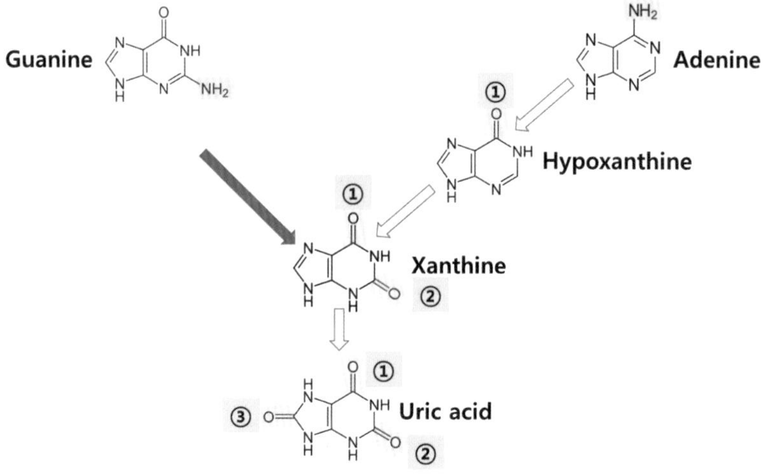

Adenine으로부터 아미노기(-NH₂, 파란색 표시)를 제거한 후, 산소가 1개(노란색 표시, ①번) 결합되게 되면 Hypoxanthine이 되고, 산소가 2개(노란색 표시, ②번) 결합되게 되면 Xanthine이 되며, 산소가 3개(노란색 표시, ③번) 결합되게 되면 바로 Uric acid가 된다. Guanine의 경우에는 아미노기(-NH₂, 파란색 표시)를 제거한 후 그 자리에 산소가(노란색 표시, ②번) 결합되게 되면 Xanthine이 되며, 오각형 링에 산소가 하나 더(노란색 표시, ③번) 결합되게 되면 바로 Uric acid가 된다.

이렇듯 퓨린의 대사 과정이란, 알뜰하게 아미노기를 빼먹고, 퓨린 링에 산소를 결합시켜 가며, 완벽한 산화를 이루어 가는 과정이라 할 수 있다.(완벽한 산화를 위하여!)

한편 사람에 있어서는 이렇게 퓨린을 Uric acid로 바꾸어 Uric acid 상태로 배설하지만, 좀 더 하등한 동물에 있어서는 Uric acid의 오각형, 육각형 링마저 부수고 더욱더 분해하여 알란토인(Allantoin)이나 요소, 암모니아로 바꾸어 배설하게 되는데, 이 과정을 정리하여 보면 그림 18과 같다.

그림 18

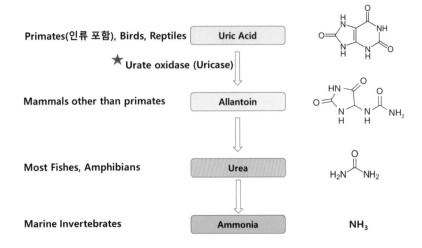

인류를 포함한 조류, 파충류에 있어서는 퓨린을 분해하여 Uric acid 상태로 배설하지만, 좀 더 하등한 동물에서는 Uric acid를 더욱 분해하여, 알란토인(Allantoin)이나 요소, 암모니아 상태로 배설한다. 하등한 동물일수록 더욱 알뜰하게 살아가는 것 같다. 😝

이러한 퓨린의 대사 과정은 통풍 치료법의 연구에 있어 가장 핵심이 되는 사항인데, 일례로 만일 사람에게서 Urate oxidase(그림 18 빨간색 별표)를 활성화시키거나 외부 투여를 통하여 Uric acid를 Allantoin으로 더 분해하여 배설하게 한다면 인류에게서 통풍과 같은 질환이 사라지게 할 수 있기 때문이다. 왜냐하면 Uric acid만이 요산 결정(Urate crystal)을 만들어 통풍을 일으킬 뿐, Uric acid 전의 대사물질인 Xanthine이나 Hypoxanthine, 그리고 Uric acid 후의 대사물질인 Allantoin의 경우에는 용해도가 충분히 높아, 결정 형성 없이 요로 완전히 다 배설되기 때문이다. 사람에 있어서는 진화 과정 중 Urate oxidase

를 만드는 유전자의 발현이 중단된 것으로 알려져 있다.(그렇다면 사람들 중에서도 좀 더 진화한 사람이 통풍을 앓게 되는 것일까? 발꼬락은 아파도 왠지 흐뭇해진다!) 😄

II | 피리미딘(Pyrimidines)

한편 퓨린과 함께 상보적인 수소결합을 함으로써 DNA double helix를 만드는 또 다른 Nucleobase인 피리미딘(Pyrimidines)의 경우는 분해되면서 혹시라도 Uric acid를 만들지는 않을까? 사실 필자도 많이 걱정을 했었는데[식자우환(食者憂患)?], 결론부터 말하자면 피리미딘은 요산을 만들지 않는다.

1. 피리미딘(Pyrimidines)

1) 피리미딘(Pyrimidines)이란 무엇인가?(그림 19)

그림 19

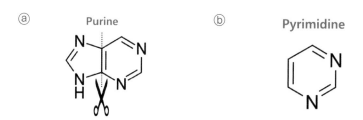

ⓐ 퓨린(Purine) ⓑ 피리미딘(Pyrimidine). 피리미딘은 퓨린에서 육각형의 Pyrimidine ring만을 떼어 낸 듯한 형태를 가진다.

퓨린에서 육각형의 Pyrimidine ring만을 떼어 낸 듯한 형태를 가지는 피리미딘은 퓨린과 비슷하게 이 육각형의 어느 부분이 어떻게 치환되었는가에 따라 Cytosine, Thymine, Uracil로 나뉘게 되며, 이들을 통칭하여 Pyrimidines, 즉 피리미딘 **계열**(Pyrimidine derivatives)이라 부르게 된다.(그림 20)

그림 20

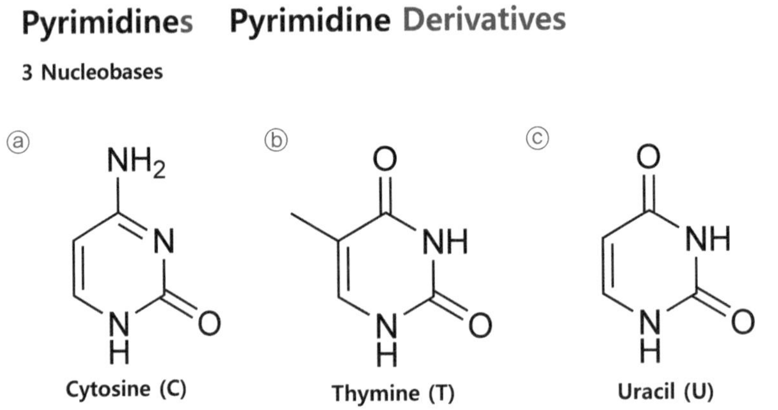

Pyrimidines   Pyrimidine Derivatives

3 Nucleobases

ⓐ Cytosine (C)   ⓑ Thymine (T)   ⓒ Uracil (U)

피리미딘 계열(Pyrimidine derivatives, Pyrimidines)
ⓐ Cytosine ⓑ Thymine ⓒ Uracil

한편 Pyrimidine이라는 용어는, 육각 링에 질소가 하나 들어 있는 Pyridine에서 그 이름이 유래되었는데, Pyridine 자체는 '불이 잘 붙는(Pyr=Fire)+질소를 포함한 링 구조(idine)'라는 뜻을 가지고 있다.(그림 21)

그림 21

Pyridine **=** **Pyr** **+ idine**

                      : Fire   Cyclic compound
                        Due to flammability   containing N

Pyridine의 구조식과 어원

  비슷한 육각 링에 질소 2개를 가지는 경우를 Diazines이라 하며, 2개 질소의 위치 관계에 따라 ① Pyridazine(1, 2-diazine) ② Pyrimidine(1, 3-diazine) ③ Pyrazine(1, 4-diazine) 3개로 구분하는데(그림 22)

그림 22

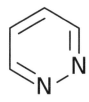
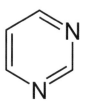
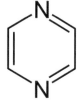

  ① Pyridazine   **② Pyrimidine**   **③ Pyrazine**
  (1,2-diazine)   **(1,3-diazine)**   **(1,4-diazine)**

Diazines

  그중 우리의 관심사인 ② Pyrimidine의 경우, 그 어원을 보게 되면, Pyr, idine는 Pyridine에서와 같은 의미를 가지나, 중간에 Imide의 의미를 가지는 'im'이 첨가된 경우이다.(그림 23)

그림 23

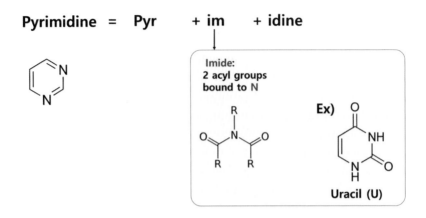

Pyrimidine = Pyr + im + idine

Imide:
2 acyl groups
bound to N

Ex)

Uracil (U)

> Pyrimidine의 구조식과 어원. 질소의 양쪽에 2개의 Acyl group(RC=O)을 가지는 경우를 Imide라 하는데, 오른쪽 Uracil의 예에서 Imide 구조를 확인해 보길 바란다.

이러한 Pyrimidine ring 구조는 Cytosine, Thymine, Uracil뿐만 아니라 Thiamine(Vitamin B1)에서도 발견되며, 과거 수면제나 전신 마취용으로 널리 사용되었던 Barbiturates 등 여러 물질에서도 Pyrimidine ring 구조를 확인할 수 있다.

퓨린의 분해 산물이 Uric acid인 관계로, 혹시나 퓨린과 상보성 염기 결합을 이루던 피리미딘의 분해 산물 역시 Uric acid로 배설되는 것이 아닌가 하는 것이, 필자의 걱정(자나 깨나, 앉으나 서나 요산 걱정?)거리였는데, 우려한 바와는 달리 Acetyl CoA와 Succinyl CoA로 분해된 후 TCA Cycle로 들어가 연소가 이루어지며, 나머지 부위는 CO_2와 NH_4^+(결국 암모니아, 즉 요소로 배출)로 배출되게 된다.(그림 24)

결론적으로 피리미딘은 질소를 요산이 아닌 요소의 형태로 배출해 내게 된다.

그림 24

Pyrimidine catabolism

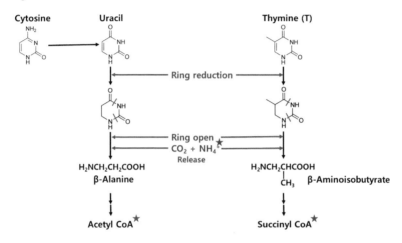

피리미딘의 분해 과정. 피리미딘 링이 열린 후 질소 부분은 NH_4^+(결국 암모니아, 즉 요소로 배출, 빨간색 별표)로 배출되며, 나머지 부분은 Acetyl CoA(파란색 별표)와 Succinyl CoA(파란색 별표)로 분해된 후 TCA Cycle로 들어가게 된다.

　한편 Adenine과 Guanine의 이름이 소의 췌장과 새똥에서 유래되었듯이, Thymine은 Thymus(흉선, 胸腺)에서, Cytosine은 세포를 의미하는 'Cyto~'에서 유래되었으며, Uracil 같은 경우는 Urea와 Acrylic acid에서 그 이름이 유래되었다 한다.(그림 25)

그림 25

Uracil

= Ur + ac + il

Urea   **ac**rylic   **il**(substance relating to)
             acetic

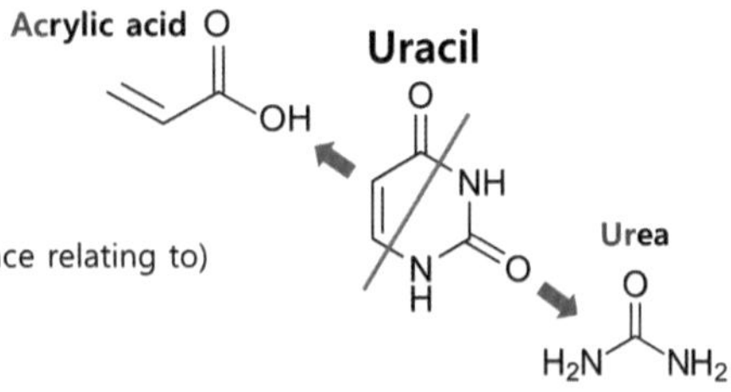

Uracil이란 이름은 **Ur**ea+**ac**rylic acid+**il**에서 유래되었는데, 오른쪽 그림의 링을 절반으로 나누어 보면 왼쪽 절반은 Acrylic acid, 오른쪽 절반은 Urea의 형태를 가지고 있음을 보여 준다.

Ⅲ | 결론

이렇듯 통풍의 원인을 추적하여 보면 요산의 형태로 배설되는 것, 즉 다시 말해 통풍의 원인 물질은,

① ATP, ADP, AMP, NAD^+, $NADP^+$, FAD, Coenzyme A 등의 분해 산물뿐만 아니라

② 바로 핵산, 즉 DNA, RNA(정확히 얘기하면 Nucleobase 중 Purines인 Adenine과 Guanine)의 분해 산물이 바로 요산의 형태로 배출되는 것이다.

DNA의 구성에 있어 Purines과 Pyrimidines의 역할

  요산의 원인 물질을 추적하다 보니, 어느덧 Adenine, Guanine과 같은 Purines, 그리고 Thymine, Cytosine, Uracil과 같은 Pyrimidines에 대하여도 설명을 드리게 되었는데, 통풍의 주제와는 살짝 벗어난다 할 수 있겠지만 DNA의 구성에 있어 이들 Purines과 Pyrimidines의 역할에 대하여 잠시 살펴보고자 한다.

  누차 설명한 바와 같이 Nucleobase에는 퓨린 계열의 Adenine과 Guanine, 피리미딘 계열의 Thymine, Cytosine, Uracil이 있고, DNA의 Thymine 염기는 RNA에 있어서는 Uracil로 대치된다.(분자 구조가 아주 비슷하지 않았던가?)

이상의 Base에 Ribose가 결합한 것을 Nucleoside라 하며 각각

① Adenosine(Adenine+Ribose)

② Guanosine(Guanine+Ribose)

③ Thymidine(Thymine+Ribose)

④ Cytidine(Cytosine+Ribose)

⑤ Uridine(Uracil+Ribose)이라 부르게 된다.

이상의 Nucleoside에 인산기(Phosphate group) 1개가 결합된 것

을 Nucleotide라 하며, DNA Polymer를 구성하는 가장 기본단위, 즉 Monomer로 작용하게 된다. DNA(DeoxyriboNucleic Acid)를 기준으로 할 때 RNA(RiboNucleic Acid)에 비해 Ribose의 -OH기가 하나 없는 상태의 Ribose, 즉 Deoxyribose ring에 결합된 상태이므로, 각각

① **Deoxy**adenosine monophosphate

② **Deoxy**guanosine monophosphate

③ **Deoxy**thymidine monophosphate(DNA)

④ **Deoxy**cytidine monophosphate

⑤ Uridine monophosphate(RNA)라 부르게 된다.

백 번의 말보다 한 장의 그림이 더 나을 때가 많다.(不如一畵!) 그림 26에서 구조식을 병기해서 설명하였으므로 천천히 여러 번 살펴보길 바란다.(그림 26)

그림 26

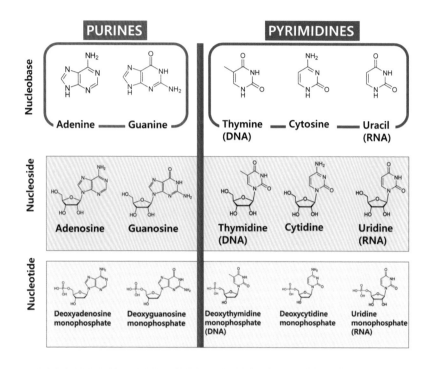

DNA와 RNA를 구성하는 기본단위인 Nucleobase, Nucleoside,
Nucleotide의 정리

한편 DNA Polymer가 존재하기 위해서는 Monomer로 작용하
는 각 Nucleotide 간의 연결이 이루어져야 하는데, 이러한 연결은 각
Nucleotide의 인산기에 의한 오탄당들의 결합, 즉 Phosphodiester
Bond에 의해 이루어지며, 이러한 인산기에 의한 오탄당들의 결합은
DNA의 골격을 이루는 Sugar&phosphate backbones로서 작용하게
된다.(그림 27, 28)

그림 27

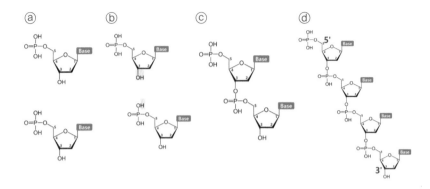

ⓐ 위, 아래 2개의 Nucleotide가 있다고 가정할 때

ⓑ 위 Nucleotide의 Ribose ring의 3′ 탄소의 -OH기(파란색 바탕)와 아래 Nucleotide의 인산기의 -OH(파란색 바탕) 간의 Phosphodiester Bond에 의해

ⓒ 2개의 오탄당이 연결되게 되는데, 위쪽 Ribose ring의 3′ 탄소와 아래쪽 Ribose ring의 5′ 탄소가 인산기를 통해 연결되는 것으로 이해할 수 있다.

ⓓ 같은 방법으로 여러 개의 Nucleotide가 연결되게 되면서 DNA의 사슬이 만들어지게 된다.(Alternating sugar&phosphate backbones)

그림 28

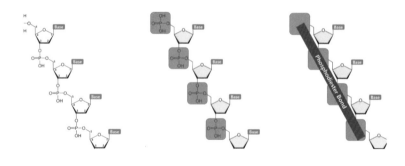

오탄당들 간의 인산 결합은 보라색으로 표시하고, 오탄당들은 노란색으로 표시하여, 좀 더 구분이 쉽게 되게 하였다.

그러므로 한마디로 DNA, RNA를 정의해 본다면 '퓨린이나 피리미딘 등의 염기를 가진 오탄당들이 Phosphodiester Bond에 의해 연결되어 있는 것'이라 할 수 있다.

한편 Phosphodiester Bond의 인산기를 살펴보면 아직도 하나의 -OH가 남아 있어서 인산(燐酸, Phosphoric acid, H_3PO_4)에서처럼 쉽게 H^+를 놓으면서 (−)음전하를 띠게 되어(Negatively charged), 산(酸, Acid)으로 작용하게 되므로, 흔히들 DNA(Acid), RNA(Acid) 또는 핵산(核酸)이라 부르게 되는 것이다.

자, 이렇게 하여 인산기의 결합에 의해 Nucleotide가 연결되어 가면서 한 가닥의 DNA(혹은 RNA)가 완성되어 가는 과정을 살펴보았으나, 알다시피 DNA는 2가닥으로 이루어진 이중나선(Double helix) 구조로, 그 모양은 마치 사다리나 기차 철로 모양으로 생겨 있는데, 이때 마치 철길의 침목처럼, 또는 지퍼의 이빨처럼 이러한 2가닥의 연결은 바로 각 오탄당에 Base로 달려 있는 퓨린과 피리미딘 간의 수소결합에 의해 이루어진다. 단단한 공유 결합이 아니라 필요에 따라 2가닥 DNA를, 지퍼를 열고 닫듯이, 쉽게 붙었다 떨어질 수 있도록, 그리고 3차원적으로 제 위치를 자동으로 잡을 수 있도록 하는 방식이 바로 수소결합의 핵심 메커니즘인데, Purine 중 Adenine은 Pyrimidine인 Thymine과 2개의 수소결합으로, 또 다른 Purine인 Guanine은 또 다른 Pyrimidine인 Cytosine과 3개의 수소결합을 이루면서 이상의 기능을 담당하게 된다. 즉 A-T, G-C 방식의 수소결합으로, 2가닥의 DNA가 마치 자석의 N과 S극이 그 짝을 찾아 붙듯이 상보적으로 결합을 이루게 되는 것이다.

이 역시 백 번의 설명보다는 한 장의 그림이 훨씬 이해하기 쉬운데, 아래 그림 29를 통하여 왜 Adenine은 Thymine하고만, 또 왜 Guanine은 Cytosine하고만 결합을 하게 되는지를 살펴보도록 하겠다.(그림 29)

그림 29

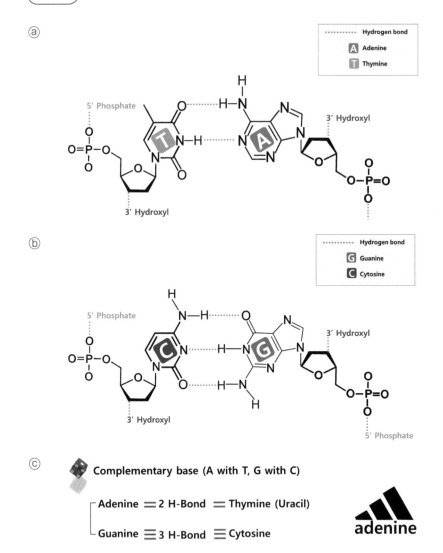

ⓐ

··········· Hydrogen bond
Ⓐ Adenine
Ⓣ Thymine

ⓑ

··········· Hydrogen bond
Ⓖ Guanine
Ⓒ Cytosine

ⓒ **Complementary base (A with T, G with C)**

Adenine ═ 2 H-Bond ═ Thymine (Uracil)

Guanine ≡ 3 H-Bond ≡ Cytosine

adenine

2가닥 DNA 사슬을 연결하는 각 염기들 간의 수소결합에 대한 설명(각 DNA 사슬의 주행 방향이 서로 반대임을 주의할 것. Anti-parallel.)

ⓐ 구조적으로 Adenine과 Thymine 사이에는 2개의 수소결합만이 허용되며,

ⓑ Guanine과 Cytosine 사이에서는 3개의 수소결합이 가능하다.

ⓒ 상보적 염기 결합인 A-T, G-C 결합 방식을 정리하여 보았다.(그 옆의 그림은 필자가 만들어 본 운동복 상표 로고. A-T, G-C 수소결합을 보고 있노라면, 왠지 '아디다S' 로고가 떠오르지 않던가? 나만 그런가?) 😶

한편 위 그림 29를 찬찬히 살펴보다 보면(또는 뒤집어도 보고, 회전도 시켜 보면) 수소결합이 가능한 O, N, H의 위치는 Adenine과 Thymine 사이에는 오직 2군데, Guanine과 Cytosine 사이에는 오직 3군데만이 가능함을 알 수 있는데(Base pairing) 이를 바탕으로 Watson&Crick에 의해 최초로 DNA 모델이 제시되었던 것이다.(Nature 1953, Nobel Prize 1962) (그림 30)

(그림 30)

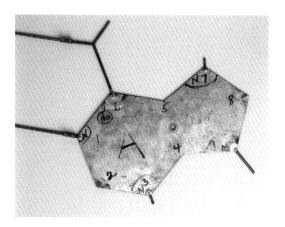

Watson과 Crick이 DNA 모델을 만들기 위해 사용했던 알루미늄판. 위 그림은 당시에 사용했던 여러 알루미늄판 중 하나로 Adenine을 의미하는 'A' 자가 보이며, 구성 탄소의 Numbering 등과 함께 용접 자국도 보이고 있다.(DNA model in 1953)

자, 이제는 DNA 사슬을 조금 연장하여 2개의 오탄당이 Phosphodiester Bond에 의해 연결됨과 동시에, 각 DNA 사슬의 염기 간에 수소결합이 이루어지는 것을 종합하여 그림으로 그려 보면 다음과 같다.(그림 31)

그림 31

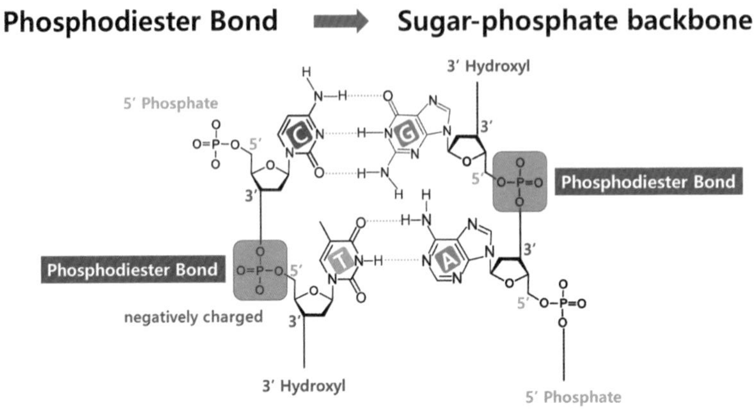

DNA의 구조

여기에 더해 DNA 사슬을 조금 더 연장하여 4개의 오탄당이 Phosphodiester Bond에 의해 연결됨과 동시에, 각 DNA 사슬의 염기 간에 수소결합이 이루어지는 것을 그림으로 그려 보면 그림 32-a와 같으며, b에서는 그 구별이 쉽도록 색을 입혀 그려 보았다. c에서는 복잡한 분자식은 생략하고 색이 있는 도형으로만 표시하여 보았는데 d에서는 도형 위에 약어를 표시하여 구분하여 보았다.

그림 32

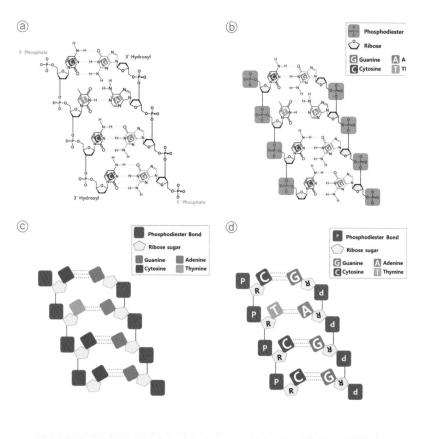

DNA의 구조

한편 이런 방식으로 DNA 사슬이 자라나고 수소결합으로 연결되어 가는 것을 보고 있노라면 마치 휘어진 사다리(Twisted ladder)나 꽈배기가 연상되기도 하는데, 이것이 바로 DNA 이중나선(Double helix) 구조의 특징인 것이다.(그림 33)

그림 33

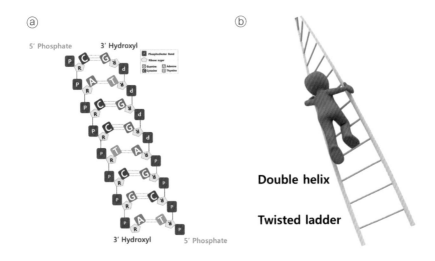

ⓐ DNA의 이중나선(Double helix) 구조

ⓑ DNA의 이중나선 구조를 Twisted ladder라고 하지만, Stairway to heaven이 연상되는 것은 필자만의 생각일 까?(Sometimes all of our thoughts are misgiven. Ooh, it makes me wonder!) 🎵🎵 🎸

한편 어떤 이(필자를 포함하여)들의 질문들 중 가장 많은 것 중 하나는 "왜 Adenine은 Thymine하고만 결합하며, 왜 Guanine은 Cytosine하고만 결합하는가?"인 것 같다. 그러나 그 정답은 의외로 너무 간단한데, 다른 방식으로 결합한다는 것은 일단 분자구조가 안 맞기 때문에 이루어질 수 가 없다. 일례로 Adenine이 같은 퓨린 계열인 Guanine과 결합을 시도 한다 해 보자. Adenine에서는 2군데, Guanine에서는 3군데의 수소결 합이 이루어져야 하는데, 그렇지 못한 관계로 불안정한 상태가 되어 버릴 뿐만 아니라, Adenine과 Guanine은 같은 퓨린 계열로, 육각형 1개만 을 가진 피리미딘의 구조에 비해 오각형과 육각형을 같이 갖고 있기 때문에, 만일 이들의 결합이 이루어진다면(당연히 불가능하지만) 그 부분의 염기쌍 부분의 폭은 그만큼 늘어나게 되어 DNA 사슬 부분에 뚱뚱한 부분이 생기게 된다. 또한 불가능한 일이지만 만일 피리미딘끼리의 결합마저 일어난다고 가정해 보면 그 부분의 염기쌍 부분의 폭은 그만큼 좁아지게 되어 DNA 사슬 부분에 홀쭉한 부분이 생겨 버린다.(Too lumpy&bumpy) 만일 이런 DNA를 갖고 태어난다면 뚱뚱이와 홀쭉이의 몸매를 가지게 될지도 모를 일이다.(그림 34)(Fe없는 농담!) 😀

그림 34

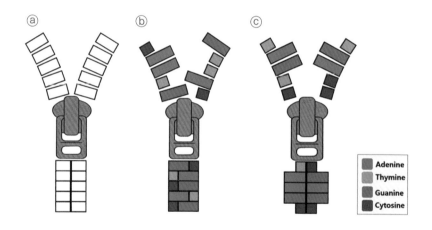

수소결합에 의한 Base pairing에 의해 2가닥 DNA 사슬이 연결되는 모습을 지퍼에 비교한 모습

ⓐ 일반적인 지퍼라면 당연히 양쪽의 크기가 같다.

ⓑ 마찬가지로 언뜻 생각해 보면 DNA 양쪽 사슬의 염기의 크기가 같을 것 같지만, 실제로는 퓨린(Adenine과 Guanine, 오각형과 육각형 링)과 피리미딘(Cytosine과 Thymine, 육각형 링 하나)의 크기가 다른 관계로, 굳이 지퍼에 비교해 본다면 한쪽의 지퍼 이빨은 길고 다른 쪽은 짧은 형태의 지퍼 결합이 이루어지게 된다.

ⓒ 불가능한 일이지만 만일 퓨린과 퓨린, 피리미딘과 피리미딘의

수소결합이 이루어진다면, 퓨린과 퓨린 부위는 뚱뚱하게 부풀게 되고, 피리미딘과 피리미딘 부위는 홀쭉하게 쪼그라들어 전체적으로는 울룩불룩한 모양이 될 것이다. 즉, 이러한 DNA는 존재하지도 않고 가능하지도 않다.

이상으로 DNA의 구성에 있어 이들 Purines과 Pyrimidines의 역할에 대하여 살펴보았다. 배설될 때는 내 발가락을 아프게 하는 요산에 불과하지만(Purines) 한때 내 몸에 있을 때는 소중한 유전 정보를 간직한 Memory chip의 MOSFET(Metal Oxide Semiconductor Field Effect Transistor)과 같은 역할을 했던, 내 DNA의 핵심적인 존재였다는 점이 우리를 더없이 슬프게 한다.(정원의 한 모퉁이에서 발견된 작은 새의 시체 위에 초가을의 따사로운 햇볕이 떨어지는 모습이 우리를 슬프게 한다. 퓨린과 더불어 이 모든 것은 우리를 더없이 슬프게 한다.)

한편, 지구상의 대다수 생명체는 이상과 같은 DNA 구조를 가지고 있다. 이러한 DNA 사슬의 염기 배열에 따른 Nucleotide를 3개씩을 묶어, 20개 아미노산을 지정하는 정보를 저장하는데 이를 Codon이라 한다. 각 Nucleotide마다 A, T, G, C 4개의 염기 배열 조합이 가능하므로 4×4×4=64개의 Codon이 가능하다. 아마도 창조주 그분께서는 64진법을 사용하시는 것 같다.(그림 35)

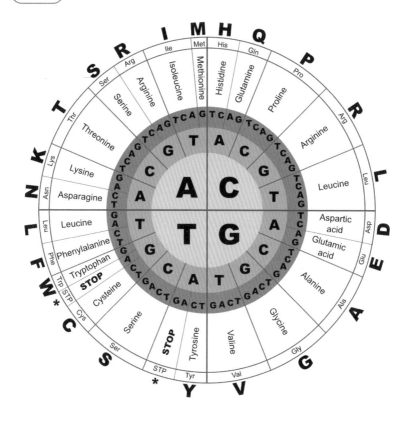

창조주의 64진법괘(進法卦)

약어 색인

- Acetyl CoA: Acetyl Coenzyme A
- ADP: Adenosine Di Phosphate
- AMP: Adenosine Mono Phosphate
- ATP: Adenosine Tri Phosphate
- cAMP: cyclic Adenosine Mono Phosphate
- COPD: Chronic Obstructive Pulmonary Disease
- DNA: DeoxyriboNucleic Acid
- FAD: Flavin Adenine Dinucleotide
- GMP: Guanosine Mono Phosphate
- IMP: Inosine Mono Phosphate
- MOSFET: Metal Oxide Semiconductor Field Effect Transistor
- NAD^+: Nicotinamide Adenine Dinucleotide
- $NADP^+$: Nicotinamide Adenine Dinucleotide Phosphate
- RNA: RiboNucleic Acid
- Succinyl CoA: Succinyl Coenzyme A

최신 문헌에 기반한
통풍의 이해

지금까지는 통풍 질환의 이해를 위한 기본 사항을 알아보았다면, 이번 장에서는 본격적으로 여러 문헌에 기반하여 급성과 만성 통풍의 원인, 예방, 조절, 치료에 대한 최신 지견들을 살펴보도록 하겠다.

Ⅰ | 통풍의 원인
- 요산 과다 생성과 요산 배설 장애[1]

앞서 살펴본 바와 같이 통풍이라는 질환은 한계치 이상으로 증가한 혈중 요산 농도에 의해, 생성된 요산 결정체(Monosodium Urate Crystals, MSU Crystal)와 그 침착에 의해 발생하는 질환임에는 의문의 여지가 없다. 그러나 흥미로운 점은 9mg/dL의 고요산혈증을 가진 사람의 5% 내외에서만 통풍으로 이환될 뿐, 그 외의 나머지 많은 사람은 요산 결정체가 생기지도 않을뿐더러 통풍의 어떠한 이상 증상도 없다는 사실은, 과연 어떻게 설명될 수 있을까? 이는 개개인들의 유전적 요소를 포함하여, 아직도 우리가 미처 고려하지 못했던 다른 원인 요소가 있음을 시사하는 것인데 과연 그것은 무엇일까?[2]

원칙적으로 고요산혈증이란 6.8mg/dL 이상의 혈액 내 요산 농도로 정의할 수 있으나, 관절 내 요산의 용해도는 여러 요소(활액의 pH, 수분, 전해질 함량 등)에 의해 좌우되게 된다. 그러나 어찌 되었든 가장 중요한 점은 요산의 생성과 배설의 균형이 맞지 않음에 의해 통풍이라는 질환이 발생한다는 사실이므로, 어떤 이유에서 요산의 생성이 증가되었는지, 또한 어떤 이유에서 요산의 배설이 감소하였는지를 살펴보는 것이 통풍 치료의 첫걸음이라 하겠다.

이때 요산 생성이 증가하는 원인으로는 세포 교대(Cell turnover) 등에 따른 내부적 원인과 음식물을 통한 퓨린의 섭취, 즉 외부적 원인으로 나누어 볼 수 있고, 반대로 요산의 배설은 주로 신장을 통해 이루어지므로 신기능의 이상으로 정리하여 볼 수 있다.**3** 그러나 고요산혈증의 90% 이상에서 신장의 배설 부족이 그 원인으로 밝혀지고 있고, 반대로 요산 생성의 증가가 원인이 되는 경우는 10% 정도에 불과한 것으로 알려지고 있다. 그러므로 필자를 포함하여 많은 이의 바람처럼, 퓨린이 많이 들어 있는 음식물(Purines rich diet) 섭취를 조절함으로써 통풍을 이겨 내려는 시도들은, 불행히도 그 효과가 십분의 일(10%)에 불과하다 하겠는데, 이를 조금 더 자세히 살펴보면 다음과 같다.**4**

1. 요산 과다 생성(Overproduction)

1) 신체 내부적 원인

유전 질환인 Lesch-Nyhan syndrome의 예처럼 Hypoxanthine-Guanine PhosphoRibosyl Transferase(HGPRT)의 부족으로 Hypoxanthine을 IMP로, Guanine을 GMP로 전환하는 Purine salvage pathway가 차단되어 요산이 과다 생산되는 경우가 있을 수 있으며, 드문 유전적 질환으로 Phosphoribosyl pyrophosphate synthetase의 과다 활동에 의하여 요산 생산이 증가할 수 있다.**5**

또한 악성종양이나 혈액학적 문제, 염증, 조직 손상 등으로 세포 교대(Cell Turnover)가 증가하는 경우 등에 요산이 과다 생성되게 되는데, 과체중과 비만 역시 부가적 원인을 제공한다고 알려져 있다.**6**

2) 음식(Diet)

일반적으로 동물이나 해산물로부터 섭취된 퓨린과 과당(Fructose)의 섭취는 요산 생성을 증가시키나, 식물성 퓨린은 대체적으로 안전한 것으로 분류되고 있는데, 우유나 식물성 기름 등이 대표적으로 퓨린이 적은 음식에 해당되며, 특히 Vitamin C의 경우에는 요산의 신장 배설을 촉진시키는 효과도 있다고 한다. 그러나 안타깝게도 Purines이 많은 음식을 제한하여 혈중 요산 농도를 낮추기는 매우 어려운 관계로, 영양 불균형을 가져오는 과도한 음식 제한보다는 조기 ULT(Urate Lowering Therapy)를 시작할 것을 권고하고 있다.**7**

한편 알코올은 그 섭취량에 비례하여 통풍 악화의 주원인으로 지목되고 있는데, 종류별로는 맥주의 퓨린 농도가 가장 높으며, 반대로 와인 중 백포도주가 제일 낮은 것으로 조사되었으나, 그보다 더 중요한 사실은 술은 그 종류와 상관없이 알코올, 그 자체가 통풍을 악화시키는 주범이라는 점이다.**8**

2. 요산 배설 장애(Underexcretion)

요산의 대다수(약 2/3)는 신장으로 배설되므로, 마음 같아서는 마구마구 좀 버려 주었으면 좋겠는데, 그림 1에서 살펴보게 되면 사구체 여과(Glomerular Filtration)를 거친 요산은 근위 세뇨관(Proximal convoluted tubule)에서 대다수 재흡수된 후, 약 50% 정도가 다시 분비되며, 다시 40% 정도가 재흡수됨으로써, 최종적으로 배설되는 요산의 양은 사구체 여과 당시의 10% 정도에 불과하다 한다. 아껴도 너무 아끼는 것 같다.(그래, 아끼다 죽을 때 요산도 가져가려나? 저승에서도 통풍으로 고생하게….)(그림 1)

그림 1

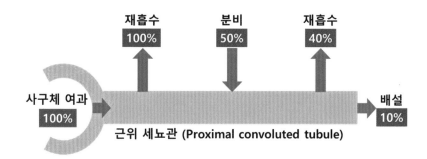

신장의 요산 배설 (Renal excretion of Uric acid)

재흡수 100%　분비 50%　재흡수 40%

사구체 여과 100%

근위 세뇨관 (Proximal convoluted tubule)

배설 10%

신장에서의 요산 배설

이때 특별한 Membrane transporters인 URAT1(Urate transporter 1)은 근위 세뇨관에서 사구체 여과액으로부터 요산 재흡수를 담당하는 역할을 하는데, Probenecid, Benzbromarone, Sulfinpyrazone 등의 약물들은 이 URAT1 activity를 방해하여 요산의 재흡수를 막음으로써 요산 배설 촉진제(Uricosuric drugs)로 작용하게 된다.

반대로 Pyrazinamide, Nicotinate, Lactate 등은 URAT1에 작용하여 요산 재흡수를 증가시킴으로써 요산 배설을 억제하게 된다.

한편 아스피린의 경우, 같은 URAT1에 작용하지만, 저 농도에서는 요산 배설을 방해하는 효과를, 고농도에서는 요산 배설을 촉진하는 효과를 나타낸다.[9]

이상 고요산혈증을 일으키는 여러 요인을 한 장의 그림으로 정리하여 보면 아래와 같다.(그림 2)

그림 2

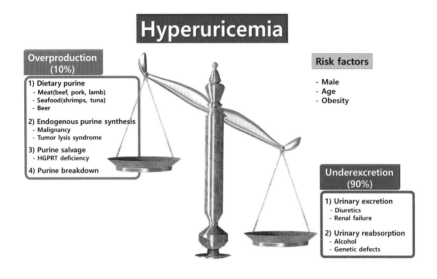

고요산혈증을 일으키는 여러 요인

II | 급성 통풍 관절염(Acute gouty arthritis, Flare) 의 원인, 진단, 치료

1. 급성 통풍 관절염(Acute gouty arthritis, Flare)의 원인

아무렇지도 않았던 발가락에 왜? 그것도 어떻게 그렇게 갑자기, 이런 극심한 통풍 관절염이 일어나게 되는 것일까? 필자의 경험상 대개의 경우 어떠한 과도한 운동이랄까, 생활 패턴이나 식습관의 변화 등 특이한 변동 사항이 없었음에도 불구하고, 또한 아무런 사전 전조 증상도 없이, 대개는 저녁 시간에 쑥쑥쑥쑥하는 느낌과 함께 드디어 잠 못 이루는 고통의 밤이 시작되게 되는데, 그렇다면 도대체 왜? 그리고 어떻게? 이런 Flare가 일어나게 되는 것일까?(누가 울어? 이 한밤 잊었던 통풍인가!♬♪) ♫⌐♪ 🎷

지금까지 통풍의 원인에 대해서는 지나치다 싶을 정도로 고요산혈증을 강조해서 설명하였지만, 이러한 급성 통풍 관절염이란 혈중 요산 농도가 높다고 해서 즉각적으로, 누구에게나, 항상 나타나는 증상이 아니다. 또한 이러한 급성 통풍 관절염은 특별한 치료가 없다 하더라도, 그리고 혈중 요산 농도가 아직 높음에도 불구하고, 대개 1~3주 뒤면 자연적으로 증상이 사라져 버린다. 이런 도깨비 같은 질환이 또 있을까? 까꿍?

그렇다면 이러한 급성 통풍 관절염을 일으키는 그 촉발 인자(Triggering factor)는 과연 무엇이란 말인가?

고요산혈증이란 통풍의 원인과 배경임에는 틀림이 없으나, 고요산혈증을 가진 사람들의 극소수에서만 이런 통풍 관절염이 일어나는 것과 꾸준히 고요산혈증 상태를 유지하는 통풍인(Goutean?)들도 평상시에는 전혀 통풍 관절염이 없다는 점을 고려해 볼 때, 고요산혈증 자체를 촉발 인자(Triggering factor)라고 볼 수는 없는 노릇이다. 그렇다면 발포 명령은 도대체 누가 내렸다는 말인가? 통풍 관절염 진상규명 위원회라도 조직해야 할까?

정답부터 말해 보자면 관절강 내에 유입된 요산 결정체가 면역세포에 발각이 되면서부터 이러한 일련의 고통이 시작되게 되는 것인데, Acute gouty arthritis 시 발현되는 여러 증상(염증, 부종, 통증 등)이란 우리의 면역 체계가 벌여 대는 한바탕 요란한 방어 훈련이라고 할 수 있다. 다른 질환에서도 흔하게 보듯, 우리 몸에 침투한 병원체, 즉 요산 결정체보다 이를 방어하기 위한 우리 몸의 방정맞은 면역 체계가 바로 이러한 Acute gouty arthritis의 여러 증상을 일으키는 것이다. 이로 인해 사이토카인 폭풍(Cytokine storm)과 더불어 여러 종류의 백혈구들이 동원되어 초기 무차별 공격을 하는 바람에 결과적으로는 오히려 내 조직이, 내 몸이 더 괴로워져 버리게 되는 경우라 하겠는데, 그러므로 촉발 인자란 관절강 내에서 면역세포에 노출된 요산 결정체인 셈이다.(거, 좀 잘 숨어 있지~~) 그러므로 급성 통풍 관절염이란 마치 침투한 무장공비 몇 명 때문에 여러 사단 병력이 동원되면서 아군에 의해 자행되는 인근 지역 조직의 고통에 비유할 수 있겠는데, 이때 침투한 무장공비란 요산 결정체를, 아군은 우리의 면역 체계를, 침투한 지역은 바로 관절낭 내부를, 인근 지역 조직은 관절 낭 주변 조직에 비유할 수 있다. 자, 그렇다면 이상의 개념을 가지고서 이제는 조금 전문적인 관점에서 급성 통풍 관절염을 살펴보도록 하자.

관절낭 내에 점차 요산 결정체가 축적되어 가면서 그중 일부가 포식 세포에 먹히거나, 포식 세포의 세포막을 불안정하게 함으로써 Lysosomal enzymes과 염증성 Chemokines이 방출되게 되는데, 이중 IL-8(Interleukin-8)에 의해 활성화된 중성구들(Neutrophils)은 자신의 관절낭과 주변 조직을 무차별로 공격하여(개념 없는 중성구들!) 급성 통풍 관절염의 여러 증상을 만들어 내게 된다. 이어서 Monocytes(단핵세포)에 의한 TNF, IL-1, IL-6, IL-8, Endothelial cell activation과 Mast cells(비만세포)에 의한 Histamine, IL-1 방출 등에 의해 사태는 더욱 심각해지기만 하는데, 드디어 Well-differentiated macrophages(대식세포)의 출현에 의해 요산 결정체의 포식과 염증 산물의 제거가 이루어지면서 발작 후 몇 주 후에는 저절로 증상 완화가 이루어지게 된다.(우리의 멋진 Macrophage!)

이러한 급성 통풍 관절염에 있어, 불에 기름을 붓듯이 그 증상을 제일 심각하게 악화시키는 주범은 PMN(Polymorphonuclear leukocytes)의 하나인 중성구들인데, 중성구란 어떻게 보면 가장 자신만의 특성(색깔?)이 없는 백혈구로, 대개의 경우 염증 초반부에 어김없이 나타나 그 일대를 초토화시켜 버리는 현장 야전군 같은 백혈구라 할 수 있다. 만일 이 중성구의 유입(Neutrophilic chemotaxis)이나 활성화를 막을 수가 있다면 급성 통풍 관절염에 극적인 증상 완화를 가져올 수가 있게 되는데, 나중에 언급하겠지만 IL-8 억제제나 Colchicine 등이 바로 이러한 약제에 해당한다.**10**

　이상의 급성 통풍 관절염을 정리하여 보면 그림 3과 같다.

그림 3

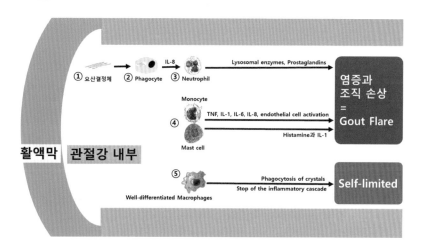

급성 통풍 관절염(Acute gouty arthritis, Flare)의 원인과 기전

2. 급성 통풍 관절염(Acute gouty arthritis, Flare)의 진단

1) 임상적 진단

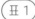

4 stages of Gout

I.	Hyperuriceamia	But no symptoms
II.	Acute gouty attack	Severely inflamed joint, Podagra
III.	Intercritical period	No Symptoms, Quiescent stage
IV.	Chronic tophaceous gout	Destruction of joints, Palpable tophi

통풍의 4단계 진행

위의 표 1에 정리한 바와 같이 통풍은 4가지 단계로 진행하게 되는데, 먼저 1단계를 살펴보면 9mg/dL 이상의 고요산혈증이 있다 하더라도 겨우 0.5% 정도만이 통풍으로 진행될 뿐, 대개는 증상이 없는 관계로, 스스로 통풍의 초기 단계임을 인지하는 경우는 거의 없다.

그러다가 2단계로 접어들면서, 대개의 경우 엄지발가락의 갑작스러운 심한 통증과 부종, 즉 Podagra 증상으로 처음으로 병원, 특히 정형외과를 찾는 경우가 대다수이다. 그러나 역설적으로 급성 통풍 관절염이 있을 경우 혈중 요산 농도는 오히려 저하되는 경우가 많아 통풍의 진단이 어려운 경우가 많은데, 이럴 때 가장 확실한 통풍의 진단 방법은 이환된 관절낭에서 활액을 뽑아 편광현미경으로 관찰하여 MSU(MonoSodium Urate) crystals을 확인하는 것이다. 대개 MSU crystals은 2, 3, 4단계,

즉 Acute gouty attack, Intercritical period, Chronic tophaceous gout 단계 모두에서 관찰 가능하나, 중요한 점은 가급적 빠른 시간(상온에서 6시간, 4℃에서 24시간) 내에 관찰하지 않으면, 다시 용해되어 버려 관찰되지 않을 수 있다는 점이다. 일반 광학현미경으로도 바늘 모양의 MSU crystals을 확인할 수는 있지만, 편광현미경으로 관찰하게 되면 강한 Negative birefringent를 보이는 MSU crystal을 보다 쉽게 확인할 수가 있다.[11]

이때 관찰되는 활액 내 백혈구는 대개 PMN으로 그 수가 50.000cells/mL을 넘을 수도 있지만, Septic arthritis와 다른 점은 정상 포도당 수치를 보인다는 점이다.

한편 뇨의 요산 수치를 체크하는 것이 유용할 수 있는데 만일 800mg/24h이 넘는다면, 이는 요산의 생성이 증가하여 또한 배설이 증가함을 의미하는 것으로 이런 경우에는 Uricosuric agent보다는 요산의 생성을 막는 Xanthine oxidase inhibitors를 사용해야 한다.

2) 영상학적 진단

초기 단계의 통풍은 일반 X-ray에서는 거의 변화가 관찰되지 않는다. 그러나 Chronic tophaceous gout 단계에 이르게 되면 관절 주변의 Tophi, 연골부 MSU crystal 침착, Joint space narrowing, Bone erosions 등이 나타나게 된다.

초음파(Ultrasound, US)는 통풍의 진단에 있어 상당히 효과적인데, 주변 피부를 살짝 누르면서 관찰하게 되면 관절강 내 MSU crystal이 떠오르는 'Snow storm appearance'를 볼 수가 있고, 그 외 활액낭과 혈관의 증식(Synovial proliferation&hypervascularization), Bone erosions 등이 관찰되기도 한다. 또한 특징적으로 Articular hyaline cartilage에도 요산

이 침착되고 두꺼워지면서 비정상적 Hyperechoic band를 보이는 관계로 관절 표면이 2개인 것처럼 보이는 'Double contour sign'을 관찰할 수도 있다.

일반적인 CT(Conventional Computed Tomography, CCT)의 경우 Acute gout의 진단에는 큰 효과가 없으나 Chronic gout의 경우에는 Sclerotic overhanging edges를 가진 Well defined, punched out lytic bone lesions이 관찰된다.

Dual Energy CT(Dual Energy Computed Tomography, DECT)는 통풍의 진단, 치료에 있어 가장 뛰어난 영상 진단 장비로 평가받는데, 서로 다른 2개의 X-ray spectra를 사용하는 관계로 MSU 결정체의 침착을 확연하게 시각적으로 관찰할 수 있기 때문이다.

이 외에도 MRI, Nuclear scintigraphy, PET(Positron Emission Tomography) 등이 사용될 수 있으나, 초음파와 Dual Energy CT가 가장 정확성이 있고 많이 사용되는 영상 진단 방법이라 하겠다.

3. 급성 통풍 관절염(Acute gouty arthritis, Flare)의 치료(Management)

급성 통풍 관절염은 고요산혈증이 개선되지 않는 한 재발하지만, 그 동반되는 통증과 부종, 보행 장애 등의 증상이 심각하기 때문에, 가급적이면 빠른 약물 투여로 그 증상을 완화시키는 것이 필수적이다. ACR(American College of Rheumatology)과 EULAR(European League Against Rheumatism) panel을 기준으로 급성 통풍 발작 치료와 이에 사용되는 약물들을 살펴보면 다음과 같다.[12] [13]

1) Colchicine

급성 통풍 관절염 시작 후 12시간 내에 1.8mg(1.2mg 그리고 1시간 뒤 0.6mg) 정도 투약하는 것이 권고되고 있는데, 초기 중성구의 활동을 방해하는 기전이므로, 급성 통풍 관절염 시작 후 오랜 시간이 지난 후에 투약할수록 그 효과는 급속도로 떨어진다.

필자의 경험상(同病相憐!) 급성 통풍 관절염 초기에 지체 없이 투약한다면 이만큼 효과적이면서 극적인 증상 완화와 상황 종료를 가져오는 약물은 없다고 높이 평가하고 싶다.(Game Changer!) 그러나 Colchicine의 가장 큰 문제점은 그 독성에 있는데, 투약량에 있어 좁은 안전 대역과 더불어 구토, 설사와 같은 위장관 장애 등이 흔하게 일어나며, 드물게 치명적일 수도 있어, 신장과 간 기능 장애가 있거나 다른 약물과 병용하는 경우에는 더욱 투약에 신중해야 한다.

(이에 대한 자세한 설명은 이 장의 후반부에 따로 정리되어 있는 'Colchicine에 관하여'를 참조하기 바란다.)

2) NSAIDs(NonSteroidal AntiInflammatory Drugs)

신기능 장애가 없는 이상 권고되는 한도 내에서 투약할 수 있다.

3) Steroids

경구로 Prednisone(30mg/day for 7 days)의 투약이 권고되나, 고혈압이나 당뇨를 악화시킬 수 있는 관계로 Colchicine, NSAIDs를 투약할 수 없는 경우에 추천되는 약물이다.

또한 관절강 내로 스테로이드를 직접 주사(Intra-articular steroid injections)하는 방법 역시 상당한 효과를 가져올 수 있다.

4) IL-1(Interleukin-1) blockers

Colchicine, NSAIDs, Steroids를 사용할 수 없는 경우 IL-1 receptor 길항제인 Anakinra나 IL-1 beta에 항체로 작용하는 Canakinumab 등의 사용이 권고되고 있으나, 현재 국내 사용은 불가하다.

5) 얼음 팩

얼음을 비닐봉지에 싼 후 살짝 얹어 놓으면 그동안만큼은 잠시나마 고통에서 해방될 수는 있다. 그러나 혹시라도 아픈 발을 마사지하거나, 압박붕대 등으로 감싸는 경우에는 찔끔 눈물과 고통, 비명을 발산하게 된다는 점을 꼭 말씀드리고 싶다.

한편 이상의 급성 통풍 관절염 치료를 위한 EULAR(European League Against Rheumatism) 권고 사항을 정리하여 보면 다음과 같다.(그림 4)

그림 4

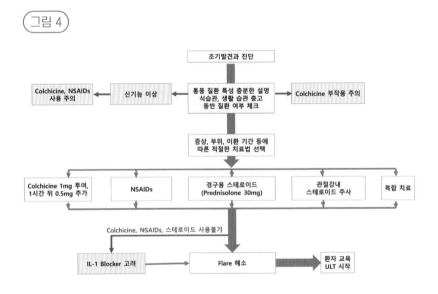

급성 통풍 관절염 치료를 위한 EULAR(European League Against Rheumatism) 권고 사항

Ⅲ │ 만성 통풍의 치료와 통풍 관절염의 예방
(Management of chronic gout & Prevention of flares)

MSU 결정의 재용해를 위해서는 혈중 요산 농도를 6mg/dL 이하로 유지하는 것이 가장 중요하며, 이를 위해서는 환자에 대한 교육, 식습관과 생활 습관의 변화, 꾸준한 약물 투여 등이 이루어져야 한다.

1. 환자에 대한 교육

급성 통풍 관절염이 해소된 후에는 별다른 증상을 전혀 느끼지 않는 관계로, 대개의 경우 환자들은 통풍 발작이 왔을 때만 약을 먹어서 가라앉히면 되는 것으로 생각하곤 한다. 그러나 고요산혈증이 계속되는 한 급성 통풍 관절염이 일어날 위험성은 항상 존재하며, Tophi에 쌓여 가는 MSU 결정은 늘어나기만 한다. 그러므로 환자들에게 통풍이란 질환은 고혈압과 마찬가지로 거의 평생(?)을 조절하고 관리하여야 하는 질환임을 인식시켜야 하며, 이를 위한 교육은 필수적인 과정이다.(말이 좋지요! 요즘 환자들이 보험회사 말을 듣지, 의사 말을 듣나요? 보험의 민족? 그렇다면 보험약관에 '교육'을 넣어야 하나?)

2. 식습관과 생활 습관의 변화

맥주를 비롯하여 모든 술의 금지, Sugar soda 금지, 육류와 해산물 금지 등이 흔히 권고되고 있다.(말이 쉽지요! 이렇게 음식을 가리다가는 성격도 까

탈스러워지고요, 거의 단식투쟁을 하는 지경이 됩니다.) 그러나 최근에는 퓨린이 많이 함유된 음식 섭취를 제한하는 것이 혈중 요산 농도 감소와 통풍 발작의 예방에 도움이 된다는 증거가 불충분하다는 보고도 있으며[7] 오히려 과도한 음식 제한보다는 알코올과 고과당 섭취를 줄이되 효과적이며 지속적인 ULT(Urate Lowering Therapy)를 시행할 것을 권고하고 있으며[14] 당연히 운동과 체중 감량 등이 권고되고 있다.(좋은 말씀이나 통풍 환자에게 운동을 시켜 보세요. 그날 저녁에 바로 통풍 관절염 일어납니다.)

그러나 앞서 언급한 바와 같이 이러한 식습관과 생활 습관 조절 자체만으로 혈중 요산 농도를 조절하기는 매우 어려운 것이 사실이므로, 혈중 요산 농도 조절 약물(Urate Lowering Drugs, ULDs)의 사용이 필수적이며, 조기 투약과 꾸준한 복용이 권고된다. 여기에 더불어 두 방법을 병행한다면 최대의 효과를 기대해 볼 수 있다.

3. 고요산혈증을 유발하는 약물(Hyperuricemic drugs)의 중단

대개의 고혈압 치료제가 이에 해당하는데, Thiazide의 경우는 0.65mg/dL, Loop diuretics 같은 경우는 0.96mg/dL 정도 요산 수치를 올리며, Beta-blockers, Non-losartan ARBs(Angiotensin Receptor Blockers, 안지오텐신 수용체 차단제), ACE inhibitors(Angiotensin Converting Enzyme inhibitors, 안지오텐신 전환 효소 억제제) 등도 요산 수치를 올리는 것으로 알려져 있다. 그러므로 고혈압 치료에 있어서는 Calcium channel blocker와 Losartan의 사용이 권고된다.

Losartan의 경우 ARBs(Angiotensin Receptor Blockers) 계열의 고혈압 치료제이나, 흥미롭게도 URAT1(Urate transporter1)을 억제하여 요산 배설 촉진(Uricosuric) 효과 역시 가지고 있는 관계로, 고혈압을 가진 통풍

인들이라면 2마리 토끼를 다 잡는 효과를 얻을 수 있다.(필자 역시 이번에 Losartan으로 바꿨답니다.)

4. 혈중 요산 농도 조절 약물(Urate Lowering Drugs, ULDs)

ULDs를 투여하기 시작하면 초기에 역설적으로 통풍 발작의 위험성과 빈도가 높아지게 되는데 이를 'ULD-induced gout flares'라 한다. 이는 쌓여 있던 MSU 결정체가 조금씩 녹아 깨지면서 그 일부가 관절강 내로 들어가 염증을 일으키기 때문인데, 예방적으로 첫 6개월 동안 저 농도의 Colchicine이나 NSAIDs를 같이 투약하는 것이 권고되기도 한다.[2017 BSR(British Society of Rheumatology), 2016 EULAR(European League Against Rheumatism) guidelines]

이후 꾸준한 ULDs 투약으로 모든 MSU 결정체의 용해가 이루어졌다 해도 혈중 요산 농도는 평생토록 항상 6mg/dL 이하를 유지하여야 하는데, 그렇지 못하다면 언제든지 재발의 가능성이 존재하게 된다.

흔하게 통풍 발작이 왔을 때만 일시적으로 그 증상만을, 그 고통만을 해소하려 하고, 그 뒤로는 너무 흔하게 원인이 되는 고요산혈증의 조절에는 무관심한 경우가 대다수이다. 갈 때와 올 때 화장실 마음이랄까? 그러나 통풍이란 질환은 고혈압이나 당뇨처럼 한번 발병하게 되면 평생을 조절하고 관찰하여야 하는 만성질환으로, 통풍을 앓는 모든 이는 이 부분을 가장 명심하여야 한다.

ULDs의 기본 원칙은 1) 24시간 소변 요산 수치가 800mg 이상일 경우 Allopurinol, Febuxostat 같은 Xanthine oxidase inhibitor를 사용하여 요산 생성을 낮추는 방법과 2) 24시간 소변 요산 수치가 800mg 이하일 경우 요산 배설 촉진제(Uricosurics)를 사용하여 요를 통한 요산 배설을 촉진시키는 방법, 크게 두 가지로 나뉘게 된다.

1) 24시간 소변 요산 수치가 800mg 이상일 경우

① Allopurinol

Allopurinol이란 이름은 '**Allo**(=Other)+**purine**+**ol**(=Alcohol)'의 의미로 명명되었다 하는데, 이름에서 보듯이 Allopurinol 역시 퓨린의 일종임을 알 수가 있다. Allopurinol은 Hypoxanthine과는 분자식은 같으나 구조식이 다른, 즉 구조 이성질체(Structural isomer)로, 체내에서 Active metabolite인 Oxypurinol로 바뀌게 되며, Xanthine oxidase inhibitor로 분류되지만 실제로 Xanthine oxidase를 직접적으로 억제한다기보다는 Xanthine oxidase에 경쟁적 억제자(Competitive inhibitor)로 작용하여, Xanthine의 대사물질인 Uric acid가 만들어지지 못하게 만드는 것이다.(또는 Hypoxanthine의 대사물질인 Xanthine이 만들어지지 못하는 것이다.) 첨언하여 보면 Oxypurinol이란 마치 유사 Xanthine이라 할 만한데(프락치? Proxy?) Xanthine oxidase는 Xanthine 대신 Oxypurinol을 분해하느라 지쳐 쓰러져서(Knock out?) 그 기능이 마비되는 바람에, 막상 실제 Xanthine은 Uric acid로 분해되지 못하게 만드는 기전이다. 다시 말하자면 혈중 요산 농도가 저하되는 효과를 얻게 되는 것이다. 꿩 대신 닭이요, 닭 잡아먹고 오리발인 경우라 할까?

그림 5

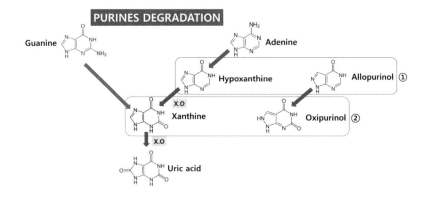

퓨린 분해 과정의 초간단 정리(쉬운 구별을 위하여 아미노기는 파란색으로, 산소는 노란색으로 표시하였다. X.O=Xanthine Oxidase)

그림 5를 살펴보면 ① Allopurinol은 Hypoxanthine의 구조 이성질체이며, ② 그 대사물질인 Oxypurinol 역시 Xanthine의 구조 이성질체인데, 구조식을 찬찬히 살펴보면 왼쪽 오각형 링의 질소(N)의 위치가 다르고, Oxipurinol에 있어 오른쪽 육각형 링의 이중결합이 다른 것을 알 수 있다. 보다시피 그 구조가 유사한 관계로 Xanthine oxidase에 Competitive inhibitor로 작용하게 되어 결론적으로 요산 생성을 막게 되는 기전이다.

자, 이렇게 하여 혈중 요산 농도는 저하되었다지만, 혈중 Xanthine 농도는 증가하게 되어(고Xanthine혈증? Hyperxanthinemia?) 당연하게 Xanthine이 쌓이게 되므로 이는 Xanthine의 결정인 Xanthine crystals을 만들 개연성이 충분히 있어 보인다. 즉 통풍의 '시즌 2'의 위험성이 있으리라 생각하는 것이 당연한데, 그러나 걱정하지 마시라! Xanthine은 고Xanthine혈증을 일으킨다 해도 용해도가 높아 결정을 만드는 일은 일어나지 않으며, 훨씬 더 부드럽게 그리고 시원하게 오줌으로 배설되어 버린다. Hypoxanthine도 마찬가지인데, 정말 시원한 쾌변이지 않은가?(으~미, 참말로 시원하지 않소? Xanthinuria) 😬

특히 Active metabolite인 Oxypurinol의 경우, HGPRT(Hypoxanthine Guanine PhosphoRibosyl Transferase)와 PRPP(PhosphoRibosyl PyroPhosphate) synthetase를 억제함으로써 IMP와 GMP 그리고 AMP의 재생성(Salvage pathway)을 막아 버리는 효과까지 가지고 있다. 즉, 요산의 생산분만 아니라 재활용, 즉 퇴로까지 막아 버린다는 건데, 이것이야말로 한 돌에 두 마리 새 효과라 할 만하다.

그림 6

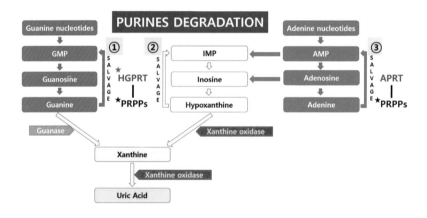

① Guanine salvage pathway ② Hypoxanthine salvage pathway ③ Adenine salvage pathway

GMP(Guanosine MonoPhosphate), IMP(Inosine MonoPhosphate), AMP(Adenosine MonoPhosphate)

HGPRT(Hypoxanthine Guanine PhosphoRibosyl Transferase, 빨간색 별표), PRPPs(PhosphoRibosyl PyroPhosphate synthetase, 검은색 별표), APRT(Adenine PhosphoRibosyl Transferase)

그림 6에서 살펴보면 Allopurinol의 대사물질인 Oxypurinol은 Xanthine oxidase에 Competitive inhibitor로 작용하여 요산을 낮추는 약리 효과를 가질 뿐만 아니라, Guanine으로부터 GMP를 다시 만드는 ① Guanine salvage pathway와 Hypoxanthine으로부터 IMP를 다시 만드는 ② Hypoxanthine salvage pathway에 작용하는 효소인 HGPRT와 PRPP synthetase를 억제함으로써, GMP와 IMP의 재생성을 막는 효과까지 가진다. 또한 Adenine으로부터 AMP를 다시 만드는 ③ Adenine salvage pathway에서도 PRPP synthetase를 억제하는 관계로 AMP의 재생성을 막는 효과를 가진다.

게다가 Oxypurinol은 긴 반감기를 갖는 덕분에, Allopurinol은 하루에 한 번 투약하는 것만으로도 충분한 효과를 나타내며, 대략적으로 300~400mg/day 투약 시 6mg/dL의 혈중 요산 농도를 달성하는 것으로 알려져 있다. 한편 최대 하루 투약량은 800mg/day(미국 식품의약국 FDA, Food and Drug Administration)로, 목표 혈중 요산 농도를 이룰 때까지 증량 투여하는 것도 가능하다.[15]

다만 면역억제제인 Azathioprine(Imuran), 항암제인 6-Mercaptopurine의 병용 투약은 금지돼 있다. 그 이유는 두 약물의 구조식을 살펴보면 알게 되는데, 두 약물 역시 퓨린 구조를 가지고 있는 관계로, Xanthine oxidase에 의해 분해되기 때문이다. 그러므로 만일 병용 투약한다면 이 또한 Competitive inhibition 원리에 따라 Azathioprine이나 6-Mercaptopurine의 농도가 너무 높게 유지되기 때문이다.(그림 7)

그림 7

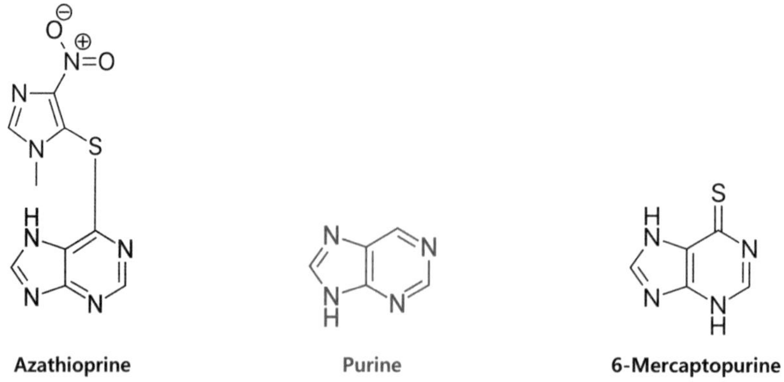

Azathioprine　　　　**Purine**　　　　**6-Mercaptopurine**

Azathioprine(왼쪽)과 6-Mercaptopurine(오른쪽)에서 퓨린(가운데, 붉은색) 구조를 찾아보도록 하자.

　자, 여기서 우리는 어떤 공통점을 발견할 수 있는데, 그것은 바로 이상의 물질들이 전부 다 퓨린 구조를 가지고 있다는 점이다. 즉, 퓨린이라는 마스터키를 가지고 있다면 나머지 구조식과는 상관없이 Xanthine oxidase라는 자물쇠는 작동을 한다는 것이다. 이렇듯 유사한 구조식을 이용하여 진짜와 바꿔치기를 하는 수법(?)은 많은 항생제, 항암제를 비롯한 다양한 약물 개발의 기본 원리인 것이다.(그림 8)

그림 8

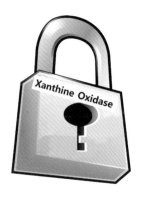

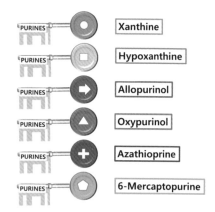

Xanthine, Hypoxanthine, Allopurinol, Oxypurinol, Azathioprine, 6-Mercaptopurine 등은 공통적으로 퓨린 구조를 가진 관계로 전부 다 Xanthine oxidase라는 효소를 작동시킬 수 있게 되며, 그 역으로 설명할 수도 있다. 역시 속궁합(宮合)이 좋으면 겉궁합은 아무런 문제가 되지 않는 것 같다.(부럽다. 天生緣分?) ☺

 한편 급성 백혈병 치료제인 6-Mercaptopurine의 작용 원리는 급속하게 증식하는 세포, 말하자면 암세포일수록 DNA를 만들기 위해 퓨린의 요구량이 엄청나게 증가하는 것에 착안한 것으로, 암세포로 하여금 유사 퓨린으로 엉터리 DNA를 만들게 하여 그 사멸을 유도하는 원리이다. Allopurinol의 개발도 원래는 이러한 원리에 의해, 자체의 항암 효과를 기대하거나(Allopurinol 역시 유사 퓨린이므로) 또는 6-Mercaptopurine의 분해를 억제하여 혈중 농도를 오래 유지시키기 때문에, 함께 병용 투약하여(Mercaptopurine-Allopurinol co-therapy) 6-Mercaptopurine의 항암 효과를 증가시킬 목적으로 개발되었다.(1956) 그러나 기대한 효과는 만족스럽지 못한 반면, 요산 생성을 감소시키는 효과가 뛰어난 관계로, 통풍

치료용 약물로 용도가 변경된 것이다.(1966)

그러나 수십 년 동안 사용되어 왔고, WHO 필수 의약품 목록에 등재되어 있을 정도로 상당히 안전한 약으로 평가받고 있음에도 불구하고, 드물지만 SJS(Steven Johnson Syndrome)나 TEN(Toxic Epidermal Necrolysis)과 같은 치명적인 부작용을 보이기도 하는데(AHS, Allopurinol Hypersensitivity Syndrome) 이는 HLA-B*58:01 allele 때문으로(최대 580배) 한국인을 포함한 동양인에서는 그 빈도가 상당히 올라간다. 통계적으로 보면 서양인의 경우 0.7%에 불과하나 한국인의 경우에는 12.2%에 달하는 관계로, Allopurinol 투약 전에 반드시 HLA-B*58:01 genotyping을 시행하는 것이 바람직하다.[16] [17]

(이에 대한 자세한 설명은 이번 장의 마지막에 따로 정리되어 있는 'HLA-B*58:01 allele'를 참조하기 바란다.)

이 외에도 Inflammatory bowel disease, Crohn's disease, 조울증 등에도 효과가 있으며, 협심증이나 심근경색(Myocardial infarction) 등의 심혈관 질환도 예방하는 것으로 알려져 있는데, 필자 역시 Allopurinol로 조절하고 있다.[18] [19] [20]

② Febuxostat

Febuxostat이란 이름은 Phe(nyl)+(iso)bu(tyl)+x(anthine)o(xidase)+stat(=enzyme inhibitor)의 의미로 명명되었다 하는데 그림 9-a에서 살펴보면 Phenyl기(파란색)와 Isobutyl기(녹색)를 관찰할 수 있다. 한편 Non-purine(비퓨린계) xanthine oxidase inhibitor로 분류되므로, Febuxostat의 구조식에서 b의 Purine 구조는 눈을 씻고 찾아보아도 찾을 수 없다.(계속 눈을 씻어 보자.)(그림 9)

그림 9

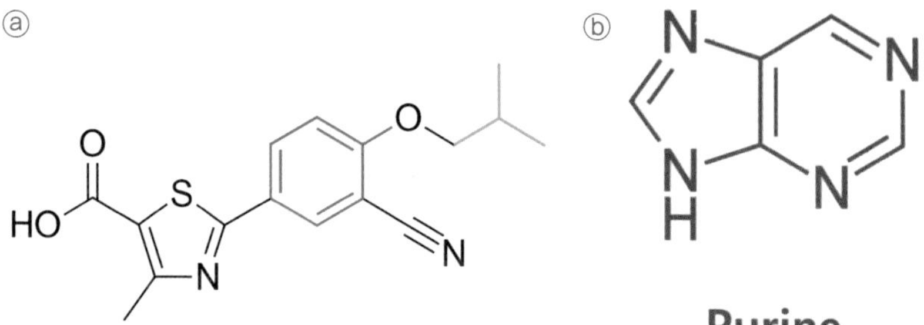

ⓐ Febuxostat의 구조식 ⓑ 퓨린(원형)의 구조식

  하루에 한 번 경구 투약하며, 하루 최대 용량은 80~120mg/day이다. Allopurinol에 비해 상당히 효과적이며, 주로 간에서 분해되므로 신장 기능의 이상이 있는 환자도 비교적 안전하게 사용할 수 있다. 그러나 이 또한 위에 설명한 원리에 따라 Azathioprine이나 6-Mercaptopurine과의 병용 투약은 금지되어 있다. Allopurinol에서 보이는 Steven Johnson Syndrome과 같은 치명적인 부작용은 거의 관찰되지 않으며, 과거에는 Allopurinol을 1차 선택 약, Febuxostat을 2차 선택 약으로 나누어 사용해 왔으나, 요즘에 이르러서는 Febuxostat을 1차로 선택하는 경우도 많아지고 있다.

  Febuxostat은 이전의 Allopurinol의 Competitive inhibition 방식과는 전혀 다른 작용 기전을 갖는데, 그렇다면 Allopurinol과 같은 유사 퓨린이 아닌(비퓨린계) Febuxostat은 어떻게 약리 효과를 나타내는 것일까?

  Febuxostat은, Xanthine oxidase의 핵심 부분으로, Cofactor로 작용하는 Molybdenum pterin center에 직접 Binding함으로써, Xanthine oxidase가 Hypoxanthine, Xanthine과 결합하는 것을 방해하는 기전으로, Xanthine oxidase 그 자체를 무용지물화하는 것이다.(그림 10)

그림 10

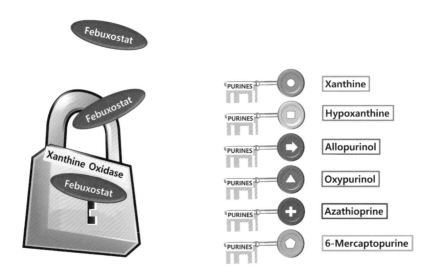

Xanthine oxidase의 Molybdenum pterin center를 자물쇠 구멍에 비교한다면, Febuxostat은 Molybdenum pterin center에 직접 결합해 버림으로써, 자물쇠 구멍을 막아 버리는 것과 같은 효과를 나타낸다. 즉, 이전 Allopurinol의 경쟁적 억제 방식이 아니라 아예 Xanthine oxidase를 못 쓰게 만들어 버리는 것과 같은 효과이다.

③ Urate oxidase(Recombinant uricase)

앞서 살짝 언급한 바가 있지만 Urate oxidase(Uricase)의 작용 원리를 살펴보면 상당히 흥미로운데, 사람을 포함하여 영장류들은 최종적으로 요산 형태로 퓨린을 배설하지만, 그 외의 포유동물은 Uricase를 생산하여, 요산보다 한 단계 더 분해된 Allantoin 형태로 퓨린을 배설하므로, 통풍이라는 질환에 걸리지 않는다. 사람에게도 원래는 DNA Code에 있었으나 현재는 돌연변이에 의해 그 유전자 발현이 되지 않고 있는데, 만일 외부에서 Uricase를 넣어 준다면 통풍의 원인 물질인 요산을 한 단계 더 분해하여 수용성이 좋은 Allantoin 형태로 배설되게 함으로써 통풍을 치료할 수 있게 된다.(그림 11)

그림 11

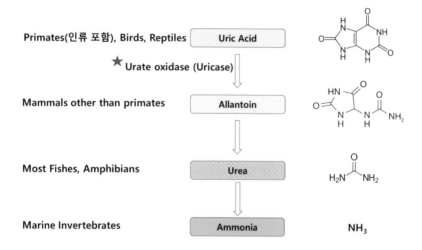

앞서 설명한 바 있는 4장에 있는 그림 18을 다시 한번 인용하여 보았다. 인류를 포함한 조류, 파충류에 있어서는 퓨린을 분해하여 Uric acid 상태로 배설하지만, 좀 더 하등한 동물에서는 Uric acid 를 더욱 분해하여, 알란토인(Allantoin)이나 요소, 암모니아 상태로 배설한다. 이때 만일 Urate oxidase(Uricase)를 외부에서 넣어 준다면 통풍의 원인 물질인 요산을 한 단계 더 분해하여 수용성이 좋은 Allantoin 형태로 배설되게 함으로써 통풍을 치료할 수 있게 된다.

이러한 Uricase의 예를 들어 보면, Rasburicase는 항암 치료 시 나타나는 Tumor lysis syndrome 등에, Pegloticase는 경구 ULDs에 반응하지 않는 심한 통풍 등에 사용하는 정맥주사용 Uricase이다. 그러나 항체가 생성되면서 그 투여 효과가 떨어지는 등 여러 부작용이 보고되고 있는데, 국내에서는 시판되고 있지도 않다.

그렇다면 사람을 비롯한 영장류들은 진화 과정에서 이렇듯 Uricase를 만드는 유전자를 왜(?) 일부러(?) 못 쓰게(?) 만들었을까? 이에 대해서는 매우 신빙성 있는 가설이 제시되어 왔는데, 요산은 Oxygen free radical을 제거하는 강력한 항산화제(Antioxidant)인 관계로, 영장류에서만 요산의 형태로 배설하는 이유는 암을 비롯한 여러 Oxidative damage에 효과적으로 대처하여 수명을 연장하기 위한 것이라는 주장이다.**21** 여러 하등 동물에 비해 인류를 비롯한 영장류들의 상대적으로 긴 수명을 고려하여 볼 때 고개가 끄떡여지기도 하는데, 만일 여기에 철(Fe)없는 필자의 가설을 하나 덧붙여 보면 다음과 같다.

'그렇다면 고요산혈증을 가지는 통풍인들은 동맥경화와 암 등 각종 질병과 노화로부터 보호를 받으므로, 발가락은 좀 아파도 천수(天壽)에 만수무강(萬壽無疆)을 누리게 되는 것일까?'

(역시 진화한 보람이 있는 것 같아 그냥 한번 씽긋 웃어 본다.^^) 😆

2) 24시간 소변 요산 수치가 800mg 이하일 경우

요산 배설 촉진제(Uricosurics)란 오줌으로 요산 배설을 촉진함으로써 혈중 요산 농도를 낮추어 통풍을 치료하는 약물로 24시간 소변 요산 수치가 800mg 이하일 경우 고려하게 되지만, 반대로 오줌(혈액이 아니다.)의 요산 농도가 높아지는 고요산요증(高尿酸尿症, Hyper uric acid uria?)을 유발하므로, 요산 결석(Uric acid stone)의 위험성은 증가하게 된다. 그러므로 요산 결석의 기왕력이 있는 경우 사용되어서는 안 되며, 많은 양의 수분 섭취와 더불어 요의 pH를 6 이상으로 유지하여야 한다.

Lesinurad를 제외하곤, Uricosurics 단독 혹은 Xanthine oxidase inhibitors와 병용 투약할 수 있는데, 이 중

① Probenecid는 가장 최초로 사용되어 왔고 가장 많이 사용되는 약물로, 초기 투약은 하루에 250mg씩 2번이며, 하루에 1g씩 2번까지 증가할 수 있다. Probenecid의 작용 특징은 신장에서 자기가 먼저 배설되려고 다른 약물과 경쟁하는 바람에(Competitive inhibition) 오히려 다른 약물의 혈중 농도가 높게 유지되는 효과를 가져오는 것인데, 원래 2차 세계대전 중 부족한 페니실린 공급을, Probenecid를 이용하여 이렇게 페니실린의 배설을 방해함으로써, 페니실린의 혈중 농도를 오래 유지할 목적으로 개발되었다.(그림 12)

그림 12

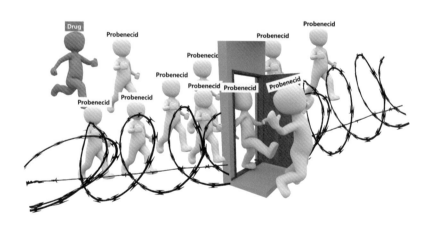

신장에서 다른 약보다 먼저 배설되려고 경쟁하는 Probenecid의 특성을 나타낸 그림

그러나 통풍 치료에 있어서의 Probenecid의 역할은 페니실린과는 달리 배설이 아니라 재흡수를 경쟁적으로 방해하는 것인데, 신장의 근위 세뇨관에서 Organic Anion Transporter(OAT)를 통하여 재흡수되는 Uric acid를 경쟁적으로 방해하여, 자신이 재흡수되면서 Uric acid는 배설되게 만드는 원리인 것이다.

더하여 재미있는 점은 국제 올림픽 기구에서 정한 금지 약물 중 하나라는 것인데, 앞서 설명한 원리에 의해 소변 검사에서 도핑 약물을 감추는 용도로 사용될 수 있기 때문이다.

Probenecid란 이름은 (di)Pro(pyl)+ben(zoic a)cid에서 유래되었는데, 이를 구조식과 함께 나타내어 보면 다음과 같다.(그림 13)

그림 13

Probenecid
= (di)Pro(pyl) + ben(zoic a)cid

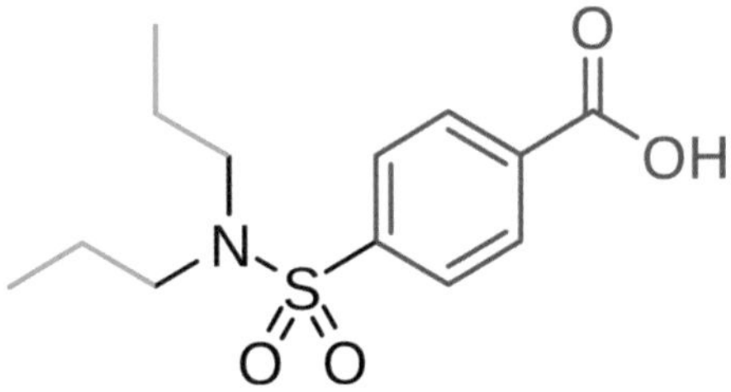

Probenecid의 어원과 구조식. 2개의 프로필기를 의미하는 (di)Pro(pyl)은 녹색으로, 벤조산을 의미하는 ben(zoic a)cid는 빨간색으로 표시하였다. '벤조산'이란 벤젠 링에 카르복실기가 붙은 것으로 '안식향산(安息香酸)'으로도 불리는데, 이는 러시아 정교회 등에서 사용하는 향(香)의 주성분이기 때문이다. 왠지 안식(安息)되지 않는가?

② Sulfinpyrazone은 몇 가지 부작용으로 잘 사용되지 않지만 하루에 2번, 200~400mg/day로 투약할 수 있다. Sulfinpyrazone 역시 신

장의 근위 세뇨관에서 Uric acid의 재흡수를 경쟁적으로 방해함으로써 그 배설을 촉진하게 된다.(그림 14-a)

③ Benzbromarone 역시 간 독성 등이 보고되고 있으나, 하루에 한 번 100~200mg/day로 투약할 수 있다. 아마도 현재 국내에서 유통되는 유일한 요산 배설 촉진제로 알고 있다.(그림 14-b)

④ Lesinurad는 선택적 URAT1 억제제로, 200mg/day로 투약하는데, URAT1을 억제함으로써 혈중 요산 농도를 조절하는 기전을 갖는다. 그러므로 통상적인 Xanthine oxidase inhibitors만으로 고요산혈증을 조절할 수 없을 때 부가적으로 사용할 수 있으나, 최근 들어 판매가 중단된 것으로 알려져 있다.(그림 14-c)

그림 14

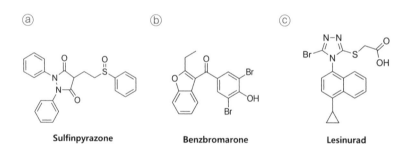

ⓐ Sulfinpyrazone ⓑ Benzbromarone ⓒ Lesinurad의 참으로 복잡한 구조식(쳐다보고 있을수록 정신이 아득해짐을 느낄 수 있는데, 이 또한 이들의 약물 효과 같기도 하다.) 😛

Ⅳ | 고요산혈증의 단계별 약물 치료와 EULAR, ACR 권고 사항

 한편 통풍 환자의 경우 순환기계 질환이나 대사 질환 등을 동반하는 경우가 많은데, 언급한 바와 같이 고혈압 환자의 경우에는 Losartan이나 Calcium channel blocker가, 지질대사 이상의 경우에는 Statins, Fenofibrate 등의 약물이 권고되며, 당연히 당뇨도 조절되어야 하는데, 고요산혈증의 단계별 약물 치료를 정리하여 보면 다음과 같다.(그림 15)

그림 15

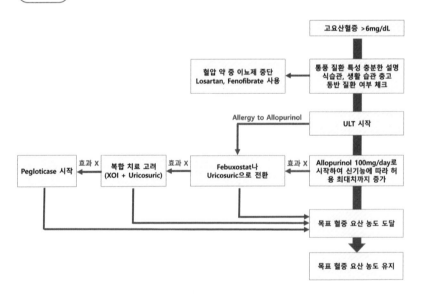

고요산혈증의 각 단계별 약물 치료 정리

 더불어 통풍 치료를 위한 EULAR(European League Against Rheumatism),

ACR(American College of Rheumatology) 권고 사항을 정리하여 보았다.(표 2)

표 2

		EULAR	ACR
Gout flares 치료	1차 선택	Colchicine, NSAIDs, Corticosteroids	Colchicine, NSAIDs, Corticosteroids
	2차 선택	IL-1 inhibitor	IL-1 inhibitor
ULT 적용중		재발하는 flares, tophi, urate arthropathy, 신 결석	빈번한 flares(년 2회 이상), 1개 이상의 tophi, 방사선학적 통풍 소견 시
ULT 시작		40세 미만, SUA 8mg/dL 이상, 동반 질환이 있을 때(신장, 심장, 고혈압 등)	SUA 9mg/dL 이상, 중등도 신장질환, 신 결석 등이 있을 때
Flare중에도 ULT 시작		권고 없음	필요시
목표 SUA 농도		6mg/dL 이하, 심한 통풍의 경우 5mg/dL 이하	6mg/dL 이하
1차 치료제		Allopurinol	Allopurinol
2차 치료제		Febuxostat	Febuxostat
요산 배설 촉진제		XOI에 반응 없을 때	필요시

EULAR(European League Against Rheumatism)
ACR(American College of Rheumatology)

통풍 치료를 위한 EULAR(European League Against Rheumatism),
ACR(American College of Rheumatology) 권고 사항

이상의 권고 사항과 더불어 필자의 당부 사항 몇 가지를 적어 본다.

1. 통풍이란 질환을 가볍게 여기지 말라!

2. 발이 아플 때(Acute Gouty Arthritis, Flare), 그때만 약을 먹어 가라 앉히는 일시적인 질환이 아니라는 것을 명심하라!

3. 조기 ULT를 시작하라! 그리고 최소 6개월 이상 꾸준히 복용하여

혈중 요산 농도를 6.0mg/dL 이하로 유지하라!

4. 그리고 백해무익한 것들을 멀리하라!

한편 매일같이 Allopurinol 100mg으로 꾸준히 ULT를 했음에도 불구하고, 작년에만 두 차례의 급성 통풍 관절염이 발생했던 관계로, 다시 체크해 본 필자의 혈중 요산 농도 결과지를 첨부하여 본다.(그림 16)

그림 16

검사항목	검사결과	판정	참고치
Creatinine	1.11		M: 0.70 - 1.30 mg/dl
Uric acid	7.0		M: 3.4 - 7.0 mg/dL
Bilirubin, total	0.7		≤ 1.3 mg/dL
AST (GOT)	37		< 40 U/L
ALT (GPT)	37		< 40 U/L
GGT (γ-GTP)	66		M: 10 - 71 U/L
ALP	53		Adult: 40 - 160 U/L

필자의 혈중 요산 농도 결과지. Allopurinol 100mg을 매일같이 투약했음에도 불구하고 혈중 요산 농도가 7.0mg/dL에 이르고 있다.

역시 방심은 금물! 이후로는 매일 Allopurinol 200mg을 투약하여 권장 혈중 요산 농도인 6.0mg/dL 이하를 유지하여 오고 있다.(자나 깨나 요산 조심!)

약어 색인

- ACE inhibitors: Angiotensin Converting Enzyme inhibitors
- ACR: American College of Rheumatology
- AHS: Allopurinol Hypersensitivity Syndrome
- AMP: Adenosine MonoPhosphate
- APRT: Adenine PhosphoRibosyl Transferase
- ARBs: Angiotensin Receptor Blockers
- ATP: Adenosine TriPhosphate
- BSR: British Society of Rheumatology
- CT: Computed Tomography
- DECT: Dual Energy Computed Tomography
- DNA: DeoxyriboNucleic Acid
- EULAR: EUropean League Against Rheumatism
- FDA: Food and Drug Administration
- GMP: Guanosine MonoPhosphate
- HGPRT: Hypoxanthine Guanine PhosphoRibosyl Transferase
- IL: InterLeukin
- IMP: Inosine MonoPhosphate
- MRI: Magnetic Resonance Imaging
- MSU: MonoSodium Urate
- NSAIDs: NonSteroidal AntiInflammatory Drugs
- OAT: Organic Anion Transporter
- PET: Positron Emission Tomography
- PMN: PolyMorphoNuclear leukocytes
- PRPP: PhosphoRibosyl PyroPhosphate
- SJS: Steven Johnson Syndrome
- TEN: Toxic Epidermal Necrolysis
- TNF: Tumor Necrosis Factor
- ULDs: Urate Lowering Drugs
- ULT: Urate Lowering Therapy
- URAT1: URAte Transporter 1
- US: UltraSound

참고 문헌

[1] Ragab, G., M. Elshahaly, and T. Bardin, Gout: An old disease in new perspective – A review. J Adv Res, 2017. 8(5): p. 495–511.

[2] Dalbeth, N., T.R. Merriman, and L.K. Stamp, Gout. The Lancet, 2016. 388(10055): p. 2039–2052.

[3] McCarty, D.J. and J.L. Hollander, Identification of urate crystals in gouty synovial fluid. Ann Intern Med, 1961. 54: p. 452–60.

[4] Mandal, A.K. and D.B. Mount, The molecular physiology of uric acid homeostasis. Annu Rev Physiol, 2015. 77: p. 323–45.

[5] Torres, R.J. and J.G. Puig, Hypoxanthine-guanine phoso-phoribosyltransferase (HPRT) deficiency: Lesch-Nyhan syndrome. Orphanet J Rare Dis, 2007. 2: p. 48.

[6] Dessein, P.H., et al., Beneficial effects of weight loss associated with moderate calorie/carbohydrate restriction, and increased proportional intake of protein and unsaturated fat on serum urate and lipoprotein levels in gout: a pilot study. Ann Rheum Dis, 2000. 59(7): p. 539–43.

[7] Lorenzo, J.P.P., et al., 2021 Asia-Pacific League of Associations for Rheumatology clinical practice guideline for treatment of gout. Int J Rheum Dis, 2022. 25(1): p. 7–20.

[8] Towiwat, P. and Z.G. Li, The association of vitamin C, alcohol, coffee, tea, milk and yogurt with uric acid and gout. Int J Rheum Dis, 2015. 18(5): p. 495–501.

[9] Tan, P.K., T.M. Ostertag, and J.N. Miner, Mechanism of high affinity inhibition of the human urate transporter URAT1. Sci Rep, 2016. 6: p. 34995.

[10] Grassi, W. and R. De Angelis, Clinical features of gout. Reumatismo, 2012. 63(4): p. 238–45.

[11] Underwood, M., Diagnosis and management of gout. Bmj, 2006. 332(7553): p. 1315–9.

[12] Khanna, D., et al., 2012 American College of Rheumatology guidelines for management of gout. Part 1: systematic nonpharmacologic and pharmacologic therapeutic approaches to hyperuricemia. Arthritis Care Res (Hoboken), 2012. 64(10): p. 1431–46.

[13] Richette, P., et al., 2016 updated EULAR evidence-based

recommendations for the management of gout. Ann Rheum Dis, 2017. 76(1): p. 29-42.

14 Danve, A., S.T. Sehra, and T. Neogi, Role of diet in hyperuricemia and gout. Best practice& research. Clinical rheumatology, 2021. 35(4): p. 101723.

15 Stamp, L.K., et al., A randomised controlled trial of the efficacy and safety of allopurinol dose escalation to achieve target serum urate in people with gout. Ann Rheum Dis, 2017. 76(9): p. 1522-1528.

16 Hung, S.I., et al., HLA-B*5801 allele as a genetic marker for severe cutaneous adverse reactions caused by allopurinol. Proc Natl Acad Sci U S A, 2005. 102(11): p. 4134-9.

17 Hershfield, M.S., et al., Clinical Pharmacogenetics Implementation Consortium guidelines for human leukocyte antigen-B genotype and allopurinol dosing. Clin Pharmacol Ther, 2013. 93(2): p. 153-8.

18 Ansari, A., et al., Low-dose azathioprine or mercaptopurine in combination with allopurinol can bypass many adverse drug reactions in patients with inflammatory bowel disease. Aliment Pharmacol Ther, 2010. 31(6): p. 640-7.

19 Bartoli, F., et al., Repurposed drugs as adjunctive treatments for mania and bipolar depression: A meta-review and critical appraisal of meta-analyses of randomized placebo-controlled trials. Journal of Psychiatric Research, 2021. 143: p. 230-238.

20 Arbel, Y., et al., Old Drugs for New Indications in Cardiovascular Medicine. Cardiovasc Drugs Ther, 2018. 32(2): p. 223-232.

21 Ames, B.N., et al., Uric acid provides an antioxidant defense in humans against oxidant- and radical-caused aging and cancer: a hypothesis. Proc Natl Acad Sci U S A, 1981. 78(11): p. 6858-62.

1. Colchicine에 관하여

1) Colchicine의 어원

주변 분들에게 Colchicine을 소리 내어 읽어 보라 하면 대개 '콜히친', '콜히찐', '콜키친', '콜키신', '콜카이신', '콜치신'… 등등 사람마다 각기 다른 소리로 읽는 경우가 다반사이다. Colchicine이란 단어 하나를 어떻게 이렇게 다양하게 읽을 수 있을까? 그러다 보면 무슨 콜라 이름 같기도 하고, 또 어떻게 보면 러시아어 같거나 일본식 발음의 변형 같기도 한데, 정확한 원어 발음과 그 어원은 도대체 어떻게 된 것일까?(그림 16)

그림 16

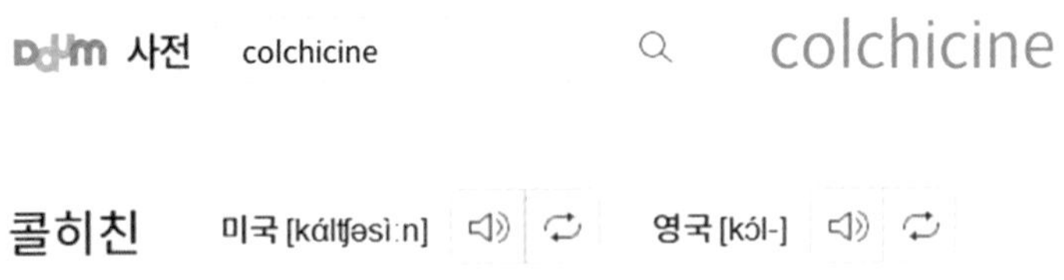

콜히친   미국 [kálʧəsìːn]   ◁》 ⟳   영국 [kɔ́l-]   ◁》 ⟳

사전에서 찾아본 Colchicine

이렇게 사전을 찾아보면, 미국식 발음으로는 '칼춰신', 영국식 발음으로는 '컬춰신'에 가까운데, 우리는 어쩌다가 콜히친… 등 이렇게 이상한

발음을 하게 된 것일까?(왜 이러고 살까?) 혹시나 일본식 발음의 변형일까 싶어 일본어를 찾아보았지만 'コルヒチン(코루비찐)', 'コルキシン(코루키신)', 'コルセチン(코루세찐)' 등으로 표기하고 있어, 정황상 의심은 가나 그 확정적인 증거는 찾기 힘들었다. 사실 베드로와 피터(Peter), 바오로와 폴(Paul), 요한과 존(John)처럼, 역으로 그 유래를 찾아가는 것이 쉽지만은 않은 일이다.

한편, 이와 유사한 기억이 있어 잠시 필자의 한 일화를 소개해 보고자 한다. 40여 년 전 어떤 후배 왈 "선배님, 우리 몸 창자에도 '깨꿈'이 있는 데 우리 머리에도 '깨꿈'이라는 구멍이 있던데요!"라는 말에, 갑자기 내 몸의 창자와 머리가 뒤집히는 듯한 충격을 받았던 기억이 있다. 그때 그 후배의 말을 다시 해석해 보면 "선배님, 우리 몸 창자에도 '맹장(Cecum)'이 있는데 우리 머리에도 '맹공(Foramen Cecum)'이라는 구멍이 있던데요!"라는 말이었다. 원래 발음인 '씨컴[síːkəm]'이, 한국식 발음 '깨꿈'으로 화려한 변신을 했던 것이다. Colchicine을 이렇게 다양하게 발음하는 것, 역시 이런 예의 하나가 아닐까?

자, 이렇게 하여 한국식 발음인 '콜히친'의 유래는 미궁에 묻혀 버렸다. 그렇지만 그 반대급부로 영어에 있어서의 Colchicine이라는 단어의 유래는 꼭 알고 싶어지는데, 왜냐하면 그 철자와 발음이 범상치 않은 것이 사실이고, 들여다볼 때마다 점점 괴이(怪異, Bizarre)한 느낌을 지울 수 없기 때문이다. 그렇지 아니한가?

정답부터 말해 보면 Colchicine이란 'Colchicum+-ine'의 형태로, 뒤의 -ine은 Amine, Aniline, Caffeine에서처럼 Alkaline(염기성)이나 Alkaloid 화학 물질에 붙이는 접미사이다. 그렇다면 왠지 느낌상 뭔가 조금 쓴맛이 날 것도 같은데, 이 어원에 따라 Colchicine을 직역하여 보면, 'Colchicum 에서 발견된 쓴맛이 나는 염기성 화학 물질'이라는 뜻이 된다.(그림 17)

그림 17

Etymology colchicine = colchicum + -ine

Colchicine의 어원

 자, 그렇다면 다음으로는 Colchicum이란 무엇인가를 알아볼 차례다. Colchicum을 한국 발음으로 읽다 보면 또다시 '콜키쿰', '콜치쿰', '콜히쿰'…의 논란이 재현되게 되는데, 미국식 발음으로는 '칼춰컴', 영국식 발음으로는 '컬춰컴'에 가깝다.(그림 18)

그림 18

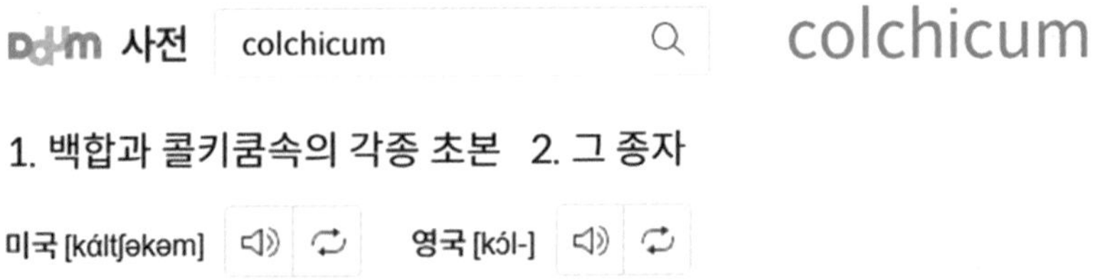

DɑΗm 사전   colchicum   🔍   colchicum

1. 백합과 콜키쿰속의 각종 초본 2. 그 종자

미국 [káltʃəkəm] 🔊 ↻   영국 [kɔ́ɪ-] 🔊 ↻

사전에서 찾아본 Colchicum

 Colchicum이란 백합목(百合目, Order Liliales), 콜키쿰과(콜키쿰科, Family Colchicaceae), 콜키쿰속(콜키쿰屬, Genus Colchicum)의 식물을 지칭하는 것으로, 불행히도 우리말로는 적당한 단어가 없지만 백합목에 속하므로 일단은 외국의 토종 백합으로 이해해 보도록 하자.(위 그림 18에서 보면 사전에서조차도 백합과라고 잘못 설명하고 있다.ㅠㅠ 백합목, 콜키쿰과가 맞는 설명이다.)

그런 후 다시 Colchicine의 의미를 곱씹어 본다면 '외국 백합에서 발견된 쓴맛이 나는 염기성 화학 물질'로 추정해 볼 수 있겠다. 그러나 아직도 풀리지 않는 의문은 단어의 앞부분, 즉 'Colchi~'의 의미인데, '콜키?', '콜치?', '칼치?', '컬춰?', '꼴찌?'… 흠, 과연 'Colchi~'란 무슨 뜻일까?

'Colchi~'란 Colchis에서 유래된 것으로, Colchis란 고대 그리스 시대에 Kolkhida 지역에 존재했던 흑해에 면한 고대 국가인데, Caucasus 지방의 서부, 즉 현재의 Georgia(조지아, 러시아명: 그루지야)에 해당하는 지역이다.(그림 19)

그림 19

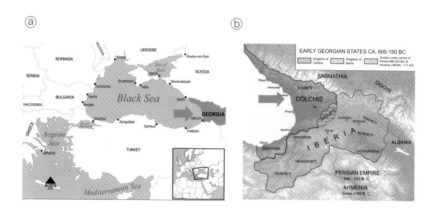

ⓐ 오늘날의 Georgia에 해당하는 지역(녹색 부분과 녹색 화살표)
ⓑ 과거 이 지역은 Colchis라 불렸다.(녹색 부분과 녹색 화살표)

자, 이렇게 하여 드디어 Colchicine의 어원과 관련된 모든 수수께끼를 풀 수 있게 되었다. Colchicine이란 '지금의 조지아 지역의 백합목 식물에서 발견되고 추출된, 쓴맛이 나는 염기성 화학 물질, 즉 알칼로이드'를

뜻하는 것이었다.(아! 이 뿌듯함!) 👀

2) Colchicine을 만들어 내는 Colchicum autumnale (Autumn crocus)와 Gloriosa superba(Glory lily)

Colchicine은 대개 백합목(Order Liliales)에 속하는 Colchicum autumnale(Autumn crocus)와 Gloriosa superba(Glory lily)에서 추출하는데, 백합목의 꽃들이 그러하듯이 참으로 예쁜 자태를 지니고 있어, 감히 인제는 돌아와 거울 앞에 선 내 누이 같은 꽃이라 해도 아깝지 않을 듯싶다.(그러나 이미 알아보려 하지 않는 듯한 태도를 취할 때, 이는 더없이 나를 슬프게 한다.)(그림 20)

그림 20

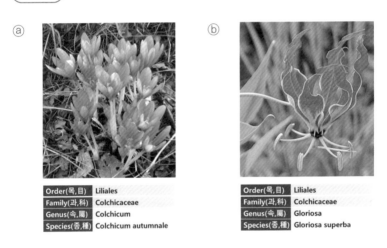

Order(목,目)	Liliales
Family(과,科)	Colchicaceae
Genus(속,屬)	Colchicum
Species(종,種)	Colchicum autumnale

Order(목,目)	Liliales
Family(과,科)	Colchicaceae
Genus(속,屬)	Gloriosa
Species(종,種)	Gloriosa superba

ⓐ Colchicum autumnale ⓑ Gloriosa superba

먼저 Colchicum autumnale에 대하여 살펴보도록 하면, Colchicum Genus(속, 屬)의 식물들은 구근 뿌리를 가지는 다년생 개화 식물로, 160species(종, 種)가 존재하며, 이 모든 종에서 다 독성?, 즉 Colchicine이 발견된다. Colchicum속의 식물들은 흔하게 Autumn crocus, Meadow saffron, Naked boy or lady 등으로 불리는데, Autumn crocus란 가을에 꽃을 피우는 Crocus를 닮은 식물이란 뜻을, Meadow saffron이란 야생 초원에서 발견되는 Saffron을 닮은 꽃이란 의미를, Naked boy or lady란 잎이 올라오기도 전에 일찍 꽃이 피는 Colchicum속 식물들의 특징을 의미하는 것이다.

한편 Colchicum속의 식물들은 그 꽃과 모양이 Crocus와 너무 흡사한 관계로, Colchicum autumnale를 Autumn crocus, Meadow saffron이라고 부르는 예에서 보듯이, 흔하게 그 이름들을 Crocus와 혼용, 혼동하여 사용하고 있는데, Crocus란 비짜루목(Order Asparagales) 붓꽃과(Family Iridaceae)에 속하는 200여 종의 엄연히 다른 식물이다. 이 중에서도 향신료와 염료로 유명한 Saffron을 생산하는 Crocus sativus(흔히 Saffron crocus)가 가장 잘 알려져 있다.(그림 21)

그림 21

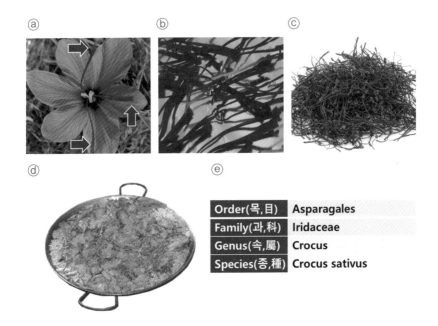

ⓐ Saffron을 생산하는 Crocus sativus의 꽃. 붉은색을 띤 3개의 암술(붉은 화살표)을 ⓑ 채취하여 ⓒ 건조한 뒤 ⓓ 향신료로 사용하게 된다. Saffron을 넣은 음식 중 가장 유명하다는 스페인 발렌시아의 빠에야 요리. Saffron으로 인해 노란색을 띠게 된다. Saffron은 세계에서 가장 비싼 향신료 중 하나로, Saffron 1g을 생산하기 위해서는 약 500개의 암술, 대략 170송이의 꽃이 필요하다고 한다. ⓔ Crocus sativus는 비짜루목(Order Asparagales) 붓꽃과(Family Iridaceae)의 식물로 Colchicum속의 식물들과는 전혀 다른 종이다.

흥미로운 점은 Crocus sativus는 3배체(Triploid) 형태의 씨앗만을 만들어 내므로, 즉 생식력이 있는 씨앗을 만들지 못하는 관계로, 야생에서 자연적으로는 생존할 수 없고, 오직 인간의 손에 의해 뿌리 나누기 방법 등으로만 번식이 가능하다. 이런 이유로 야생(Wild)에 반대되는 뜻의, 재배

(Cultivation)나 길들여진 것(Domestication)을 의미하는 'Sativus'라는 용어가 그 이름에 사용된 것이다.

이상을 정리하여 보면, 백합목(Order Liliales) 콜키쿰과(Family Colchicaceae)에 속하는 Colchicum autumnale는, 비짜루목(Order Asparagales) 붓꽃과(Family Iridaceae)에 속하는 Crocus와는 분명히 다른 식물이다. 그러므로 Colchicum속의 식물들을 'Meadow saffron' 등으로 부르는 것도 사실은 잘못된 일이며 Colchicum속의 식물들에서 Saffron이 얻어지지도 않는다. Colchicum속의 식물들에서는 Colchicine이 추출되는 것이다.

자, 그렇다면 이제는 우리의 관심사인 Colchicum autumnale로 다시 돌아와 이에 대하여 좀 더 살펴보도록 하겠다. Colchicum autumnale는 같은 Colchicum속의 식물들 중에서도 가장 치명적인 양의 Colchicine을 만들어 내는데, 여름철에는 그 양이 증가하여, 꽃에서는 0.1%, 뿌리와 씨앗에는 0.8%의 Colchicine이 발견되기도 한다.

천연물로서 Colchicum autumnale의 의학적 이용은 이미 기원전 1,500년 전부터 부종과 류머티즘 치료에 사용된 것으로 이집트 의학 서적에 기록되어 있으며, 고대 그리스에서도 통풍 치료에 사용되어 왔다고 하나, 심한 위장 장애와 독성의 부작용을 가지고 있었다. 재미있는 일화로 미국 건국의 아버지로 불리는 Benjamin Franklin도 역시 심한 통풍을 앓고 있었는데, 프랑스 대사 재임 시절(1778~1785) Colchicum autumnale의 효과를 경험하고 나서, 이를 맨 처음으로 미 대륙에 가져간 분이라고 전해지고 있다.(그림 22)

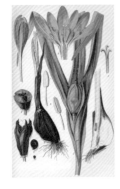 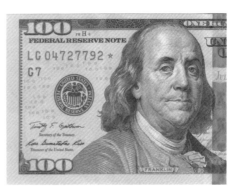

ⓐ Colchicum autumnale의 꽃, 잎, 뿌리
ⓑ 미 100달러 지폐에 인쇄되어 있는 Benjamin Franklin

　Colchicine 성분은 1820년 P. S. Pelletier와 J. B. Caventou에 의해, 그 유효 성분은 1833년 P. L. Geiger에 밝혀지면서 Colchicine이란 이름으로 명명되었으며, 그 복잡한 화학 구조는 1945년이 되어서야 Michael Dewar에 의해 규명되었다. 그러나 놀랍게도 2009년이 되어서야 통풍 치료제로 FDA 승인을 받았는데, 이는 수천 년 동안 통풍 치료제로 사용되어 왔던 Colchicine이 FDA 승인을 안 받았으리라곤 아무도 생각하지 않았기 때문이라 한다.(깬다!) ◉◉

　한편 Colchicum autumnale 외에 Colchicine을 만들어 내는 Gloriosa속의 식물은, 12종이 알려져 있는데, 그 모든 종에, 그리고 그 식물의 모든 부위에 Colchicine이 있는 관계로 매우 독성이 강하며 잎이나 줄기에 스치기만 해도 피부에 문제를 일으키게 된다. 특히나 뿌리와 씨앗에 Colchicine의 농도가 높아, Gloriosa superba의 경우 자살 용도로 쓰이기도 했다고 한다.

3) Colchicine의 구조와 작용 기전

(1) Colchicine의 구조

자, 이제는 Colchicine의 화학 구조를 살펴보도록 하자.(그림 23) 그 복잡함에 보면 볼수록 정신이 혼미해지는 것은 필자도 마찬가지이지만, 그래도 조금이라도 정을 붙여 볼 요량으로 다시 살펴보고 또 보게 되면, Benzene ring 1개에 7각형 Ring 2개가 존재함을 알 수 있는데, 도형으로서 7각형도 드물지만, 화학 구조에 7각형 Ring을 가진 경우는 극히 드물지 않던가? 역시 이름부터가 조금 기괴하더니, 그 구조까지 기괴하기가 짝이 없는데, 이런 기괴한 구조의 화합물을 Colchicum속과 Gloriosa속의 식물들은 도대체 어떻게 만드는 것일까? 정말 경외스럽기까지 한데, 사실 이런 복잡한 구조의 Colchicine도 그 시작은 Phenylalanine과 Tyrosine, 즉 아미노산으로부터 만들어졌다 한다. 포도당을 β 결합으로 꼬아 Cellulose를 만들었듯이, Colchicine 역시 먹는 것, 즉 아미노산을 이용하여 만들어 낸 창조주의 걸작들 중의 하나인 것이다.(신의 한 수! 그분에게 영광을!)

그림 23

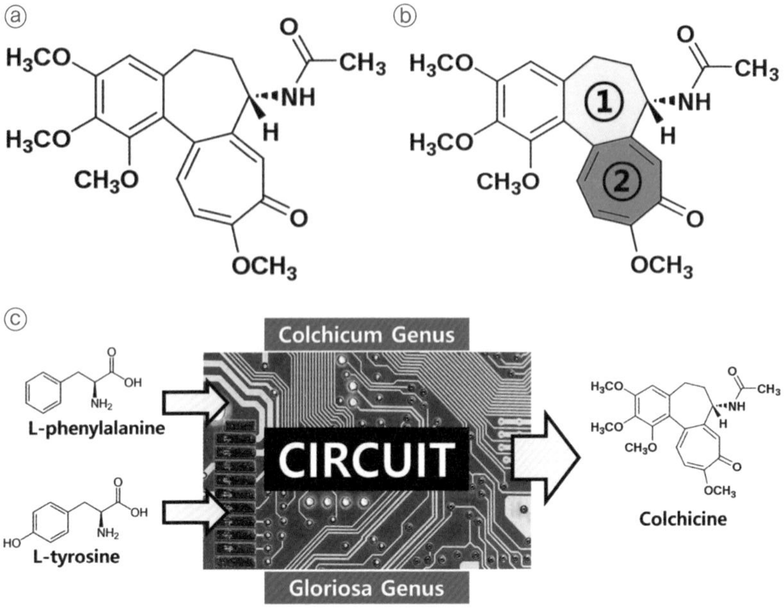

@ Colchicine의 화학 구조. 참으로 복잡하게도 생겨 먹었다.

ⓑ Colchicine의 Ring 구조는 참으로 독특한데, 왼쪽의 Benzene ring에 더하여 오른쪽의 ①, ② Ring은 7각형으로 되어 있다. 특히 ②번 Ring, 즉 7각형 Ring에 이중결합이 존재하는 경우를 'Tropolone ring'이라 하는데, 바로 이 부분이 Colchicine과 Tubulin 결합에 필수적으로 작용하게 된다.

ⓒ Phenylalanine과 Tyrosine, 즉 아미노산이 Colchicum속과 Gloriosa속 식물 내부의 복잡한 합성 과정(Circuit?)을 거친 뒤 Colchicine으로 만들어지게 된다.(하아~따, 참말로 멋지지 않소?) 😊

(2) Colchicine의 약리 작용 기전

한편 통풍 치료에 있어서 Colchicine의 주된 작용 기전은, Tubulin의 생성을 억제하는 것인데 이를 통해, 세포의 Cytoskeleton을 구성하면서 세포 분열에 중요한 역할을 하는 Microtubule의 생성을 방해하게 된다. 이러한 Tubulin 생성 억제 효과는 특히 백혈구에 있어 그 이동(Chemotaxis)과 부착을 제한함으로써, 여러 염증 반응 과정을 가라앉히고, 면역 반응을 조절하는 효과를 나타내게 된다.

과립구(Granulocyte) 중 특히 중성구(Neutrophils)에 작용하여 극적인 항염 효과를 나타내게 되는데, 그 외에도 Interleukin-1β activation과 요산 결정에 반응하여 생성되는 Superoxide anion 생성을 방해하며, 비만세포(Mast cell)와 Lysosome의 Degranulation을 방해하는 등, 여러 단계에 걸쳐 염증 반응을 차단함으로써 그 효과를 나타내게 된다.

Colchicine은 통풍뿐만 아니라 Behçet's disease, Familial Mediterranean fever 등에서도 효과가 있는 것으로 알려져 왔는데, 최근에 이르러서는 심혈관 질환(Cardiovascular disease)의 예방과 치료에도 좋은 결과들이 보고되고 있다. 이러한 예로 동맥경화증에서 생성된 Plaque의 염증과 파열을 막는 효과, 관상 동맥 성형술(Coronary angioplasty) 후 재협착 방지, 심실세동(Atrial fibrillation) 방지, 허혈성 심질환(Ischemic heart diseases)을 예방하는 효과 등도 보고되고 있다.

4) 육종학에서 Colchicine의 사용과 씨 없는 수박

한편 Colchicine의 Tubulin 생성 억제 효과를 식물에 적용하게 되면 식물의 배수성 육종(倍數性育種, Polyploidy breeding)과 품종 개량에 활용할 수 있는데, 이는 세포 분열 과정 중에 Microtubule로 이루어진 방추사(紡錘絲, Spindle)의 생성을 억제함으로써 염색체 분리를 불가능하게 만들기 때문이다. 동물에 있어 이런 배수체는 대개 치명적인 결과를 초래하여 생존이 불가능하게 되지만, 식물에 있어서는 오히려 더 튼튼하고 크고 빠르게 자라는 등 여러 장점이 있는 경우가 많아, 우수한 품종을 개발하는 방법으로 그동안 널리 사용되어 왔다.(그림 24)

그림 24

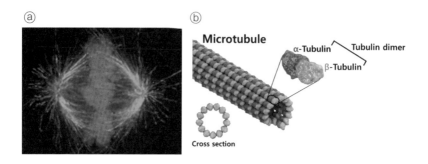

ⓐ 세포 분열 중의 염색체(파란색)와 방추사(녹색)
ⓑ 방추사를 구성하는 Microtubule은 α와 β Tubulin으로 이루어진 Tubulin dimer에 의해 만들어진다.

이의 대표적인 예가 Colchicine 처리를 통하여 만들어진 '씨 없는 수박'으로, 많은 사람에게 우장춘 박사가 만들었다고 와전되어 잘못 알려져 있지만, 사실 최초로 씨 없는 수박을 만든 분은 일본의 키하라 히토시(木原均, きはら ひとし, 1893~1986) 박사이다. 우장춘 박사는 씨 없는 수박을 최초로 만든 것이 아니라, 씨 없는 수박을 한국에 최초로 들여와 알린 분이라 하는 것이 맞는 표현인데, 육종학과 개량종자의 생산성 향상, 또 이를 통한 식량 증산을 소개, 홍보하기 위한 한 예로 씨 없는 수박을 소개하고 시연한 것이지, 씨 없는 수박을 발명했다고 한 적은 한 번도 없었다고 한다.(그림 25)

그림 25

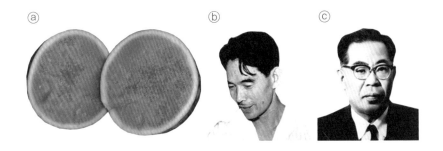

ⓐ 씨 없는 수박 ⓑ 키하라 히토시 박사 ⓒ 우장춘 박사

5) 우장춘 박사와 관련된 몇 가지 비화

마지막으로 우장춘 박사와 관련하여 잘 알려지지 않은 비화 몇 개를 소개해 드릴까 한다.

우장춘 박사의 부친인 우범선(禹範善, 1857~1903)은 을미사변(乙未事變, 1895년 10월 8일) 당시 조선군 훈련대 제2대대장으로, 훈련대 군인 동원의 책임자였으며 일본인 자객들과 함께 명성황후 살해를 공모했고, 소각된 명성황후의 시신을 마지막으로 처리하는 과정에도 가담했다. 이후 고종이 왕명으로 명성황후 살해에 가담한 우범선 등에 대하여 체포령과 참수 명령을 내림으로써 일본으로 도피하였는데, 도쿄에서 망명 생활 중 일본 여자 사카이 나카(酒井ナカ)를 만나 결혼 후, 슬하에 2남 우장춘, 우홍춘을 두었다. 그러나 다른 사건으로 망명해 있던 전(前) 만민 공동회 회장 고영근(高永根)에게 집들이 초청을 받고 방문하였다가 암살당하고 말았다.(1903년, 47세)

이때 우범선의 장남으로 태어난 우장춘[禹長春, 1898~1959, 일본명:

스나가 나가하루(須永長春), 영어명: U Nagaharu]은 어린 나이에 아버지를 잃고 고아원과 절에서 지내야 할 정도로 어려운 유년 시절을 보냈다고 한다.(그림 26)

그림 26

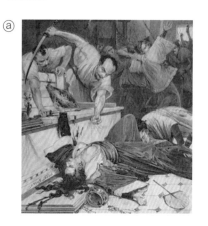
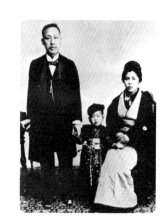

ⓐ 프랑스 주간지 《Le Journal illustré》에 표지 기사로 실린 조선의 명성황후 살해사건(L'ASSASSINAT DE LA REINE DE CORÉE)
ⓑ 아버지 우범선, 어린 우장춘, 어머니 사카이 나카

1935년 《배추속(Brassica) 식물에 관한 게놈 분석》이라는 박사 학위 청구 논문을 통해 유채(B. napus)가 배추(B. campestris=B. rapa)와 양배추(B. oleracea)의 자연 교잡종이라는 사실을 밝힘으로써 세계 최초로 '종의 합성'과 '종간 잡종'에 관한 개념을 제시하였는데, 이는 배추속(屬, Genus) 식물의 염색체를 관찰하여 가설을 세우고, 배추와 양배추의 교잡을 통해 이미 존재하는 유채를 실험적으로 만들어 낸 후, 그 과정을 규명함으로써, 종간 잡종의 메커니즘과 종의 합성이 실제적으로 일어날 수 있음을

밝힌 것이다.(우장춘 삼각형 이론, 우장춘 트라이앵글)(그림 27)

그림 27

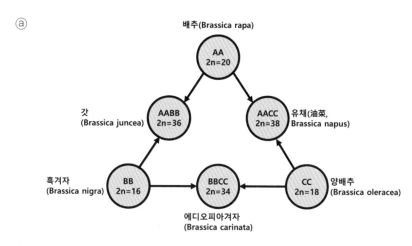

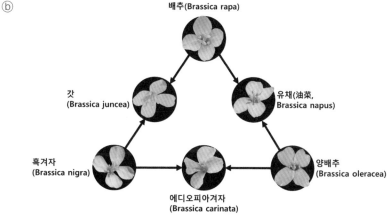

ⓐ 우장춘의 삼각형. 꼭짓점에 있는 식물들(AA, BB, CC)을 교잡
하면 삼각형의 변에 있는 다른 식물(AABB, BBCC, AACC)이 탄
생한다는 이론으로, 우장춘 박사는 배추(B. rapa)와 양배추(B.
oleracea)를 교잡하여 유채(Brassica napus)를 만들어 냄으로써,
새로운 종의 탄생은 기존의 종의 교잡을 통해서도 가능하다는
걸 증명했다.

ⓑ 배추, 갓, 흑겨자, 에티오피아 겨자, 양배추, 유채의 꽃. 이 들은 같은 배추속(屬, Genus Brassica), 배추과(科, Family Brassicaceae), 십자화목(十字花目, Order Brassicales)에 속하므 로, 비록 잎 모양은 다를지라도, 꽃은 노란 꽃잎 4개가 십자(十 字) 형태로 피는데 그 모양이 거의 유사함을 알 수 있다.(그래도 어떻게 이렇게 똑같을 수 있는지, 신기하기만 한데, 역시 씨도둑질은 못 하는 것 같다.ㅎ)

이러한 종의 합성 이론은, 당시의 과학계에서 정설로 받아들여지던 '생물체에서 다른 종 사이의 교잡은 교잡일 뿐, 새로운 종이 만들어질 수 없다'는 대원칙을 부정해야만 하는 결과를 가져왔으며, 식물은 돌연변이가 아닌 종간 교잡을 통해서도 새로운 종이 탄생할 수 있다는 점을 직접 증명함으로써, 종의 분화는 자연선택의 결과로만 이해하던 그간의 다윈의 진화론마저 수정해야만 하는 결과를 만들었다.

거의 100년 전에 우장춘 박사께서 이러한 이론을 제시했다는 것은 정말로 놀라운 일로, 유채가 배추와 양배추의 교잡으로 만들어졌다는 사실을, 필자 역시 이 글을 집필하면서 처음 알게 되었는데, 개인적으로 부끄러운 마음을 금할 수 없다. 더불어 동물에 있어서의 종간 교잡은 대개의 경우 자연적으로 유산되거나 생식력이 없는 상태로 태어나게 되어 새로운 종이 탄생할 수 없는 데 반해, 식물에 있어서는 흔하게 자연적으로 일어나며, 또 이를 통하여 우수 품종 개량이 가능하다는 점 또한 깊이 새겨 놓으려 한다.

광복 후 1950년 3월 귀국하여 초대 한국농업과학연구소장을 맡았으며, 1958년 초대 농림부 농사원 원예시험장 대표수장이 되었고, 여러 연구에 매진하여, 바이러스 감염에 취약한 강원도 감자의 개량, 일본 재래 배추와 양배추를 교배하여 한국 환경에 맞는 배추의 개발, 제주도 환경에 적합한 감귤 재배와 유채 도입의 권장, 길거리를 아름답게 하는 꽃으로

코스모스의 권장, 겹꽃 피튜니아 개발 등의 업적을 남겼다.

그러나 안타깝게도 한국에 온 지 9년이 되던 1959년 8월, 향년 62세의 나이로 아내 와타나베 고하루(한국명 우소춘) 여사가 지켜보는 가운데 십이지장 궤양으로 사망하였다. 그의 묘소는 경기도 수원시 권선구 서둔동 농촌진흥청(현 중앙선거관리위원회 산하 선거연수원) 원예시험장 내 여기산(麗岐山)에 있다.(저기 산이나 거기 산이 아니라 여기산이다.) 😊

여담으로 워낙 화투(花鬪, 꽃 싸움?)를 좋아한 관계로, 일본의 코이코이(こいこい)를 변형한 후 고스톱으로 만들어 한국에 소개한 장본인이며, 그의 넷째 사위는 일본에서 전자 기기, 세라믹 제품 등으로 유명한 교세라(京セラ, Kyocera)의 창업 회장 이나모리 가즈오(稲盛和夫, いなもり かずお)이다.(그림 28)

그림 28

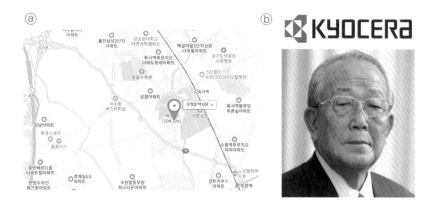

ⓐ 우장춘 박사 묘. 수도권 전철 1호선 화서역 건너편이며, 풍경 좋은 서호 저수지도 있는 관계로 꼭 한번 방문하기를 권해 본다.

ⓑ 교세라(京セラ, Kyocera)의 창업 회장 이나모리 가즈오. '교세라'란 '교토 세라믹(京都 セラミック, Kyoto Ceramic)'을 의미한다.

2. HLA-B*58:01 allele

이번 단락에서는 통풍 치료제 Allopurinol에 대하여 치명적인 과민 반응(서양인: 0.7%, 한국인: 12.2%)을 나타내는 AHS에 있어, 그 원인으로 지목받고 있는 HLA-B*58:01 allele에 대하여 살펴보도록 하겠다.

1) HLA(Huma n Leukocyte Antigen)와 MHC(Major Histocompatibility Complex)란?

HLA(Human Leukocyte Antigen)란 이름에 나온 것처럼, **사람**에 있어서의 MHC(Major Histocompatibility Complex) gene family로, 세포 수준에서 남과 나(Self or Non-self), 또는 아군과 적군을 식별하게 해 주는 기능을 가진 세포 표면 단백질을 의미한다. 그렇다면 눈, 코, 귀가 없는 세포가 어떻게 우리 편과 남의 편을 구분할 수 있다는 말일까?

원래 이러한 이론은 장기와 조직 이식 과정에서, 수술은 잘 되었으나, 당시로서는 도무지 알 수 없는 이유에 의해 반복적으로 이식 조직편이 괴사되어 실패하는 현상을 설명하기 위하여 발전되어 온 개념이다. 이러한 이유 때문에 그 이름도 MHC(Major Histocompatibility Complex, 주요 조직 호환 복합체, 이하 MHC)라든가 HLA(Human Leukocyte Antigen, 인간 백혈구 항원, 이하 HLA)와 같은 조금은 독특한 이름을 가지게 된 것이다.

자, 그렇다면 MHC란 무엇을 말하는 것일까? MHC란 나의 모든 세포에 존재하면서, 남의 세포나 남의 단백질이 들어오는 경우 이를 우리 몸의 면역 백혈구가 인식하고 파괴할 수 있게 만들어 주는, 남과는 다른 오직 나만의 세포 표면 단백질이라 하겠는데, 인간에 있어서의, 즉 Human MHC는 HLA라는 다른 이름으로 부르게 되는 것이다.

이러한 HLA molecule을 만들어 내는 유전자는 6번 염색체의 Short (p) arm에 위치하여 있으며, 염색체 내 위치에 따라 HLA는 크게 Class I과 Class II로 구분되는데, 각각 HLA-A, HLA-B, HLA-C, HLA-E, HLA-F, HLA-G와 HLA-DP, HLA-DQ, HLA-DR, HLA-DM, HLA-DO로 구분되며, 거의 모든 세포의 표면에 독특한 식별 단백질을 만들어 내게 된다.(그림 29)

그림 29

ⓐ

Human **MHC**(**M**ajor **H**istocompatibility **C**omplex)
= **HLA**(**H**uman **L**eukocyte **A**ntigen)

HLA(Human Leukocyte Antigen)			
HLA Class I		HLA Class II	
Major	Minor	Major	Minor
HLA-A	HLA-E	HLA-DP	HLA-DM
HLA-B ★	HLA-F	HLA-DQ	HLA-DO
HLA-C	HLA-G	HLA-DR	

ⓑ

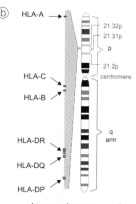

human chromosome 6

ⓐ HLA의 구분. 우리의 주된 관심사인 HLA-B(별표)는 Class I에 속함을 알 수 있다.

ⓑ HLA gene이 존재하는 6번 염색체의 Short (p) arm을 확대한 모습

이러한 HLA 유전자는 정상적으로도 굉장히 많은 변이가 있어 (Pleomorphism) 사람마다 각기 다르게 되므로, 동일한 HLA 유전자를 갖는 개체는 극히 드물게 된다. 이렇듯 남과는 다른 나만의 유전자 서열을 대립유전자(對立遺傳子), 즉 Allele라 한다.(어원으로도 Allelomorph, 즉 'Other form'이란 뜻을 갖는다.) 그러나 '대립유전자'라고 하면, 무슨 남북한 대치 같은 것을 뜻하는 듯하여 선뜻 와닿지는 않는데, 같은 인류이면서 피부색이 다른 것, 눈의 홍채 색이 다른 것, 혈액형이 다른 것 등이 그 예가 될 수 있다. 부와 모 양쪽에서 유전됨에도 불구하고(Homo&Heterozygous) 형제간에도 그 얼굴이 다 다른 것처럼, HLA 유전자 역시 극히 다양한 조합이 가능하다. 😷

한편 HLA 유전자의 기능이란 남과 나를 구별하여 나를 지키기 위한 것이므로, 이렇게 다양한 HLA 유전자 조합은 각 개인의 면역 체계가 여러 종류의 외부 침입 물질에 대하여 사람마다 다양하게 반응하는 기전이기도 하다. 최근의 코로나19 팬데믹으로 겪어 보았듯이, 어떤 사람은 극심한 면역 반응으로 사망에 이르기도 하는 반면, 어떤 이는 가볍거나 거의 증상이 없이 지나가는데, 이러한 HLA의 다양성이란 진화 과정 중에서 종(Species) 전체의 멸망을 막기 위한 자연선택(Natural selection)의 하나로 해석되기도 한다.[몽(夢)과 해몽(解夢)의 차이랄까?]

2) HLA-B*58:01 allele(대립유전자, 對立遺傳子)란?

자, 그렇다면 이제 본론으로 들어가 우리의 관심사인 Allopurinol Hypersensitivity Syndrome의 원인으로 지목을 받는 HLA-B*58:01 allele란 도대체 무엇을 의미하는 것인지 살펴보도록 하자.

HLA-B란 앞서 그림 29에서 살펴본 HLA gene의 종류와 그 위치를 나타내며, *는 분리를 나타내는 기호, 58이라는 숫자는 Allele group으로 혈청형(Serotype)을 의미하는데, 초창기의 기술력으로 이러한 HLA 유전자를 구별할 수 있는 방법이라고는 혈청 내 항체를 검출하여 분류하는 방법밖에 없었기 때문이다.(이는 같은 항체를 만드는 혈청형의 그룹일 뿐, 정확한 Genotype까지 밝혀낸 것이 아니다.) 그러나 이제는 Gene sequencing을 통하여 유전자 염기 서열까지도 밝혀냄으로써, 한 Allele group 내에서도 특정 HLA 단백질을 만들어 내는, 즉 특정 Genotype까지도 구분할 수 있게 되었는데, 다음 01이라는 숫자는 Genotype이 발견된 순서에 따라 그 번호를 매긴 것이다. 그러므로 HLA-B*58:01이란 지금까지 알려진 수많은 HLA-B gene Alleles(=Versions), 즉 Serotype 중 하나(58)를 의미하며, 그중에서 Gene sequencing에 의해 그 염기 서열까지 밝혀진 첫 번째 Subtype 유전자라는 뜻이 된다.

다른 예로 HLA-B*27이라고 표시된 경우를 살펴보면, 27이란 그 Serotype 구분을 의미하며, 그 아래의 Subtype(즉 Genotype)은 Gene sequencing에 의해 HLA-B*27:01~HLA-B*27:28과 같이 발견된 순서대로 번호를 매겨 구분하게 된다.

이러한 HLA system은 비교적 최신 개념인 관계로 그 표기에 있어 HLA-B*5801 또는 HLA-B5801과 같이 여러 혼용이 있어 왔는데, WHO Committee for Factors of the HLA System(2010)에 따르면 HLA-B*58:01로 표기하는 것을 권장하고 있다.(그림 30)

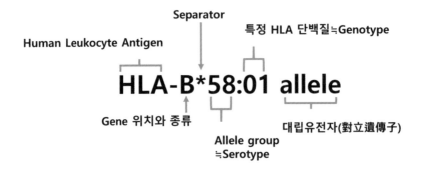

그림 30

Human Leukocyte Antigen

Separator

특정 HLA 단백질≒Genotype

HLA-B*58:01 allele

Gene 위치와 종류

Allele group ≒Serotype

대립유전자(對立遺傳子)

HLA-B*58:01의 의미

3) APC(Antigen Presenting Cell)와 T lymphocyte의 작용 메커니즘

그렇다면 현재까지 13,000개 이상의 다른 HLA serotypes이 보고되고 있는데, 그중에서도 HLA-B*58:01 allele를 가진 경우에만 유독 Allopurinol-induced SCAR(Severe Cutaneous Adverse Reaction)의 확률이 지극히 높은 이유는 과연 무엇일까?

이를 알아보기 위해서는 먼저 HLA-B 단백질의 기본 기능을 살펴보아야 하는데, HLA-B 단백질의 기본 역할이란 세포 내, 외부에서 유입된 후 분해 처리된 단백질 부스러기(Protein fragments)인 Peptide 조각을 세포 표면에 전시하는 것으로, 이는 뭐랄까? T lymphocyte(림프구)로부터 남이 아닌 나(Self)임을 인증(Authentication)받기 위하여 티켓이나 신분증을 제시하는 것에 비유할 수 있는데, 바로 이것이 HLA-B 단백질의 기본 기능이라 할 수 있다.

이는 정상적인 면역 감시(Immune surveillance) 과정으로, 이때 T lymphocyte란 마치 순찰을 도는 경찰과도 같은 역할을 하는 것인데, 모든 세포로부터 이런 Peptide 조각을 제출받아 정상적인 나의 세포인지 아닌지를 확인하게 된다. 이렇게 Peptide 조각을 제시하는 과정을 'Antigen presentation'이라 하고, Peptide 조각을 제시하는 세포를 'Antigen Presenting Cell(APC)'이라 하는데, Peptide 조각에 Antigen이란 용어를 쓰는 이유는 원래 이러한 개념이 초창기 조직 이식 거부반응에서부터 발전하여 왔기 때문이다.**1**(그림 31)

그림 31

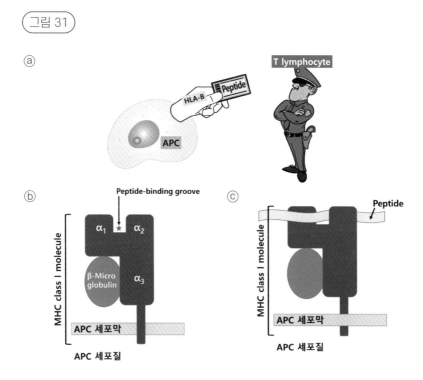

ⓐ 손으로 표현된 HLA-B의 실제 구조를 살펴보면 ⓑ 세포 표면에 돋아 있는 듯한 모습을 가지면서 그 가운데 Peptide가 붙을 수 있는 Peptide-binding groove(빨간색 별표)를 가지고 있는데 ⓒ 이

곳에 Peptide(노란색)를 부착한 후 신분증처럼 T lymphocyte에게 제시하게 된다.

반대로 경찰에 해당하는 T lymphocyte의 Receptor(T Cell Receptor, TCR)를 살펴보게 되면, 아래 그림과 같은 다소 복잡한 구조를 가지고 있다.(그림 32)

그림 32

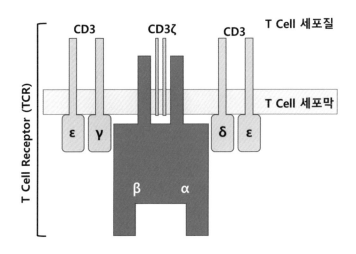

T Cell Receptor(TCR)는 주 Ligand-binding site인 α와 β chains 그리고 부가적인 Signaling modules로 작용하는 6개의 CD3γ, CD3δ, CD3ε, CD3ζ로 이루어져 있다.

만일 이때 APC로부터 제시받은 Peptide 조각이 비정상이거나 Viral peptide 또는 Cancer cell에서 유래된 것이라고 판단되는 경우에는 (Signal transduction), T lymphocyte는 Cytotoxic T cell(Tc)로 활성화되

어, 감염된 세포나 암세포를 파괴(Apoptosis)하게 되는데, 이러한 과정을 그림으로 나타내어 보면 다음과 같다.(그림 33)

그림 33

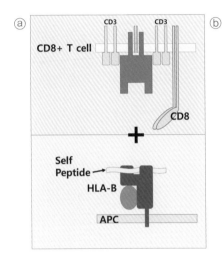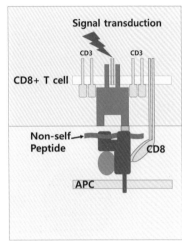

ⓐ APC가 정상 Peptide(노란색)를 제시하는 경우, CD8+ T lymphocyte는 아무런 반응도 일으키지 않는다.

ⓑ APC가 Virus origin이거나 암세포 조각으로 의심되는 Non-self peptide(빨간색)를 제시하는 경우, CD8+ T lymphocyte는 Cytotoxic T lymphocyte(Tc)로 Activation된 후 APC를 파괴하게 된다.

앞의 설명 중 등장하는 CD라는 용어는 'Cluster of Differentiation(또는 Cluster of Designation)'의 약자로, 세포 표면에 존재하는 당단백질(Glycoprotein)인데, 이를 통하여 각 세포, 특히 백혈구를 구별, 분류하는 것이 가능하게 된다.(Immunophenotyping) 예를 들면 CD4의 경우 Helper T cell(Th=CD4 positive T cells)에서, CD8의 경우 Cytotoxic T cell(Tc=CD8 positive T cells)에서 특징적으로 나타나므로, 이를 통해 T lymphocyte의 구분과 분류가 가능해진다. 한편 잘 알려진 바와 같이 CD4+ helper T cell의 경우에는 B lymphocyte를 자극하여 Antibody를 생산하게 만드는 반면(Humoral immune response) CD8+ cytotoxic T cell의 경우에는 Non-self peptide를 제시한 APC와 결합한 후 이를 파괴하게 되는데, 이때 CD8 역시 Co-receptor로 작용하여 같이 결합하는 것을 볼 수 있다.**2**(그림 34)

그림 34

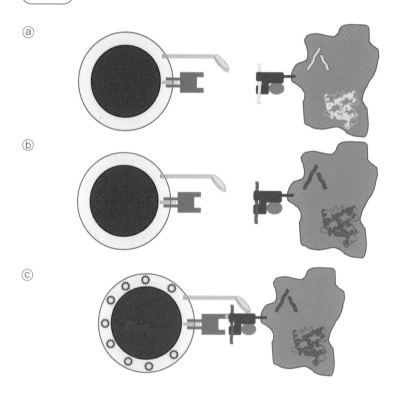

ⓐ APC로부터 정상 Peptide(노란색)가 제시되는 경우, T lymphocyte는 아무런 반응도 나타내지 않는다. ⓑ 그러나 Non-self peptide(빨간색)가 제시되는 경우 ⓒ Cytotoxic T cell로 전환된 T lymphocyte는 APC와 결합한 후 이 APC를 파괴하게 된다.(이때 CD8도 Co-receptor로 같이 결합에 참여하게 된다.)

이상의 원리는 조직 이식 거부 반응이나 자가 면역 질환, 암세포의 자연 제거 등을 설명할 수 있는 기본 이론이지만, 배우자 선택에 있어서도 HLA 유전자가 상이할수록 호감을 갖는다는 '썰(說)'이 있는데 정말 그런 것일까?**3** 😆

4) Allopurinol Hypersensitivity Syndrome(AHS)

자, 이상으로 APC와 T lymphocyte의 기본적인 작용 메커니즘에 대하여 살펴보았다. 그렇다면 우리의 관심사인 Allopurinol Hypersensitivity Syndrome(AHS)은 과연 어떻게 일어나는 것일까?

> AHS(Allopurinol Hypersensitivity Syndrome) 또는
>
> Allopurinol-induced SCAR(Severe Cutaneous Adverse Reaction)

현재까지 밝혀진 바에 따르면 이러한 부작용은 Allopurinol 자체가 아니라 Allopurinol의 활성 대사물질인 Oxypurinol과 이에 따른 CD8+ T cell 반응에 의하여 일어나는 것으로 알려져 있다.**4**

또한 흥미로운 점은 AHS의 증상에 따라 각기 다른 종류의 T lymphocyte가 개입한다는 보고도 있다는 점인데, ① MPE(MaculoPapular Exanthema)에는 CD4+ T cell만이, ② DRESS(Drug Reaction with

Eosinophilia and Systemic Symptoms)에는 CD4+와 CD8+ T cell 두 종류
가, ③ SJS와 ④ TEN에는 CD8+ T cell만이 관여한다는 것이다.**5**

---

① MPE(MaculoPapular Exanthema)-CD4+ T cell only

② DRESS(Drug Reaction with Eosinophilia and Systemic
Symptoms)-CD4+와 CD8+ T cell

③ SJS(Steven Johnson Syndrome)-CD8+ T cell only

④ TEN(Toxic Epidermal Necrolysis)-CD8+ T cell only

그렇다면 지금까지 살펴본 바와 같이 APC에 의한 Antigen
presentation 과정을 통해 T cell activation이 이루어졌다는 것인데,
Allopurinol 아니 Oxypurinol은 Peptide도 아닌데 어떻게 이러한 T cell
activation을 유발하는 것일까? 더욱이 대개의 약물은 그 분자량이 적은
관계로 현재의 면역학 이론에 따르면 그 자체로 과민 반응을 일으키기는
어렵다. 그러나 이상과 같이 실제 약물 과민 반응이 일어나고 있고, 금속
이온의 경우 분자량이 적음에도 불구하고 알레르기 반응을 일으키는 것
은 어떻게 설명할 수 있을까?

이에 대하여서는 2가지 이론이 제시되고 있는데, 전통적인 Hapten 가
설(Hypothesis)과 최근의 P-I concept으로, 간단히 살펴보면 다음과 같
다.**6**

(1) Hapten 가설(Hypothesis)

Hapten이란 분자량이 작은 물질임에도 불구하고, 단백질과 같은 고분
자 물질과 결합함으로써(Hapten-carrier complex) 면역 반응을 일으키는

물질을 말한다. 즉, Hapten으로 작용하는 약물이 APC의 Peptide 조각 (Carrier)과 결합하게 되면, APC의 HLA나 Peptide 조각의 변형 등을 유발하게 되고, 이를 통해 Hapten-modified peptide를 T Lymphocyte에 제시함으로써, 약물 자체만으로는 불가능했던 면역 반응을 Peptide와 결합함으로써 유발할 수 있게 된다는 이론이다.

Allergic contact dermatitis가 대표적인 예인데, Hapten 가설에 따라 AHS를 설명하여 보면 그림 35-a와 같다.

(2) P-I concept(**P**harmacological interaction with **I**mmune receptors)

앞서 살펴본 Hapten 가설처럼 Hapten-carrier complex를 구성하는 것이 아니라, 약물 자체가 T Lymphocyte의 T cell receptor에 가역적이지만 그러나 직접적으로 결합하여(Drug-TCR interaction) T Lymphocyte를 자극함으로써 면역 반응을 유발한다는 이론이다. 이를 통하여 Hapten-carrier complex를 이루지 못하는 약물의 과민 반응이라든가, 이전에 노출, 감작(Prior sensitization)이 없었음에도 불구하고 아주 급속하게 진행되는 약물 과민 반응의 설명이 가능해지는데, TCR뿐만이 아니라, B cell의 BCR(**B** **C**ell **R**eceptor)에도 적응이 가능하다.(그림 35-b)

그림 35

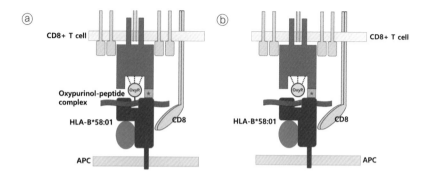

ⓐ Hapten 가설: Oxypurinol이 Hapten으로 작용하여 HLA-B*58:01-peptide complex에 공유 결합을 하게 되고, 이러한 Oxypurinol-peptide complex 상태로 T Lymphocyte에 제시됨으로써 통상적인 CD8+ T cell 반응을 일으킨다는 이론이다.

ⓑ P-I concept: Oxypurinol이 T cell receptor에 직접 결합함으로써, CD8+ T cell 반응을 유발한다는 이론으로, 부가적인 HLA-B*58:01과 TCR의 결합이 이루어진다면 그 반응이 증폭될 수도 있다.

(HLA-B*58:01과 TCR의 결합(빨간색 별표)에 Co-receptor로 작용하여 같이 결합하는 CD8을 볼 수 있다.)

  마지막으로 HLA-B*58:01 외 다른 몇 가지 HLA alleles에서도 약물 과민 반응이 나타나곤 하는데, HLA-B*15:02 allele의 경우에 뇌전증 치료제 Carbamazepine(Tegretol)에 대하여 동양인에게서 SJS/TEN의 위험성이 높으며, HLA-B*57:01 allele의 경우 항바이러스 제재인 Abacavir에 대한 과민 반응 위험성이 높다고 알려져 있다.

약어 색인

- AHS: Allopurinol Hypersensitivity Syndrome
- APC: Antigen Presenting Cell
- BCR: B Cell Receptor
- CD: Cluster of Differentiation or Cluster of Designation
- DRESS: Drug Reaction with Eosinophilia and Systemic Symptoms
- HLA: Human Leukocyte Antigen
- MHC: Major Histocompatibility Complex
- MPE: MaculoPapular Exanthema
- SCAR: Severe Cutaneous Adverse Reaction
- SJS: Steven Johnson Syndrome
- Tc: Cytotoxic T cell
- TCR: T Cell Receptor
- TEN: Toxic Epidermal Necrolysis
- Th: Helper T cell

참고 문헌

[1] den Haan, J.M.M., R. Arens, and M.C. van Zelm, The activation of the adaptive immune system: Cross-talk between antigen-presenting cells, T cells and B cells. Immunology Letters, 2014. 162(2, Part B): p. 103-112.

[2] Zola, H., et al., CD molecules 2005: human cell differentiation molecules. Blood, 2005. 106(9): p. 3123-6.

[3] Jokiniemi, A., et al., Post-copulatory genetic matchmaking: HLA-dependent effects of cervical mucus on human sperm function. Proc Biol Sci, 2020. 287(1933): p. 20201682.

[4] Mifsud, N.A., et al., The allopurinol metabolite, oxypurinol, drives oligoclonal expansions of drug-reactive T cells in resolved hypersensitivity cases and drug-naïve healthy donors. Allergy, 2023.

[5] Chung, W.H., et al., Granulysin is a key mediator for disseminated keratinocyte death in Stevens-Johnson syndrome and toxic epidermal necrolysis. Nat Med, 2008. 14(12): p. 1343-50.

[6] Pichler, W.J., The p-i Concept: Pharmacological Interaction of Drugs With Immune Receptors. World Allergy Organization Journal, 2008. 1(6): p. 96-102.

음식과 식습관

앞서 퓨린이 적은 음식으로 철저하게 식단을 조절한다 하더라도 혈중 요산 농도 저하 효과는 10%에 불과함을 살펴보았다.

그러나, 그래도, 끝까지 계속되는 질문 중의 하나는, 내가 먹는 무엇이 잘못되어서, 또 나의 생활 습관이 무엇이 잘못되어서, 남들에게는 나타나지 않는 이런 통풍이란 질환으로 고생하여야 하는가 하는 자책 같은 의문일 것이다.

이에 ULT와 병행하여, 조금이라도 혈중 요산 농도를 저하시킬 수 있는 식습관과 생활 습관에 대하여 알아보고자 한다.

Ⅰ | 음식과 퓨린

1. 퓨린의 분해

그림 1

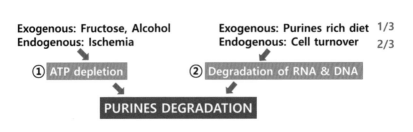

Purines 생성을 증가시키는 원인들

그림 1은 앞서 살펴본 바 있으나 다시 한번 인용하여 보면,

> Purines 분해를 촉진하여 내 몸의 혈중 요산 농도를 올리는 주원인은
> ① 내 몸의 ATP 분해 증가에 따른 AMP의 생성 증가와 이의 분해
> ② RNA&DNA의 분해에 의한 원인
> 이렇게 크게 2가지로 나누어 볼 수 있다.

이 중 ① ATP 분해에 따른 AMP의 생성 증가와 이의 분해에 대해서는 후반부에서 살펴보기로 하고, 먼저 ②번의 RNA&DNA의 분해에 의한 원인에 대하여 먼저 살펴보도록 하겠다.

그림 1에서 보듯이, RNA&DNA의 분해는 약 2/3가 Cell turnover(세포 교대)에 의해, 그리고 1/3은 음식 섭취를 통해 이루어지는데, Cell turnover가 급속히 증가하는 경우는 악성 종양 등의 특수한 경우에 한정되므로, 정상인의 경우에 있어서 RNA&DNA의 분해 증가는 외부에서 섭취하는 퓨린이 많은 음식(Purines rich diet)에 기인한다 하겠다.

2. 퓨린이 많은 음식(Purines rich diet)

그렇다면 Purines rich diet란 어떤 음식일까? 이러한 음식을 나열하고 외우고 나서 골라 먹을 수도 있겠지만, 우선은 왜 이런 음식에 Purines이 많게 되는지를 생각해 보면 굳이 암기하지 않더라도 쉽게 연상해 볼 수 있다.

Purines이란 결국 RNA, DNA의 분해 산물, 그리고 AMP, GMP

의 분해 산물이므로, 이는 동물뿐만 아니라 식물과 미생물(효모와 세균)에 의한 발효 음식에도 있기 마련인데, 왕성한 성장을 하는 새싹 채소, 미생물까지 먹게 되는 발효 음식, 활발한 신진대사를 하는 근육 음식, Cell turnover가 빠르게 일어나는 내장 음식 등에서 대체적으로 높은 Purines 함량을 보이게 된다. 반대로 RNA, DNA를 포함하는 세포핵이 있을 수 없는 두부, 우유, 치즈, 씨눈 도정이 잘 이루어진 곡물류 등에서는 아주 낮은 함량의 Purines을 가질 수밖에 없는데, 이를 표로 정리하여 보면 다음과 같다.(표 1)

표 1

많은 식품	중간 식품	적은 식품
- 내장 부위(심장, 간, 신장, 뇌) - 진한 고기 국물 - 등 푸른 생선류(멸치, 고등어, 청어 등) - 맥주 등 효모를 이용한 발효식품 - 새싹 채소	- 고기류(소고기, 돼지고기) - 가금류(닭고기, 오리고기) - 콩류 - 시금치 - 버섯류	- 곡식류 - 계란, 두부 - 과일, - 우유, 치즈, 빵 - 채소류

Purines 함량에 따른 식품의 분류

1) 내장 부위와 진한 고깃국물

먼저 내장 부위에 Purines 함량이 높은 이유는 Cell turnover가 빠르고 많은 대사 활동이 이루어지기 때문으로 추정해 볼 수 있고, 퓨린이 수용성이란 점을 고려할 때 진한 고깃국물일수록 퓨린의 농도가 높아질 수밖에 없다. 그러므로 진한 육수, 매운탕의 국물 등은 가급적 피하고, 수육이나 보쌈, 찜 등 한 번 삶아 낸 요리의 건더기만을 취하는 것이, 퓨린 섭취를 줄이는 기본 식습관이라 할 수 있다.

2) 등 푸른 생선류(고등어, 멸치, 청어 등)

먼저 '등 푸른 생선'이란 용어는 전혀 전문적이거나 학술적 분류가 아 님에도 불구하고, 언제부터인가 'DHA, Omega-3' 등의 용어가 상업 적 광고에 자주 등장하면서부터, 일반인들에게도 익숙하게 회자되어 오 고 있다. 특히 국내에서만 유독 '등 푸른 생선'이란 용어가 자주 등장하 는데, 등이 푸른 것은 바닷물 색깔과 구별이 잘 안되게 하려는 보호색일 뿐, Purines 함량과는 아무런 상관이 없다. 그런데 문제는 '등 푸른 생선' 에 퓨린이 많다고 해 놓고선, 막상 왜 퓨린이 많은지에 관한 합리적 설명 이나 이론적 근거는 눈을 씻고 찾아보아도 찾기가 힘들다는 점이다. 눈을 더 씻어야 하는 것일까? 괄목상대(刮目相對)? 당연히 앞서 언급한 'DHA, Omega-3' 등은 지방산일 뿐 퓨린과는 아무런 상관이 없는데, 그렇다면 '등 푸른 생선'에 왜 퓨린이 많은 것일까?

답답한 마음에 여기저기에서 '등 푸른 생선'을 검색하여 보아도, 한결 같이 '단백질이 많고 칼슘이 많고, 비타민 A가 많고, 고칼로리이고,' 등등 조국이 근대화되기 전 흔하게 써먹던 계몽적 멘트 일색뿐으로, 그 어느 곳에서도 '등 푸른 생선'에 퓨린이 왜 많은지에 관한 설명은 정말로 찾아 보기가 힘들다.

그렇지만 그럼에도 불구하고 '등 푸른 생선'들에 있어 몇 가지 공통점이 있다는 점을 깨닫게 되는데 나열하여 보면, 기름기가 많고, 비린내가 심 하며, 먼 거리를 빠른 속도로 무리 지어 헤엄치며, 근육 속의 미오글로빈 (Myoglobin) 함량이 많아 살이 붉은색을 띠고, 잡히게 되면 빨리 죽고, 빨 리 산패와 부패가 이루어지는 관계로 신선한 횟감으로 사용하기 힘들다 는 점이다. 반면 '등 안(?) 푸른 생선'의 경우는, 반대로 기름이 적고, 천천 히 헤엄치고, 대개는 자기 고향(?) 앞바다에 서식하며, 살이 흰색을 띠고, 잡힌 후에도 비교적 오래 살기 때문에 활어용 횟감으로 많이 사용되고 있다. 그렇지 않던가?

'등 푸른 생선'의 대표적인 예로 고등어와 멸치를 살펴보게 되면, 고등어의 경우 잡히면 빨리 죽으므로 횟감으로 잘 사용되지 못하고, 대개는 조림과 구이로 먹게 되는데, 아주 드물지만 고급 횟집의 수족관에 가 보면 살아 있는 고등어를 볼 수 있는 경우도 있다. 대개는 산소 공급이 원활하면서도 조금 크고 기다란 수족관이어야 살아 있는 고등어를 볼 수 있는데, 이마의 선명한 호랑이 무늬가 참으로 예쁘게 느껴지기까지 한다. 자, 여기서 고등어의 움직임을 한번 유심히 살펴보도록 하자. 같은 수족관에 있는 등 안 푸른 생선들은 천천히 유유자적(悠悠自適)하거나, 바닥에서 입만 빠끔거리며 가만히 있는 반면에, 고등어의 경우는 잠시도 쉬지 않고 정말로 빠른 속도로 수족관의 끝과 끝을 왕복하는 것을 볼 수 있다. 고등어는 포식자를 피하기 위해서, 무리 지어 생활하며, 먼 거리를 이동하는 관계로 살아 있는 한 잠시도 멈추지 않는데, 그렇다면 얼마나 많은 에너지를 소모하게 될까? 얼마나 많은 ATP를 소모하여, 얼마나 많은 AMP를 만들어 내며, 얼마나 많은 Purine, 즉 Adenine을 만들어 내게 될까? 그 많은 Purine을 먹은 우리는, 필자는 또 한 번 혈중 요산 농도의 급격한 증가를 경험하게 될 것이다. 그렇다. '등 푸른 생선'을 범인으로 지목하는 이유는 바로 그 활발한 운동량에 있었던 것이다.(그렇지만 왜 이렇게 바쁘게 움직일까? 이에 대해서는 잠시 후에 살펴보도록 하겠다.)

멸치 또한 이와 유사한데, 생멸치의 경우 잡히게 되면 마찬가지로 '성질이 급해서?', '성질이 더러워서?' 잡히자마자 바로 죽는 것을 볼 수 있는데, 얼마나 빨리 죽으면 이름 자체가 '멸할 멸(滅)' 자가 붙은 '滅치'일까? 이런 이유로 멸치잡이 배는 잡은 멸치를 배 안에서 즉시 삶아 버리는 경우도 많고, 부둣가에서는 이 삶은 멸치를 널어 말리는 모습을 흔히 볼 수 있는데, 이런 이유로 우리는 대개 생멸치나 냉동 멸치가 아닌, 마른 멸치를 먹게 되는 것이다. 멸치 또한 그 작은 크기로 생존을 위해 무리를 지어 다니고, 빨리 움직일 수밖에 없는 까닭에, 많은 ATP를 소모하여 많은 Purine을 만들어 내며, 그 많은 Purine을 먹은 우리는, 필자는 또 한 번 급격한 혈중 요산 농도 증가를 경험하게 될 것이다. 멸치를 '칼슘의 왕', '칼슘의 보고'라 할 게 아니라, 'Purine의 왕', 'Purine의 보고'라 칭하는 것이 나을 듯하다.

과메기로 유명한 꽁치나 정어리, 청어 등도 마찬가지인데, 그렇다면 과연 이들이 성질이 급해서, 아니면 횟감이 되기 싫어서 잡히면 빨리 죽는 것일까? 게다가 위에 설명한 '수족관 고등어'의 경우에는 어항 내 포식자가 없는데도 불구하고 왜 그렇게 바쁘게 왔다 갔다 하는 것일까? 무슨 바쁜 일이라도 있는 것일까? 고등어한테 뭔 바쁜 일이 있을까? ㅎ 😊

그 바쁜 일의 정답은 바로 '숨을 쉬기 위한 것'이다.

사람이 숨을 쉬기 위해서 가슴이나 배를 움직이는 것처럼, 물고기들이 아가미 호흡을 하는 방식은 크게 ① Buccal Pumping(Active ventilation)과 ② Ram Ventilation(Normal ventilation) 2가지 방식이 있다.

먼저 ① Buccal Pumping 방식이란, 아가미로 호흡하기 위해서 볼의 협측 근육(Buccal cheek muscles)을 이용하여 아가미를 볼록볼록하면서 펌프질하듯이 물을 아가미로 흘려보내는 방식이다. 이러한 Buccal Pumping 방식으로 호흡하는 물고기들은, 급한 일도 없고, 바쁜 일도 없는 관계로 대개 바닥에서 천천히 헤엄치면서, 멀리 이동하지도 않고, 아가미만 볼록댄다는 특징이 있다.(동네 물고기?)(그림 2-a)

반면에 ② Ram Ventilation 방식이란 입을 벌린 채로 빠르게 헤엄침으로써 물이 아가미로 흘러가게 하는 방식인데, 이러한 Ram Ventilation 방식으로 호흡하는 물고기들의 경우에는 숨을 쉬기 위해서 끊임없이 헤엄쳐야만 하기 때문에, 아주아주 바쁘게 움직일 수밖에 없는 것이다. 그러므로 만일 헤엄을 못 치게 된다면 숨을 못 쉬게 되기 때문에, 당연히 잡히게 되면 즉사하게 되는 것이다. 대개의 '등 푸른 생선'의 경우가 바로 이러한 Ram Ventilation 방식으로 호흡을 하기 때문에 잡히면 빨리 죽는 것이지, 성질이 급해서(?), 성질이 더러워서(?), 횟감이 되기 싫어서(?), 등이 퍼레서(?) 또는 관심을 받고 싶어서(?) 빨리 죽는 것이 아니다.(대개의 참치와 상어의 경우에도 이러한 Ram Ventilation 방식의 호흡을 한다고 한다.)(그림 2-b) 🐟

위 두 방식을 비교하여 보면 마치 각각 볼을 부풀린 개구리와 구소련의 미그 제트 전투기가 연상되기도 하는데, 이는 필자만의 생각일까?(그림 2-c, d)

그림 2

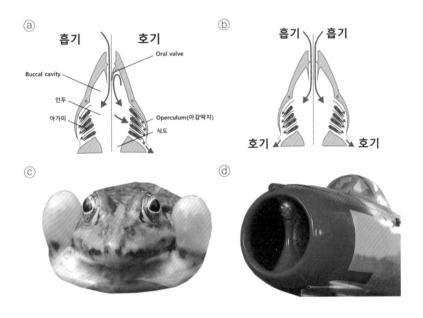

ⓐ Buccal Pumping(Active ventilation) 방식의 호흡. 흡기 시에는 아감딱지를 닫은 상태에서 입으로 물을 흡입하여 가스 교환을 이루며, 호기 시에는 반대로 입을 닫고 아감딱지를 열어 물을 배출하게 된다.

ⓑ Ram Ventilation(Normal ventilation) 방식의 호흡. 흡기나 호기 시에 언제나 입과 아감딱지가 열려 있는 상태에서 호흡을 하게 되므로, 가스 교환을 위해 아가미로 물이 흐르게 하기 위해서 는, 쉬지 않고 항상 앞으로 헤엄쳐야만 한다.

ⓒ Buccal Pumping 방식을 개구리가 볼을 볼록거리는 것에 비유 하여 보았다.

ⓓ 과거 구소련의 MIG-15 전투기. 전투기 앞부분의 공기 흡입구 가 마치 Ram Ventilation을 연상시키는 것 같아 인용하여 보았 다.

결론적으로 '등 푸른 생선'에 퓨린 함량이 높은 이유는, 살기 위해서, 숨 을 쉬기 위해서 쉬지 않고 바쁘게 헤엄치기 때문이었다. 그러므로 많은 에너지, 많은 ATP를 소모하여, 많은 AMP를 만들어 내고, 이로 인해 많 은 Purine, 즉 Adenine을 만들어 냄으로써, 우리들의 혈중 요산 농도를 올리게 되었던 것이었다.

3) 맥주 등 효모를 이용한 발효 식품

다음으로 맥주 등 효모(酵母, Yeast)를 이용한 발효 식품을 살펴보도록 하겠다.

효모의 종류는 지금까지 1,500종(種, Species) 이상이 발견되었지만, 그 중에서도 대표적인 것은,

① 기회감염인 아구창(牙口瘡, Candidiasis)을 일으키는 Candida albicans와

② 탄수화물(정확히는 포도당)을 분해하여 Alcohol과 CO_2를 만들어 내 는 Saccharomyces cerevisiae이다.(Saccharomyces cerevisiae 용어 는 흔히 Yeast를 의미하는 것으로 혼용하여 사용되기도 한다. Saccharomyces cerevisiae≒Yeast)(그림 3-a)

이러한 효모 중에서 Saccharomyces cerevisiae와 인류의 만남은 가히 '신의 축복'이나 '신의 선물'이라 할 만한데, 그 이유는 인류에게 술이라는 애증의 액체와 빵이라는 귀중한 음식을 선물하였기 때문이다.

이렇듯 모든 술의 출발은 효모의 대사 산물로 얻어지기 때문에, 그 한자에서 보듯 효모(酵母)란 '발효의 어머니'라는 뜻으로, 酵(술밑 효)라는 글자는 酒(술 주)에서와 같이 酉(닭 유)가 공통으로 사용되고 있다.(그림 3-b)

섭섭하게도 발효의 아버지인 효부(酵父)는 찾아볼 수 없는데, 어찌 되었든 홀어머니(?)인 효모(酵母)에 의해 만들어진 Alcohol이 바로 발효주(醱酵酒)이다.(그림 3-c)

더하여 이러한 대사 과정을 반죽 부풀리기에 이용하게 된 이후로부터, 인류는 폭신하고 부드러운 천상의 감촉을 가진 빵을 먹을 수 있게 되었으니 과연 축복이라 할 만하지 않은가?(만일 이러한 과정 없이 밀가루 반죽만을 그냥 오븐에 굽게 된다면, 씹기 힘들 정도로 아주 딱딱한 빵을 먹어야만 한다.)(그림 3-d)

그림 3

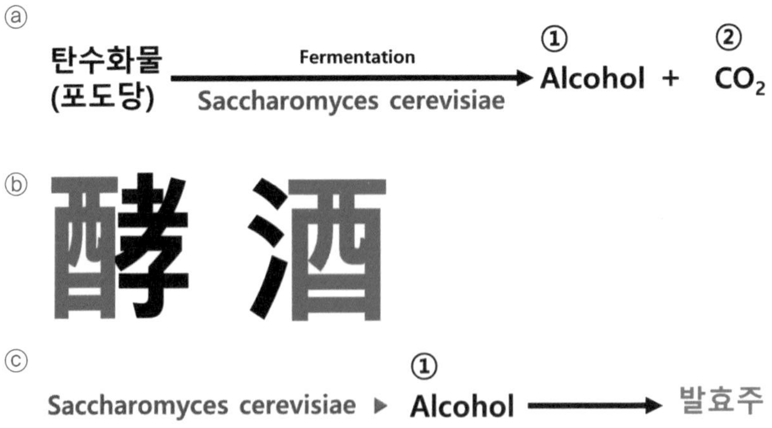

ⓐ

탄수화물
(포도당) $\xrightarrow[\text{Saccharomyces cerevisiae}]{\text{Fermentation}}$ ① **Alcohol** + ② **CO₂**

ⓑ

酵 酒

ⓒ

Saccharomyces cerevisiae ▶ ① **Alcohol** ⟶ 발효주

ⓓ

Saccharomyces cerevisiae ▶ **②** CO_2 $\xrightarrow[\triangle]{\text{밀 반죽}}$ 빵

ⓐ Saccharomyces cerevisiae는 포도당을 Alcohol과 CO_2로 분해한다.

ⓑ 酵(술밑 효)라는 글자는 酒(술 주)에서와 같이 酉(닭 유)가 공통으로 사용되고 있다.

ⓒ 이렇게 Saccharomyces cerevisiae에 의해 만들어진 Alcohol이 바로 발효주(醱酵酒)이다.

ⓓ Saccharomyces cerevisiae에 의해 만들어진 CO_2는 밀가루 반죽을 부풀게 하여 부드러운 빵을 만들 수 있게 해 준다.

한편 이렇게 만들어진 발효주(醱酵酒)라는 것을 조금 직설적으로 표현해 보자면, 'Saccharomyces cerevisiae가 그의 배설물인 알코올에 푹 빠져 동동 떠 있는 경우'라 할 수 있는데(술독에 빠진 효모?) 우리가 즐겨 마시는 발효주, 즉 맥주, 막걸리, 약주, 동동주 등은 모두 알코올 외에 Saccharomyces cerevisiae, 즉 효모를 같이 마시는 셈인 것이다.(ㅎ 왠지 걸쭉하지 않던가?)

효모가 번식에 번식을 거듭하여 일부는 사멸하면서도, 그래도 포화 상태까지 가득 번식한 상태로 만들어진 것이 발효주인데, 이렇듯 엄청나게 번식한 효모마다 DNA, RNA가 있고, 죽은 효모를 마시든, 살아 있는 효모를 마시든, 우리 몸에 들어온 엄청난 양의 효모와 그 DNA, RNA의 퓨린은 결국은 소화, 분해되면서 필연적으로 요산을 만들어 낼 수밖에 없다.(효모가 죽고 죽어 일백 번 고쳐 죽어도 그 퓨린은 요산으로 배설되게 된다.)

결국 '발효주(酒)'란 '퓨린주(酒)'라 해야 맞지 않을까?

부연하여 **생(生)**맥주, **생(生)**막걸리는 무엇이 살아 있다는 것일까? 왠지

상업적 광고 문구를 보다 보면 뭔가 생동감이랄까 신선함, 뭐 이런 느낌이 들기도 하는데, 과연 그럴까? 여기서 **생(生)**이란 바로 **생(生)**효모를 의미하는 것으로, 멸균 처리를 하지 않아 효모가 살아 있다는 것인데, 죽은 것보다 살아 있는 곰팡이를 먹어 대니 좀 더 신선한 맛이 날 것도 같다. 신선한 곰팡이! 정말 **생(生)**똥맞지 않은가?

자, 이러한 발효주 중에서도 가장 퓨린 농도가 높은 것은 단연코 맥주이며, 다음이 약주, 막걸리의 순인데, 우리 통풍인들, 아픈 발가락에 통풍(通風?)이 잘 되게 하기 위해서는 발효주, 그중에서도 특히 맥주, 꼭 삼가길 부탁드립니다.

이렇듯 '발효주(酒)'란 '퓨린의 농축주(酒)'라 할 수 있는데, 그렇다면 이에 반대되는 증류주는 뭐가 다를까? 사실 모든 술이란 처음에는 다 발효의 방법으로 만들게 되지만, 발효로만 술을 만들어서는, 알코올 농도를 10% 이상으로 올리는 것이 거의 불가능하다. 왜냐하면 알코올이란 탄수화물을 먹고 효모가 싸 놓은 배설물로, 효모 자신도 어느 농도 이상의 알코올을 만들고 나서는 자신이 만든 알코올을 견디지 못하고 사멸되기 때문에, 발효주로 10% 이상 농도의 술을 만든다는 것이 불가능한 것이다. 사람으로 따지자면 배설물에 의한 일종의 환경 오염이라 하겠는데, 만일 정화조의 한계를 넘어 배설하여 온 동네에 흘러넘쳐 '오물(알코올) 바다'가 되는 바람에, 주변 동네 인류가 멸망(?)하게 되는 것에 비유할 수 있지 않을까?(ㅎ) 😈

그러나 영악한 인류는 이에 멈추지 않고, 발효주를 증류(蒸溜, Distillation)함으로써, 더욱 고농도의 술을 제조할 수 있게 되었는데, 이는 다시 한번 인류의 행복에 도전하는, 판도라의 상자를 열어 버린 것이라 할 만하다. 증류란 2가지 이상의 액체가 섞여 있는 혼합액에서 끓는점의 차이를 이용하여 액체들을 분리해 내는 방법을 말한다. 이를 통하여 물과 알코올이 섞여 있는 발효주에서 알코올만을 추출하여 높은 알코올 농도의 증류주(위스키, 중국 백주, 안동 소주, 진, 럼, 보드카)를 만드는 것이 가능하게 되었다.

이런 증류 과정에서 효모나 효모의 분해 산물인 Purine은 거의 다 제거되고 고농도의 알코올만이 남게 되므로, 일견 발효주가 아닌 증류주를 마시는 경우에는 아무런 문제가 없을 듯 생각하기 쉽다. 또한 주변에서 통풍을 가진 분들이 맥주나 소맥 대신, 소주만으로 1, 2, 3차를 해결하는 경우를 흔하게 보게 되는데, 그러나 명심하시라! 이때는 Purine이 아니라 알코올에 의해 요산 농도가 증가하게 된다. 알코올이란 그 자체가 요산 생성 증가와 요산 배출을 감소시키는 효과를 가지므로, 술 종류와 관계없이 모든 알코올은 통풍인에게 쥐약으로 작용하게 된다.(금주하시길…. 이에 대해서는 조금 이따 자세히 살펴보도록 하겠다.)

4) 새싹 채소

또한 퓨린이 많은 식품으로 새싹 채소를 들 수 있는데, 새싹 채소의 경우 성장을 위하여 왕성한 세포 분열을 하게 되고, 이는 엄청난 양의 DNA와 RNA가 만들어지는 것을 의미한다. 그런데도 어린 채소라 몸에 좋을 것이라는 순진한 생각만으로, 이를 먹어 대다가는 엄청난 양의 퓨린을 섭취하게 돼 버린다. 즉 '새싹 채소≒퓨린 채소'라는 점을 잊어서는 안 된다.

흔히 새싹 채소라 하면 비빔밥 위에 고명으로 올라가는 것 정도를 연상하기 쉬우나, 샐러드, 콩나물, 숙주, 아스파라거스, 두릅, 브로콜리, 콜리플라워 등, 찾아보면 고퓨린 새싹 채소가 생각보다 우리 식단에 많고, 더불어 우리가 매일 섭취하는 곡물의 씨눈에도 퓨린이 많이 들어 있다. 그러므로 통풍인들은 현미, 오트밀, 잡곡밥 등은 피하는 것이 낫고, 대신에

흰 쌀밥이나 국수류와 같이 깨끗하게 도정된 곡물이 보다 안전하다 하겠다.

3. 퓨린 함유량이 중간 정도인 음식

한편 퓨린 함유량이 중간 정도인 음식으로는 소고기, 돼지고기, 오리고기, 닭고기 등을 들 수 있는데, 근육 자체의 ATP 소모량이 많고, 근육 내 잘 발달된 미토콘드리아(Mitochondria)의 경우 자체 DNA를 갖고 있어 퓨린의 분해량 역시 많기 때문이다. 특히 버섯류의 경우는 퓨린 중에서도 Guanine의 함량이 무척 높게 검출되는 관계로, 이 역시 피하는 것이 안전하다.

4. 퓨린 함유량이 적은 음식

그러나 이렇게 이 음식, 저 음식, 그 음식을 가리다 보면, 사실 먹을 수 있는 남는 음식이 거의 없게 되고, 주변에서 "거, 그 사람! 입맛 참 까다롭네!"라는 핀잔을 듣기 십상이지만, 그래도 그렇게 고르고 골라서 통풍인이 먹어도 안전하다고 할 만한 음식으로는 계란, 우유, 치즈, 두부, 과일, 빵, 채소, 곡물 등을 들 수 있다. 한마디로 절간 음식이 따로 없다 하겠는데(그럼 스님들은 통풍이 없을까?), 이런 개구리(?) 반찬만 골라서 먹다 보면 오히려 영양실조(營養失調)에 걸리지 않을까 걱정이 될 지경이다.

그러므로 누차 강조했듯이 음식 섭취 조절만으로 통풍을 조절한다는 것은 사실상 불가능하며, 조기 그리고 지속적인 ULT와 병행하는 것만이 그 효과를 나타낼 수 있다.

Ⅱ | 알코올과 과당

1. 알코올

알코올 섭취는 ① 요산 생성 증가와 ② 요산 배설 감소 효과를 동시에 가짐으로써 고요산혈증을 일으키게 된다. 그러므로 금주와 절주가 강력히 권고되는데, 그 기전을 좀 더 자세히 살펴보면 다음과 같다.

먼저 ① 요산 생성 증가 기전을 살펴보면, 만성 알코올 섭취는 퓨린 생성을 증가시키게 되는데, 알코올 대사 과정 중 Acetate의 Acetyl CoA로 변환 과정에서 ATP가 소모되면서 AMP의 생산이 증가하게 되고, 이에 따른 AMP의 분해 증가로 요산 생성이 증가하게 된다.**1**(그림 4-a)

다음으로 ② 요산 배설 감소 효과를 살펴보면, Alcohol이 Acetaldehyde로 분해되는 과정에서 생성되는 NADH는 Pyruvate의 Lactate로의 전환을 촉진하게 되고, 이렇게 생성된 젖산은 신장의 근위 세뇨관의 URAT1에 경쟁적으로 작용하여 요산의 배설을 억제하게 된다.**2**(그림 4-b)

이 외에도 탈수에 따른 체액량 감소 때문에 요산의 재흡수가 증가하게 되며, Allopurinol의 Oxipurinol로의 전환을 억제하기도 한다.

그림 4

ⓐ
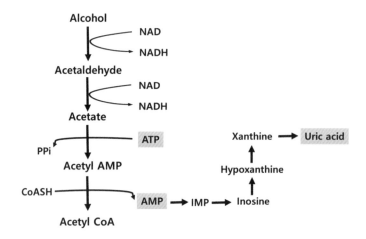

ⓑ
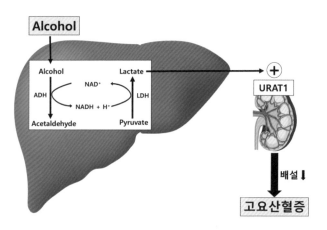

ⓐ Alcohol의 체내 분해 과정 중 ATP가 소모되면서 AMP가 생성 되게 되며, 이는 Purine으로 분해됨에 따라 요산 생성을 증가시 키게 된다. PPi=inorganic **P**yro**P**hosphate.

ⓑ Alcohol의 분해 과정 중 생성되게 되는 Lactate는 신장의 URAT1에 작용하여 요산의 재흡수를 증가시킴으로써 고요산 혈증을 유발하게 된다. ADH: **A**lcohol **D**e**H**ydrogenase, LDH: **L**actate **D**e**H**ydrogenase, NAD: **N**icotinamide **A**denine **D**inucleotide, URAT1: **URA**te **T**ransporter **1**.

앞서 언급한 바와 같이, 주류 중에서도 맥주에 가장 많은 Purines이 포함되어 있고, 그중에서도 Guanine이 많은 양을 차지하는 것으로 알려져 있는데[3], 국내 문헌 중에 HPLC(High Performance Liquid Chromatography) 방법을 이용하여, 주류 중 Purines(Adenine, Guanine, Hypoxanthine과 Xanthine)의 양을 측정한 결과를 보면, 역시 맥주에서 Purines의 양이 가장 많았고, Guanine뿐만 아니라 Xanthine도 역시 많이 검출되었다. 맥주 브랜드나 알코올 도수에 따른 차이는 없는 것으로 알려졌으며, 그다음으로는 약주, 막걸리, 레드 와인의 순으로 퓨린이 많이 검출됐는데, 흥미롭게도 화이트 와인과 증류주인 소주, 위스키, 고량주에서는 퓨린이 검출되지 않았다. 이를 정리하여 보면 다음과 같다.[4](그림 5)

그림 5

퓨린 함량 **맥주** (최고 146 μmol/L, 특히 Guanine) - 브랜드, 알코올 도수 차이 X
약주(최고 40 μmol/L)
막걸리 (최고 24 μmol/L)
레드 와인 (최고 18 μmol/L)
화이트 와인, 소주, 위스키, 고량주 - 검출되지 않음

술의 종류에 따른 퓨린 함량. 맥주에서 가장 높고 화이트 와인이나 증류주에서는 검출되지 않았다.

누차 강조하듯이 술에 포함된 퓨린의 함량도 중요하지만, Alcohol이라는 물질 자체가 요산의 생성 증가와 배설의 감소를 유발하므로, 모든 주류에 대한 철저한 금주가 필요하며, 맥주와 증류주만큼은 절대 안 마시는 것이 낫고, 피할 수 없다면 Alcohol 농도가 낮으면서도 퓨린 농도도 낮은 와인 계열과 막걸리를 권하고 싶다.(필자의 막걸리 사랑?) 😊

2. 과당(果糖, Fructose)과 HFCS(High Fructose Corn Syrup, 고과당 옥수수 시럽)

한편 최근에 이르러서 과당(果糖, Fructose) 섭취로 인한 요산 생성 증가에도 관심이 집중되고 있는데, 과당이란 그 어원에서 보듯이 '果+糖=Fruct+ose=Fruit sugar'를 의미하는 것으로, 과일과 꿀 등에서 단맛을 느끼게 하는 단당류의 하나이다. 섭취한 과당이 흡수되기 위해서는 반드시 포도당으로의 전환이 요구되는데, 이 과정에서 ATP가 소모되게 되며, 이는 최종적으로는 AMP의 분해로 인한 요산 생성 증가를 유발할 수밖에 없게 된다. 이 과정을 그림으로 표시하여 보면 다음과 같다.(그림 6)

그림 6

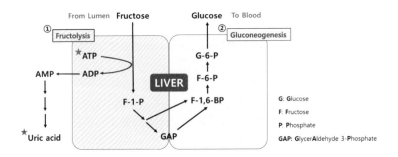

소장에서의 과당 흡수와 간에서 이루어지는 포도당으로의 전환 과정. 과당이 흡수되기 위해서는 반드시 포도당으로의 전환이 이루어져야 하며, 이 과정에서 ATP의 소모가 일어나게 되므로, 이는 최종적으로 요산 생성의 증가를 가져오게 된다.**5**(빨간색 별표)

그러나 우리가 평상시 섭취하는 정도의 과일의 양에 의한 요산 생성의 증가는 무시할 만한 정도이나, 최근 들어 '액상과당(液狀果糖)=이성질화당(異性質化糖)=고과당 옥수수 시럽(HFCS: High Fructose Corn Syrup,

Glucose-Fructose Syrup, Isoglucose, 이하 HFCS)'의 사용 증가는 다소 우려할 만한 수준이다.

HFCS란 식품에 단맛을 내기 위하여 사용되는, 포도당과 과당의 혼합액으로 구성된 첨가물로, 한국에서는 '결정과당'(과당 100%), '액상과당'(과당 50% 내외), '포도당 시럽'(과당 일부 함유) 등으로 표기되다, 언제부터인가 액상과당의 문제점들이 제기되기 시작하자 이제는 '기타과당' 등으로 표기하고 있다. 마찬가지로 영어 표현도 마치 HFCS가 아닌 것처럼 Maize syrup, Glucose syrup, Tapioca syrup, Fruit fructose, Crystalline fructose, Corn syrup 등으로 표현하고 있다.

흔하게 조청(造淸), 즉 물엿을 Corn syrup으로 표기하여 액상과당과의 구별을 혼란스럽게 만드는 경우가 많은데, 이는 엄연히 잘못된 것으로, 조청이란 '포도당+포도당'으로 이루어진 이탄당의 맥아당을 의미한다. 즉, 과당이 들어 있지 않다.(그림 7)

그림 7

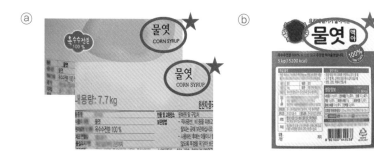

ⓐ 흔하게 조청인 물엿을 **Corn syrup**이라고 번역하여, HFCS(High Fructose **Corn Syrup**)와 혼동을 일으키는 경우가 많다.(빨간색 별표)

ⓑ 그러나 물엿이란 맥아당으로 이루어져 있으며, 위 그림에서 물엿 옆에 '맥아'라고 병기된 것을 볼 수 있다.(파란색 별표)

HFCS는 설탕에 비교하여 당도가 높은 과당(약 1.6)과 당도가 낮은 포도당(약 0.6)으로 구성되는데, 'HFCS 55'라 하면 시럽 안에 과당이 55%인 액상과당을 의미하며, HFCS 55 기준 설탕과 거의 당도가 유사한데, 그 이하라면 설탕보다 당도가 다소 낮고 이상이라면 설탕보다 다소 높은 식이다.

HFCS의 제조는 다당류인 녹말을 가수분해하여 포도당을 만들고, 그 포도당 일부를 이성질화하여 과당을 만든 후 이들을 섞어서 제조하게 된다. 이때 굳이 포도당을 이성질화하여 과당을 만드는 이유는 과당이 포도당보다 훨씬 달기 때문이며, 또한 미국과 같은 나라에서는 엄청나게 과잉 생산이 되는 옥수수를 이용하여 싼 가격으로 설탕 이상의 당도를 얻을 수 있기 때문이다. 이런 관계로 액상과당은 우리가 먹고 있는 거의 대다수의 사탕, 과자, 주스, 청량음료, 소스, 드레싱, 케첩, 피자, 스낵, 빵 등에 쓰이고 있는 실정인데, 이에 더하여 설탕을 꺼리는 소비자들에게 '무설탕 제품'이라 선전해 놓고선 사실은 액상과당을 사용하는 경우가 많고, 커피숍 등에서 주는 정체불명의 시럽, 부지불식간에 먹게 되는 액상과당 범벅의 과자와 음료수 등은, 바이올린의 G 현만큼이나 우리를 슬프게 한다. 그러나 우리를 더욱더 슬프게 하는 것은 성분에 '액상과당'이라 당당하게 표기하면 될 것을 마치 액상과당이 아닌 것처럼 이 말, 저 말로 바꾸어 헷갈리게 만드는 상술인데, 정당하지 못하게 뒤통수 때리는 것과 무엇이 다를까 싶다. 뒤통수를 맞은 이가 바보일까?(헷갈린다!) 😊

아래에 액상과당이라 표기된 몇 가지 예와 더불어(그림 8) 마치 액상과당이 아닌 양 다른 말로 표기된 예 몇 가지를 들어 보았다.(그림 9)

그림 8

ⓐ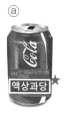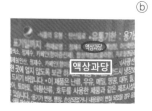

ⓑ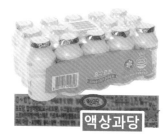

ⓒ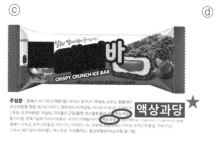

ⓓ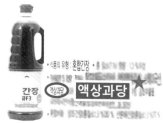

액상과당으로 표기된 몇 가지 예(빨간색과 파란색 별표)

ⓐ 많은 청량음료와 주스에서 액상과당이 사용되고 있는데, 대표적인 2종류의 콜라에서도 역시 액상과당이 사용되고 있음을 알 수 있다.

ⓑ 또한 요구르트에서도 사용되고 있고

ⓒ 흔하게 먹는 아이스바에서도 사용되고 있으며

ⓓ 심지어 간장에서도 사용되고 있음을 확인할 수 있다.

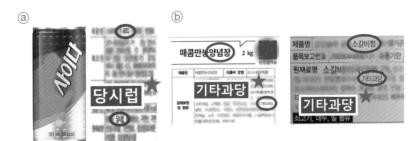

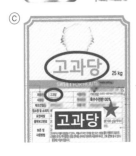
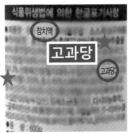
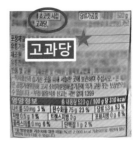

아마도 일부러 액상과당이 아닌 것처럼 표기된 몇 가지 예(파란색 별표)

ⓐ 사이다에 사용된 당시럽(?)의 정체는?

ⓑ 양념장과 소갈비찜에 사용된 기타과당(?)의 정체는?

ⓒ 고과당(?)의 정체는? 전부 다 '고과당 옥수수 시럽'을 완곡하게 표현한 것으로 보인다.(꼭꼭 숨어라, 머리카락 보인다.) 😛

이렇듯 어디에 HFCS가 들었는지를 숨기려는 꼼수는, 어릴 적 학교 앞에서 불량 식품을 팔던 이들보다 더 나쁜 상술이 아닐까?

하지만 이에 대한 반대 의견도 역시 존재하는데, 통상적으로 우리가 섭취하는 설탕(Sucrose)의 경우 '포도당+과당'이 1 대 1로 결합한 이당류이므로, 거의 비슷한 농도(50 대 55)의 과당을 포함하는 HFCS 55와 별반 다르지 않다는 주장이 있다. 그러므로 설탕보다 훨씬 싼 가격에 단맛을 제공하면서도 과당 농도는 유사하므로, 설탕과 크게 다르지 않다는 반론인 셈인데, 이에 더하여 HFCS의 식품첨가제로서의 사용은 안전하다는 FDA의 공식 발표도 있어 왔다.**6**

그러나 그럼에도 불구하고 마치 MSG 논란과 유사하게, HFCS의 유해성 논란은 끊이지 않는 실정이다.(그림 10)

그림 10

ⓐ
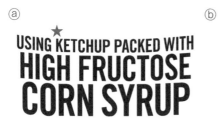

ⓑ

Carbohydrate		300g	375g
Dietary Fiber		25g	30g

INGREDIENTS: Biscuit crumb [wheat flour, sug
vegetable oil, salt, **high fructose corn syrup**, raisi
agent (sodium bicarbonate), emulsifier, cinnamo
cream, Neufchatel cheese (16%)[milk, cream, s₂
vegetable gum (410), lactic acid, starter cultur

ⓒ ⓓ ⓔ
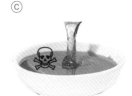
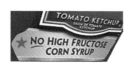
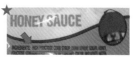

HFCS는 단맛을 내기 위하여 ⓐ 케첩 ⓑ 비스킷을 포함하여 식품 전반에 광범위하게 사용되고 있다. 그러나 ⓒ HFCS의 유해성 논란이 계속되자 ⓓ 아예 HFCS를 쓰지 않는다고 표시하거나 ⓔ Honey sauce 등으로 다르게 표기하여 마치 HFCS가 아닌 것처럼 위장하는 경우가 증가하고 있다.

돌이켜 보면 현대 인류는 지난 수십 년 동안, 과거 어떤 시대의 인류도 먹어 보지 못했던 엄청난 양의 과당을 섭취하고 있는데, 이렇듯 과당을 비롯한 탄수화물의 과다 섭취는 최초의 인류 유전자 설계 당시에는 전혀 예상치 못했던 일로, 추정컨대 바로 이런 이유로 현대 인류에게서 여러 대사성 질환이 출현하는 것으로 보인다. 지금 생각해 보면 아찔한 일이지만, 과거 트랜스 지방도 참으로 맛있게 먹어 오지 않았던가? 역시 몸에 안 좋은 것은 맛있는 법이다.

어찌 되었든 현대 인류에 있어 설탕과 액상과당에 의한 과당의 과잉 섭취는, 과거 인류는 누려 보지 못했던 호사임에도 불구하고, 이는 ATP 소모에 의한 요산 생성 증가를 가져온다는 것 또한 분명한 사실이다. 단맛(甘味, Sweetness)의 배신이라 할 만한데, 구밀복검(口蜜腹劍)이라는 말을 이런 때에 쓸 수 있지 않을까? 아니면 과도(過度)하게 섭취한다고 해서 과당(過糖)이라는 이름이 붙은 것일까? 😁

결가지와 샛가지 VI

커피(Coffee)와 카페인(Caffeine)

앞서 잠깐 살펴본 바와 같이 Caffeine이란 그 어원[Café(=Coffee)+~ine(Basic alkaloids를 의미하는 접미사)]에서 보듯, 커피에 포함되어 있는 염기성 알칼로이드 물질을 의미하며, 커피뿐만이 아니라 코코아나 차나무 등 30여 종의 식물에서도 발견된다. 그 구조식을 살펴보게 되면, Purines에서 공통적으로 갖고 있는 오각형과 육각형 링을 기본 골격으로 갖고 있는 퓨린의 하나임을 알 수 있는데, 그 구조식이 Xanthine에 Methyl기가 붙어 있는 형태이므로 Methylxanthine 계열로 분류된다.(그림 11)

그림 11

ⓐ ⓑ ⓒ

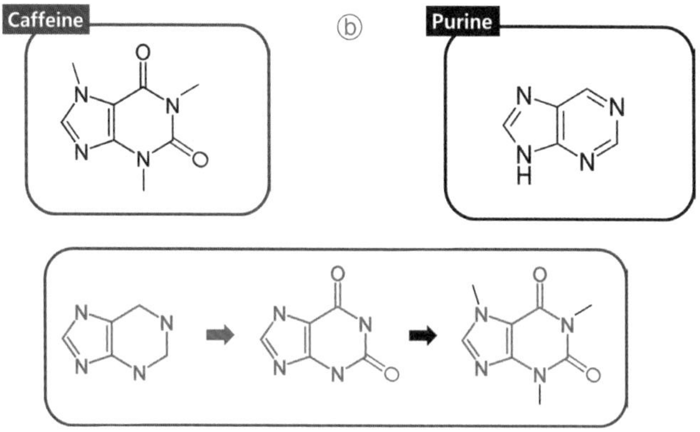

ⓐ 카페인의 구조식 ⓑ 퓨린의 오각형, 육각형 링 구조
ⓒ 카페인의 구조식을 살펴보게 되면, 기본 퓨린의 링 구조에(빨간

카페인을 비롯하여, 초콜릿 등에 들어 있는 Theobromine이나, 만성 폐쇄성 폐 질환(COPD), 천식 등 호흡기 질환의 치료에 사용되는 Theophylline 등도 퓨린 계열에 속하는데, 이들 Xanthine family를 포함하여 Purines의 구조식과 관계를 다시 한번 정리하여 보면 그림 12와 같다.

그림 12

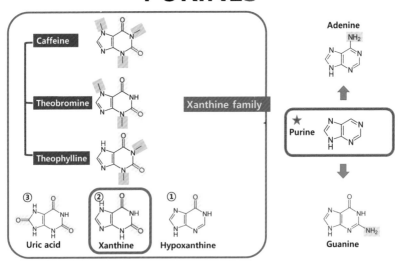

PURINES

오른편의 퓨린의 기본 골격(빨간색 테두리와 별표)에서 시작하여, 아미노기(NH₂, 회색 바탕)가 육각형 링의 위에 붙으면 Adenine,

그렇지 않고 이 부분에 산소가 붙으면서 아미노기(NH_2, 회색 바탕)가 오른쪽 아래에 붙으면 Guanine이 된다. 왼쪽 하단을 살펴보면 Guanine에서 아미노기(NH_2, 회색 바탕)가 제거되면 ① Hypoxanthine, Hypoxanthine에서 오른쪽 아래에 산소가 하나 더 붙으면 ② Xanthine, Xanthine의 오각형 링에 산소가 하나 더 붙으면 ③ Uric acid로 변하는 것을 알 수 있다.(산소는 노란색 바탕으로 표시하였다.) 한편 Xanthine의 구조식에 잔가지처럼 Methyl기 2개가 붙으면 그 위치에 따라 Theophylline, Theobromine, 3개가 붙으면 Caffeine의 구조가 된다.(Methyl기는 분홍색 바탕으로 표시하였다.)

이와 같이 이들 물질의 구조식과 그 관계를 다시 한번 살펴보고 있노라면, 그 유명한 '카페인이 퓨린이었다'는 점에 말할 수 없는 섭섭함이 느껴지는데, 왜냐하면 지금까지 매일 수차례 마셔 왔던 그 커피가 바로 내 몸의 퓨린 농도를 올려 왔고, 이로 인해 내 몸의 요산 농도가 올라간 것 아니었던가 하는 '커피색 배신감' 때문이다. 커피! 네가 내 발을 아프게 하는 주범이었구나? 그렇지? 솔직히 말해 봐![브루투스, 너마저?(라틴어: Et tu, Brute?)]

자, 자, 그러나 너무 흥분하지 말고, 결론부터 말해 보면 아직 여러 논란이 있지만 현재까지의 잠정적인 판단은 대체적으로 커피는 요산 농도를 내리는 것으로 알려져 있다. 그러므로 적당량의 커피 섭취는 전혀 문제가 되지 않는다.[7] [8]

어떻게 이런 일이 가능한 것일까? 화학 구조식에서 보면 카페인이란 분명히 퓨린이므로, 커피를 마시는 것은 바로 퓨린을 들이붓는 것인데, 어떻게 커피가 요산 농도를 내린다는 말인가?

먼저 카페인의 대사와 배설 과정에 대한 이해가 필요하다. 먼저 카페인은 간에서 Cytochrome P450 oxidase enzyme system(특히

CYP1A2 isozyme)에 의해 Methyl기가 하나씩 제거되면서 분해되는데 (Demethylation) 그림 13에서 보듯 카페인 구조식에서 어느 Methyl기 가 제거되는가에 따라 Dimethylxanthines인, Paraxanthine(84%), Theobromine(12%), Theophylline(4%)으로 크게 분해되며(그림 13-a) 이후 여러 대사물질로 재분해되어 요로 배설되게 된다.(그림 13-b)

그림 13

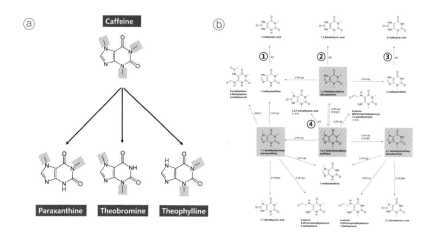

ⓐ 카페인의 분해. 3개의 Methyl기(분홍색)를 가진 카페인에 서 Methyl기가 하나 떨어지면서 2개의 Methyl기를 가진 Paraxanthine, Theobromine, Theophylline으로 크게 분해된 다.

ⓑ 카페인의 최종 분해와 배설 과정. 카페인(회색 바탕)은 크게 Paraxanthine, Theobromine, Theophylline(분홍색 바탕)으로 분해된 후, 다시 복잡한 여러 물질로 대사되어 요로 배설되게 된다. 이러한 최종 분해 과정에 XO(Xanthine Oxidase, ①, ②, ③, ④)가 사용되고 있음에 유의할 것.

그러나 이때 매우 흥미로운 점은 이러한 최종 대사 과정에 XO(Xanthine

Oxidase)가 관여한다는 사실로, 그림 13-b의 ①, ②, ③, ④에서 확인해 볼 수 있다.

그렇다면 아하! 이렇게 이해해 볼 수 있지 않을까? Caffeine은 분명 퓨린이 맞고, 커피 자체가 Purines rich diet임에 분명하다. 그러나 분명한 것은 이러한 Purines rich diet가 반드시 요산 농도를 올리는 것이 아니라는 사실이다. 통풍 치료제인 Allopurinol 역시 퓨린이 아니었던가? Allopurinol의 약리 효과를 다시 한번 살펴보면 Allopurinol의 대사 물질인 Oxipurinol이 Xanthine oxidase에 경쟁적 억제자(Competitive antagonist)로 작용하여 요산 생성을 억제함으로써 그 효과를 나타냈다. 이처럼 커피의 카페인도 섭취 당시에는 분명 퓨린을 먹는 것이 확실하나 여러 물질로 분해되는 대사 과정에서 마치 Oxipurinol의 효과처럼 Xanthine oxidase를 경쟁적 억제하여, 오히려 요산 농도를 낮추는 효과를 나타낸 것이었다.

결론: 보이는 것이 다가 아니고, 먹는 것이 다가 아니다.

바로 이 대목에서 우리는 매우 중요한 사실 하나를 깨닫게 된다. Purines rich diet를 먹는다고 해서 반드시 내 몸의 요산 농도가 올라가는 것이 아니라는 점이다. 오히려 어떤 Purines은 Xanthine oxidase에 경쟁적 억제자(Competitive antagonist)로 작용하여 요산 생성을 억제할 수도 있다는 사실이다. 통풍 치료제인 Allopurinol 자체가 퓨린이라는 사실을 상기하여 보자. 그러므로 Purines rich diet라고 해서 무조건 피하고 조절할 것이 아니라, 통계적으로 유의한 임상 결과와 과학적 근거에 기반한 판단이 반드시 필요하다. 특히나 천연물이나 혼합물일 경우 더욱 그러한데, 그렇다면 도대체 어떤 퓨린을 먹어야 한다는 말인가?

죽는 날까지 하늘을 우러러 발꼬락의 고통(痛)이 없기를,

잎새에 이는 바람(風)에도 나는 괴로워했다.

오늘 밤에도 퓨린이 바람에 스치운다.

그림 14

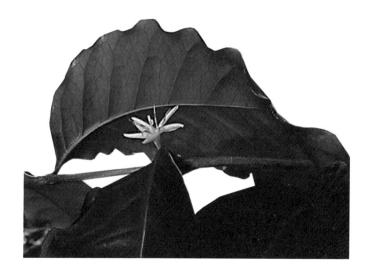

필자의 베란다 화분에 피어난 하얀 커피꽃

한 송이의 커피꽃을 피우기 위해 봄부터 소쩍새는 그렇게 울었나 보다.

그리고 내게는 잠도 오지 않았나 보다.(발꼬락이 아파서?)

약어 색인

- ADH: Alcohol DeHydrogenase
- AMP: Adenosine MonoPhosphate
- ATP: Adenosine TriPhosphate
- DHA: DocosaHexaenoic Acid
- DNA: DeoxyriboNucleic Acid
- GMP: Guanosine MonoPhosphate
- HFCS: High Fructose Corn Syrup
- LDH: Lactate DeHydrogenase
- NAD: Nicotinamide Adenine Dinucleotide
- PPi: inorganic PyroPhosphate
- RNA: RiboNucleic Acid
- ULT: Urate Lowering Therapy
- URAT1: URAte Transporter 1
- XO: Xanthine Oxidase

참고 문헌

[1] Yamamoto, T., Y. Moriwaki, and S. Takahashi, Effect of ethanol on metabolism of purine bases (hypoxanthine, xanthine, and uric acid). Clinica Chimica Acta, 2005. 356(1): p. 35-57.

[2] Lima, W.G., M.E.S. Martins-Santos, and V.E. Chaves, Uric acid as a modulator of glucose and lipid metabolism. Biochimie, 2015. 116: p. 17-23.

[3] Gibson, T., et al., Beer drinking and its effect on uric acid. Br J Rheumatol, 1984. 23(3): p. 203-9.

[4] Lee, Y.H., Measurement of Purine Contents in Korean Alcoholic Beverages. jrd, 2011. 18(1): p. 1-2.

[5] Lee, H.J. and J.Y. Cha, Recent insights into the role of ChREBP in intestinal fructose absorption and metabolism. BMB Rep, 2018. 51(9): p. 429-436.

[6] CFR - Code of Federal Regulations Title 21: Listing of Specific Substances Affirmed as GRAS. Sec. 184.1866. High fructose corn syrup (amended 1 April 2020).

[7] Shirai, Y., et al., Coffee Consumption Reduces Gout Risk

Independently of Serum Uric Acid Levels: Mendelian Randomization Analyses Across Ancestry Populations. ACR Open Rheumatol, 2022. 4(6): p. 534-539.

8. Park, K.Y., et al., Effects of coffee consumption on serum uric acid: systematic review and meta-analysis. Seminars in Arthritis and Rheumatism, 2016. 45(5): p. 580-586.

누군가 음식에
퓨린을 탄 것은 아닐까?

누군가 내가 먹는 음식에 퓨린을 탄 것은 아닐까? 누군가, 나도 몰래, 혹은 자기도 모르게, 무지(無知)나 부지불식(不知不識)이나 미필적 고의(未必的 故意)에 의하여, 나를 통풍에 걸리게 만든 것은 아닐까? 그렇지 않고서야 왜 나만? 왜 통풍인만? 요산 농도가 높아지는가 말이다!

Ⅰ | 맛(味, Taste)과 조미료

맛(味, Taste)이란 무엇일까?

받는 걸까? 주는 걸까? 받을 땐 꿈속 같고, 줄 때는 안타까워.♬♪🎵

현재까지 맛으로 인정받는 경우는 단맛, 짠맛, 신맛, 쓴맛, 그리고 제5의 맛으로 알려진 감칠맛이 있다. 이번 장에서는 그중에서도 감칠맛을 내는 조미료에 초점을 맞추어 살펴보도록 하겠다.

1. 아미노산계 조미료
[또는1세대 조미료, 발효 조미료, MSG(MonoSodium Glutamate)]

감칠맛(Savory taste, Umami, うまみ, 旨み, 우마미)은 1908년 이케다 기쿠나에(池田菊苗)에 의해 처음 발견되었는데, 어느 날 부인이 끓여 준(부럽다!) 다시마(곤포, 昆布) 국물 맛이 너무 좋아 그 성분을 분석한 뒤, 이는 단백질이 분해되어 만들어진 아미노산 중 이온화된 '글루탐산(Glutamic acid)'에 의한 맛임을 알게 되었다. 이후 이 Glutamic acid의 염(鹽,

Salt) 중에서 가장 용해가 잘 되며 맛이 좋고 결정이 쉽게 만들어지는 MSG[MonoSodium Glutamate, 글루탐산(일)나트륨, 이하 MSG]를 흰색 분말의 형태로 만드는 데에 성공하여, 세계 최초의 MSG 조미료인 '아지노모토(味の素, あじのもと, AJI-NO-MOTO®, 일본어로 '맛의 요소' 혹은 '맛의 본질'을 의미)'의 상업화가 이루어지게 되었다.(나중엔 회사 이름까지도 '아지노모토'로 바뀌게 된다.) 드디어 또 다른 판도라의 상자가 열린 것이다.(그림 1)

그림 1

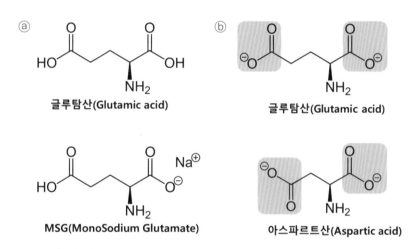

ⓐ 아미노산의 하나인 글루탐산과 이의 Salt 형태인 MSG (MonoSodium Glutamate)

ⓑ 글루탐산의 구조식을 살펴보면, 대개의 아미노산과는 달리 양쪽에 카르복실기(COOH, 분홍색 표시)를 가지고 있으며(Dicarboxylic acid) 이온화될 경우 음전하를 띠게 된다. 이와 유사한 아미노산으로 아스파르트산이 있는데, 탄소가 하나 적을 뿐 양쪽에 카르복실기를 가지고 있다는 점과 이온화될 경우 음전하를 띤다는 공통점을 가진다. 이렇게 음전하를 띤 곁가지(Electrically negative charged side chain)를 양쪽으로 가진 글루탐산과 아스파르트산은 감칠맛을 낸다는 공통점을 가진다.[맛을 느끼는 미뢰를 양쪽의 음전하로 2번 자극해서일까? '광어(廣魚) 생각!']

당시 일제강점기였던 한반도에서도 엄청난 인기를 끌었으며, 해방 전까지 우리 국민들의 입맛을 사로잡는 조미료로 자리 잡았다. 그러나 해방 후 아지노모토를 구하는 것이 어려워지자, 50년대 중반 현 대상그룹의 임대홍 창업주가 일본에서 글루탐산 제조법을 배워 와 한국에서 조미료 '미원(味元)'을 출시하게 되었다. 이때 '味+元'을 일본어로 읽게 되면 'あじ(아지, 味)+もと(모토, 元)', 즉 '아지모토'로, 이는 당연히 '아지노모토'를 의식한 것인데, 味の素(あじのもと, 아지노모토)에서 '素(もと, 모토)'를 일본어로 음이 같은 '元(もと, 모토)' 자로 바꾼 것이다. 즉, 아지노모토(あじのもと)와 아지모토(あじもと)의 차이로, 해방된 지 얼마 안 된 시점이므로 대다수 한국인이 '아지노모토'라는 제품을 알고 있었던 터라, 자연스레 '아지노모토' 수요를 미원이 대체하게 되었다. 사족으로 경상도 지역에서 '아지'라고 부르는 생선인 전갱이는 일본어로도 あじ(鯵, 아지)라 부르는데, 생선의 비린내를 의미하기도 하지만 전갱이가 너무 맛있어서 味(あじ, 아지)를 의미하는 '아지'라는 이름이 붙여졌다 한다.(믿거나 말거나. ㅎ) 또 다른 사족으로 '맛소금'의 약자가 'MSG'라는 농담도 있다.(그림 2)

그림 2

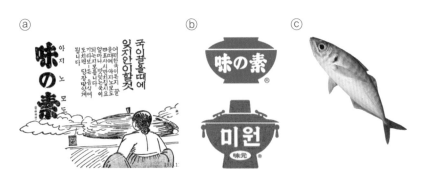

ⓐ 일제강점기 시절 신문에 게재된 아지노모토 선전 광고. 살짝 문

구를 읽어 보면 '국이끓을때에 잊지안이할것. 어떠한국이든지 끓을때에~ (중략) 얼마나 맛잇는국이 되는지모릅니다. 기타 모든 음식에도치면 당장맛잇게 됩니다. 아지노모도'

ⓑ 과거 아지노모토와 미원 로고의 비교. 상표도 상당히 유사함을 알 수 있다.

ⓒ 전갱이(Jack mackerel, あじ, 아지). 고등어와 유사하게 생겼으나 무늬가 연하고 꼬리 부분의 비늘이 거칠다. 일본인들은 전갱이를 회로 먹기도 한다.

한편 단언컨대, MSG는 인체에 전혀 유해하지 않으며, 이에 대하여서는 더 이상의 논란 여지가 없다. 우리 몸의 일부이고, 우리가 섭취하는 단백질의 구성 성분인 글루탐산이 어떻게 몸에 유해할 수 있단 말인가? 그러나 광우병 괴담처럼 거품을 물고 선전, 선동을 업으로 삼는 분들과 그에 부화뇌동하는 무지한 분들에 의해 아직도 끝없이 회자되고 있는 실정이다. 또 어떤 이들은 '화학조미료'라는 말에 혹하여 '유해 화학물질'로 인식하는 경향마저 있어 안타까울 따름이다.

이에 MSG의 안전성에 대하여 몇 가지 정리하여 보면 다음과 같다.

- 1995년 미국 식품의약국(FDA, Food and Drug Administration)은 MSG에 대해 '현재 조미료로 사용하고 있는 수준에서 인체에 해를 준다는 증거나 이유는 없다'고 밝혔으며, 한국의 식약처도 2010년 'MSG는 평생 섭취해도 안전하다'는 공식 입장을 발표한 바 있고, 전 세계적으로 MSG 사용을 금지한 나라는 미얀마를 제외하고는 없다고 한다.
- 현재 MSG 제조는 글루탐산을 생산하는 세균인 Corynebacterium glutamicum을 이용하여 사탕수수 당액(Cane juice)이나 당밀(Molasses)을 발효시켜 얻는다. 식초나 요구르트, 술을 만드는 방법과

크게 다르지 않다. 무슨 석유 같은 것으로부터 화학적으로 합성해 내는 것이 아님에도 불구하고 끝까지 MSG는 '화학조미료'라 부르는 그 무지에 바탕을 둔 자신감은 도대체 어디서 나오는 것일까? MSG의 정식 표기 역시 '화학적 합성품'에서 '향미증진제'로 변경됐다.(식품의 약품안전처 고시 제2016-32호, 2018년 1월 1일) 오히려 대다수 가정에서 항상 맛있게 먹고 있는 '산분해 간장'을 '화학 간장'이라 하는 게 맞을 듯하다.

- MSG라는 단어가 영어로 되어 있기도 하거니와, 무조건 화학물질은 기피해야 한다고 믿는 주부들이, 정작 MSG의 원료인 다시마를 이용해 맛있는 국물을 만들려고 애쓰는 모습은 조금 애처롭게 보이기도 한다. 풀과 나무순을 채취하면서 '이 풀이 혈압에 좋고, 당뇨에 좋고, 무릎 아픈 데 좋고…'와 같은 방송국 프로와 무엇이 다를까? 현대판 《본초강목(本草綱目)》이라 하겠다.

- 게다가 MSG가 포함되어 판매되는 고추장, 된장, 간장, 액젓, 굴소스, 사골 분말, 맛소금 등을 사용하면서 자신은 MSG를 사용하지 않는다고 강변하는 모습은, '손을 내밀기는 하되 이미 알아보려 하지 않는 듯한 태도를 취하는 것만큼, 그리고 염색한 머리임에도 다시 돋아나기 시작하는 하얀색만큼' 우리를 또다시 슬프게 한다.

한편 여담으로 미원(현 대상)과 미풍(현 CJ 제일제당)의 라이벌 경쟁은 70년대를 살아온 한국인이라면 누구나 기억하리라 생각하는데, 아시다시피 결과는 미풍의 완패로, 삼성그룹 창업주 고(故) 이병철 회장은 《호암자전(1986)》에서 '세상에서 내 맘대로 안 되는 세 가지. 자식 농사와 골프, 그리고 미원'이라고 회고한 바 있다. 이렇듯 1차전인 MSG 시장에서는 미원이 부동의 1위를 지켰지만, 뒤에 서술되는 핵산계 조미료 시장에서는 다시다(CJ 제일제당)에게 1위를 내어 주게 된다. 뒷날 삼성가의 이재용과 대상가의 임세령이 결혼함으로써, 두 집안의 화해가 이루어지는 듯했으나 2009년에 다시 협의 이혼하게 되는데, 인생지사 새옹지마(人生之事 塞翁之馬)라는 말(馬)이 이에 해당한다 하겠다.(그림 3)

그림 3

ⓐ

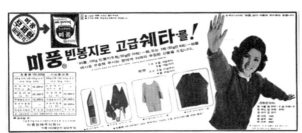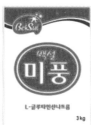

ⓑ

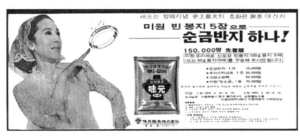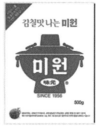

70년대 미풍과 미원의 과열 경쟁 광고
ⓐ 스웨터를 주거나 ⓑ 순금 반지를 준다고 광고하고 있다.

2. 핵산계 조미료(또는 2세대 조미료)

젊은 시절 1년간 서해의 외딴섬에서의 유배 생활을 할 수밖에 없었던 필자의 경우, 어쩔 수 없이 생존을 위해 내 손으로 뭔가를 만들어 먹을 수밖에 없었는데, 라면 외에 할 줄 아는 몇 안 되는 요리 중의 하나가 국수이며, 이 국수의 국물 맛을 내기 위해서는, 멸치나 다시마가 반드시 사용되어야 그 감칠맛과 시원함을 느끼게 된다는 것을, 젊은 나이에 일찍(?) 깨달을 수 있었다. 이와 유사하게 일본인들도 국물 요리 등에 반드시 사용되는 재료가 있으니 바로 가다랑어포(鰹節, かつおぶし, 가쓰오부시, Bonito Flakes)이다.

가다랑어(かつお, 가쓰오, 鰹, 堅魚, Skipjack tuna, Katsuwonus pelamis)는 고등어목 고등어과의 물고기로, 우리가 즐겨 먹는 참치 통조림의 주원료이기도 하며, 국내에서 참치액이라는 이름으로 파는 것 역시 가다랑어액인데, 일본인들의 경우에는 이 가다랑어를 찐 다음에 훈제를 하고 나서 건조, 발효 과정을 거쳐 사용하여 왔다. 그러나 건조된 가다랑어는 그 단단함이 나무 몽둥이 이상으로 딱딱하여, 칼로 써는 것조차도 힘들기 때문에 전용 대패를 이용하여 깎아 내게 되는데, 이때 나온 얇은 부스러기(톱밥?), 즉 가쓰오부시를 이용하여 많은 음식의 육수를 내는 데 사용하며, 때로는 해물로 만든 음식 위에 뿌리는 고명으로 사용하기도 한다.

우동은 물론이고 소바, 라멘 등 일본의 국물 요리 대다수에 가쓰오부시 육수가 사용된다고 봐도 될 정도이며, 각종 덮밥의 소스, 계란찜 등 이런저런 요리에도 감칠맛을 내는 용도로 사용하고 있는데, 한국 요리로 따져 본다면 우리의 멸치 육수에 해당할 정도로 흔하게 사용된다 할 수 있다.(그림 4)

그림 4

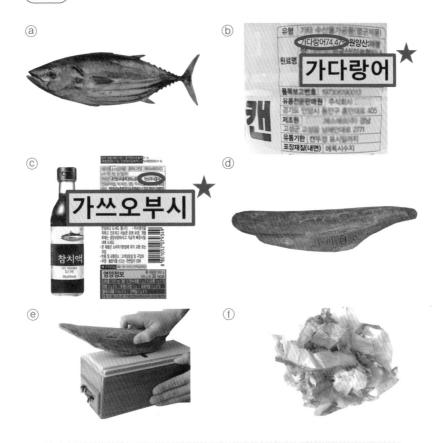

ⓐ 가다랑어(カツオ, 가쓰오). 보통 고등어보다 크고 뚱뚱한데, 배 쪽의 평행한 줄무늬가 특징적이다. 어릴 적 모친께서 '참치'라며 여러 번 구워 주신 기억이 난다.

ⓑ 한국인이 즐겨 먹는 참치 캔의 주원료인 가다랑어

ⓒ 참치액의 주원료도 역시 가쓰오부시이다.

ⓓ 건조, 발효된 가다랑어

ⓔ 건조된 가다랑어는 너무 단단하여 전용 대패를 이용, 깎아 내어 사용하게 된다.

ⓕ 대패로 깎아 낸 가쓰오부시(かつおぶし). 특히 곰팡이로 발효된 것을 혼카레부시(本枯節)라 한다.

특히 곰팡이의 일종인 Aspergillus glaucus(누룩곰팡이의 일종이다.)로 발효된 경우에는 그 감칠맛이 더한데, 이러한 가쓰오부시의 독특한 감칠맛은 바로 높은 IMP(Inosine MonoPhosphate) 함량 때문이다. 이러한 가쓰오부시로 만들어진 조미료가 1970년 일본 아지노모토社(최초로 MSG 조미료를 생산한 그 회사)에서 출시한 혼다시(ほんだし)이다. 일본어로 ほん(혼, 本)은 '본래, 진짜'의 의미를 가지며, だし(다시, 出し, だし汁じる의 준말)는 '出汁(나온 즙)'을 의미하므로, '진짜 즙', '본래의 진국', '최고의 국물' 등을 의미하는 말이라 하겠다. 우리말에서도 '다시'는 멸치, 다시마, 조개 따위를 우려내어 맛을 낸 국물을 의미하지 않던가? 하여튼 아지노모토社는 1세대 MSG에 이어, 2세대 핵산계 조미료도 제일 먼저 출시한 셈이 된다. 이어 한국에서도 이 혼다시를 참고하여 1975년도에 최초의 핵산계 조미료인 다시다(제일제당)가 개발되게 된다.(그림 5)

그림 5

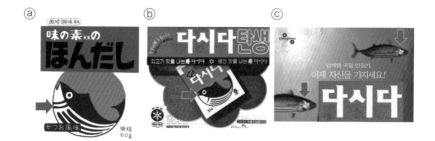

ⓐ ⓑ ⓒ

출시 당시의 포장 그림

ⓐ 혼다시의 포장

ⓑ 초기 다시다(제일제당)의 포장. 혼다시의 가다랑어 그림과 다시
  다의 가다랑어 그림이 거의 유사함을 알 수 있다.(파란색 화살표)

ⓒ 다시다의 또 다른 초기 광고. 배경에 나오는 물고기는 가다랑어
  이다.(파란색 화살표)

그렇다면 통풍에 관한 책에서 왜 갑자기 조미료 이야기를 하게 된 걸까? 아마도 눈치를 채셨는지 모르겠지만, 그것은 바로 MSG를 비롯한 아미노산에서도 감칠맛이 나지만, 우리 통풍의 주원인인 핵산에서도 감칠맛이 나기 때문인데, 대표적인 것이 바로 IMP(☞ Sodium Inosinate, 이노신산나트륨, IMP의 염 형태로 상품화), AMP, GMP(☞ Sodium Guanylate, 구아닐산나트륨, GMP의 염 형태로 상품화)이다. 다시 말하면 우리가 느끼는 감칠맛은 크게 2개, 즉 ① 다시마에 있는 아미노산, 즉 Glutamic acid에서 오는 감칠맛과 ② 가다랑어, 조개 등에 풍부한 IMP 또는 AMP, 그리고 버섯에 풍부한 GMP에서 오는 감칠맛으로 나뉜다는 것이다.(그림 6)

그림 6

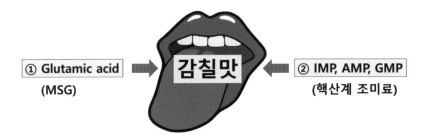

감칠맛은 ① 아미노산인 Glutamic acid에서 오는 것(MSG 조미료)과 ② IMP, AMP, GMP 등에서 오는 것(핵산계 조미료)으로 나눌 수 있다.

77년도 모 신문사에 실린 기사를 일부 인용하여 보면,

"제일제당이 국내 최초로 우리 기술진에 의해 「이노신」산 「소다」·「구아닐」산 「소다」 등 2종의 핵산계 조미료 개발에 성공, 지난 10월 29일 자로 당국에 특허를 출현했다. 「제3의 맛」으로 불리는 핵산계

> 조미료의 개발은 일본에 이어 세계에서 두 번째다. (중략) 새로 개발
> 된 「이노신」산 「소다」와 「구아닐」산 「소다」는 다시마 맛에서 추출한
> 「글루타민」산 「소다」와는 달리 쇠고기와 송이버섯을 삶아 우려낸 진
> 미에 근원을 두고 있으며 맛의 강도도 현재 시판되는 조미료보다 30
> ~80배나 되는 획기적인 조미료다."

라는 내용이 있다.

글루탐산소다(MonoSodium Glutamate)를 「글루타민(Glutamine)」산
「소다」라고 잘못 서술하고 있다. 으미~, 챙피~ 글루탐산(Glutamic
acid)과 글루타민(Glutamine)은 엄연히 다른 아미노산이다.

위 기사 내용을 보면 당시에는 특허를 출원할 정도로 획기적인 개발이
라 평가하고 있으나, 사실 이러한 '핵산계 조미료'라는 것은, '고농축으로
정제된 퓨린'을 먹는 음식에 뿌려 대는 행위와 다를 바 없는 것인데, 이에
대해 좀 더 살펴보면 다음과 같다.

앞서 여러 번 살펴본 바와 같이 IMP, GMP란 DNA, RNA, ATP 등의
분해 산물이다. 그러므로 뒤집어 말하면 DNA, RNA, ATP 등이 우리에
게 감칠맛을 제공했다는 것이며, 이는 DNA, RNA, ATP(또는 그 분해 산물)
도 먹으면 맛이 난다는 것을 의미한다. 그것도 감칠맛이!

그런데 감칠맛을 얻기 위하여 인류가 개발한 핵산계 조미료라는 것
은 결국 이들의 분해 산물인 IMP, GMP를 농축한 것이다. 그렇다면
이 IMP, GMP가 무엇이었던가? 이 IMP, GMP란 Adenine(Inosine)과
Guanine의 Nucleobase ring, 즉 Purine ring을 가진 Nucleotide가 아

니었던가? 그러므로 이렇게 감칠맛을 얻기 위해 뿌려 댄 퓨린 조미료는, 어찌 되었든 결국에는 요산으로 대사가 되게 되므로, 이는 당연히 우리 몸의 혈중 요산 농도를 급격히 올리게 된다.(그림 7)

그림 7

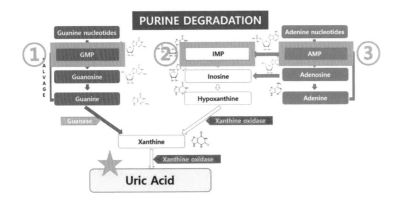

이전 인용한 바 있는 퓨린 분해 과정을 GMP, IMP, AMP에 중점을 두어 다시 한번 그려 보았다. 우리가 사용하고 있는 핵산계 조미료란 ① GMP ② IMP ③ AMP(각각 녹색으로 표시)의 퓨린 조미료로, 결국엔 요산(녹색 별표)으로 분해되어, 혈중 요산 농도를 올리게 된다.

한마디로 '핵산계 조미료'라는 것은 '퓨린 조미료'이며, '요산 조미료'라는 뜻이다.

오, 님아! 그렇다면 까다롭게 음식을 가려 먹으며 온갖 정성을 쏟아 대고, 약물로 ULT까지 하면서 혈중 요산 농도를 관리하여 왔는데, 알고 보니 맛집에서 뿌려 대는 핵산계 조미료가, 먹방에서 맛있게 먹어 대던 감칠맛 요리가, 점심때 사 먹었던 그 진한 육수 국물이, 마눌님한테 눈치를 받아 가며 얻어먹던 반찬과 국이, 바로 나의 요산 농도를 올리는 주범이었다는 말인가? 그렇지 않은가? 도대체 지금까지 나는? 우리는? 무엇을 먹어 왔다는 말인가?

단도직입적으로 IMP, GMP란 결국 요산이 되는 물질인데, 아예 음식에 독약을 타듯 그냥 퓨린을 음식에 부어 대면서 먹어 왔다는 것이구나! 이제는 뒤통수 정도가 아니라, 등에 칼이 꽂히는 듯한 배신감이 느껴진다. 이래서 십 리도 못 가서 발병이 났던 거였는데, 나를 버리고 가시는 님만을 원망하여 왔으니…. 아무리 청사초롱에 불을 밝힌들, 발병 난 낭군이 다시 돌아오겠는가? 한 많은 아리랑 고개♬~♪(그림 8)

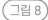

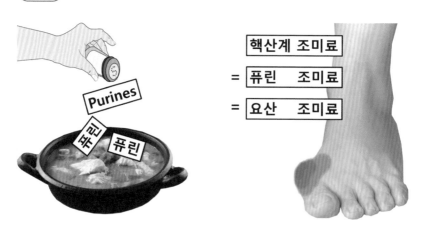

'핵산계 조미료'란 '퓨린 조미료'이며 '요산 조미료'이다.

3. 종합(복합)조미료[=MSG+핵산계 조미료]

한편 MSG에 IMP와 GMP를 함께 쓰면 맛의 상승 작용을 일으켜 훨씬 더 시원한 국물 맛을 낼 수 있는데, MSG 국물에 고기나 조개(IMP), 버섯(GMP)을 같이 넣고 끓인 찌개나 전골류 음식이 맛있는 이유가 바로 여기에 있다.

일례로 MSG와 IMP가 1:1로 만나면 감칠맛이 원래보다 7배까지 증폭된다 한다. 그러므로 다시마(MSG) 국물을 낼 때 IMP가 풍부한 가쓰오부시나 멸치를 넣게 되면 찐한 국물 요리가 만들어지게 되는 것이다.

GMP의 경우엔 더욱 강력한데, MSG와 GMP가 1:1로 혼합되면 그 감칠맛이 무려 30배나 증폭된다 한다. 그러므로 버섯 자체로는 별다른 맛이 없음에도 불구하고, 국물 요리에 버섯을 넣게 되면 천상의 육수가 만들어졌던 것이다. 사실 핵산계 조미료는 자체의 감칠맛보다는 글루탐산과 만났을 때의 상승효과에 더 큰 의미가 있다.

이런 관계로 현대 인류는 극도의 맛의 쾌락을 얻기 위하여, 핵산만을 사용한 단독 조미료보다는, IMP와 GMP를 용해한 후 이 두 물질을 MSG에 코팅하여, 일명 '핵산복합조미료'라는 이름으로 사용하여 왔다. 즉, 핵산복합조미료=MSG+(IMP, GMP)+α라고 정리할 수 있다.(설명을 위하여 핵산계 조미료와 복합조미료를 구분하였을 뿐, 대다수의 핵산계 조미료는 핵산복합조미료 형태로 판매되고 있다.)

이러한 Glutamic acid(혹은 MSG)+IMP(혹은 핵산계 조미료)에 의한 감칠맛의 상승효과는, 이미 오래전부터 요리사들은 경험적으로 알고 있었는데, 진한 국물을 낼 때 국가별로 그 재료가 다를 뿐 기본적인 원리는 거의 동일하다. 예를 들어 우리나라는 '다시마+멸치'를 같이 쓰고, 일본은 '다시마+가쓰오부시', 중국은 '채소+닭 뼈', 서양은 '채소+소고기 사태'의 조합을 쓴다.(그림 9)

그림 9

	Glutamic acid	IMP	GMP
한국	다시마	멸치	
일본	다시마	가쓰오부시	버섯
중국	배추, 파	닭 뼈	
서양	양파, 당근, 샐러리	소고기 사태	

국가별로 맛있는 국물을 내는 식재료들의 조합 예

위 그림에서 보듯 맛있는 국물이란 결국은 'Glutamic acid+(IMP, GMP)'의 조합이며, 조미료로 따지자면 'MSG+핵산계 조미료'의 조합으로, 지금까지 먹어 왔던 그 맛있던 국물은 MSG로 맛을 낸 '퓨린탕(湯)'이거나, '요산탕(湯)'이었던 것이다. 이런 요산(妖酸)스러운 국물, 이런 만시지탕(晩時之湯) 같으니!

Ⅱ │ 국내 가공식품에서 조미료의 사용 현황

1. 문헌에 근거한 국내 가공식품에서 조미료의 사용 현황

한편 국내에서 제조, 판매되고 있는 412종의 가공식품에서 조미료의 사용 현황을 조사한 문헌에 따르면, 76종, 18.4%에서 MSG와 핵산계 조미료를 사용하고 있었는데, 이 중 MSG 단독 사용이 45종, 10.9%로 가장 많고, IMP, GMP를 혼합 사용한 경우는 27종, 6.6%였으며, MSG와 IMP, GMP를 혼합하여 사용한 경우는 1종, 0.2%, MSG와 IMP를 혼합하여 사용한 경우는 3종, 0.7%인 것으로 조사되었다.❶(표 1)

이 중에서 핵산조미료(핵산조미료 단독 또는 MSG와 같이 사용)가 사용된 식품 31종(①+②+③)의 종류별 분포를 보면, 라면이 55%로 절반이 넘으며, 국수 13%, 우동 7% 등의 순으로, 핵산조미료는 77.4%가 인스턴트 면류에서 사용되고 있음이 밝혀졌다. 이러한 결과는 MSG의 경우에는 비교적 다양한 종류에 사용되지만, 핵산조미료는 라면 및 국수와 같은 국물 음식의 감칠맛을 내기 위해 사용되고 있음을 보여 준다.(그림 10)

표 1

식품 첨가물	식품 수 (%)	
MSG	45 (10.9%)	
IMP, GMP 혼합물	27 (6.6%)	①
MSG & (IMP, GMP 혼합물)	1 (0.2%)	②
MSG & IMP	3 (0.7%)	③
합계	76 (18.4%)	

국내에서 제조, 판매되고 있는 가공식품에서 MSG와 핵산계 조미료의 사용 현황. ①, ②, ③은 핵산조미료 단독 또는 MSG와 같이 사용되는 것을 표시하였다.

그림 10

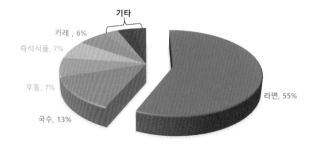

핵산조미료(핵산조미료 단독 또는 MSG와 같이 사용)가 사용된 식품의 종류와 현황. 주로 라면, 국수, 우동 등의 국물 음식에서 감칠맛을 내기 위해 사용됨을 보여 준다.(만두, 유부, 조미 식품 등은 기타로 분류하였다.)

이렇듯 감칠맛 국물 음식에서 핵산 조미료의 사용이 당연히 그리고 가장 많은 관계로, 통풍을 앓고 있는 모든 분은 가급적이면 라면, 국수, 우동 등의 면류는 피하길 권고드리고, 꼭 먹어야 할 때는 그 건더기만을 취하되, 수용성인 퓨린이 녹아 있는 국물만큼은 제발 들이키지 말기를 간곡히 부탁드려 본다.

2. 필자가 정리해 본 국내 가공식품에서 핵산계 조미료(5´-리보뉴클레오티드이나트륨)의 사용

이하 '5´-리보뉴클레오티드이나트륨'이란 IMP, AMP, GMP의 Sodium salt[나트륨 염(鹽)] 형태의 핵산계 조미료를 의미한다.

1) 라면

위의 문헌에 더하여 필자가 나름 수집, 정리해 본 자료에 따르면, 특히 라면에 있어서 핵산조미료의 사용은 심각한 수준이라 할 만하다. 배고프던 젊은 시절, 몇백 원의 행복이었던 그 라면의 배신이라니, 그냥 탄수화물인 줄 알았더니 이건 완전 '퓨린탕(湯)'이었구나! 양두구육(羊頭狗肉)과 뭐가 다르단 말인가?(그림 11)

그림 11

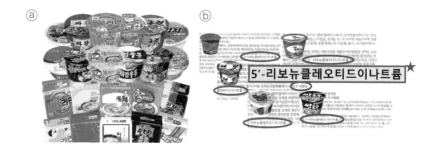

ⓐ 시중에 유통되고 있는 수많은 라면
ⓑ 라면 스프 성분을 자세히 살펴보게 되면 5´-리보뉴클레오티드이나트륨, 즉 핵산조미료=퓨린이 사용됨을 알 수 있다.

그러나 위 그림에서처럼 성분 표시에 '5′-리보뉴클레오티드이나트륨'이라고 명확하게 표기되어 있는 것은 그나마 나은 축에 속하는 경우이다. 왜냐하면 이러한 식품 첨가물을 'MSG'나 '5′-리보뉴클레오티드이나트륨'이라 표기하지 않고, '감칠맛조미분', '조미양념분', '향미증진제', '감칠맛인핸서', '시즈닝', '조미액', '조미식품', '지미 분말', '맛베이스', '감칠맛베이스', '조미양념베이스', '볶음향미분말', '발효복합분말', '복합양념'… 등 아리송하고 어정쩡한 회색빛의 단어로 표현하는 경우가 너무나도 많기 때문이다. 위에 나열한 이름들을 읽어 보고 또 읽어 보아도 도대체 무슨 성분으로 만들었다는 것인지 도통 알 수가 없다. 아마도 이는 MSG와 핵산계 조미료 사용에 대한 소비자들의 우려와 불신을 의도적으로 회피하려는 시도로 보이는데, 이렇게 말장난처럼 두리뭉실하고 불확실하게 표현된 성분 표시는, 제대로 된 성분 표시라 할 수 없으며 소비자들을 한 번 더 우롱하는 행위가 아니고 무엇이란 말인가? 이런 우롱~ 각시 같으니라고.(그림 12)

(그림 12)

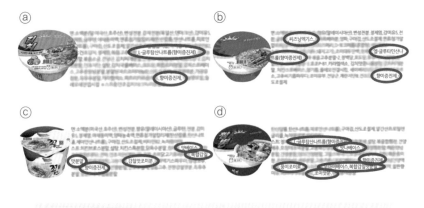

회색빛 성분 표시

ⓐ 'L-글루탐산나트륨(향미증진제)'이라 표시하고 나서 뒤에 또다시 '향미증진제'란 말이 나온다. 그렇다면 뒤의 '향미증진제'는 '5′-리보뉴클레오티드이나트륨'이라는 말인가? 아니라는 말인가? '5′-리보뉴클레오티드이나트륨(향미증진제)'라 표시하든가 아님 바로 '5′-리보뉴클레오티드이나트륨'이라 표시하는 것이 정확한 방법 아닐까?

ⓑ 마찬가지로 '엘-글루탐산나트륨(향미증진제)'이라 표시하고 나서 뒤에 또다시 '향미증진제' 표시가 나온다. 거기에 더하여 '씨즈닝엑기스'란 무엇을 말하는 것일까? 이렇게 엉뚱한 표시만을 계속 고집한다면, 이걸 읽는 필자 역시 '계절진국'처럼 엉터리로 해석해 버리고 싶은 충동을 느낀다.ㅎ

ⓒ '맛베이스'란 '맛의 기본'이란 뜻일까? 거기에 더해 '복합감칠맛분말', '감칠맛조미분', '향미증진제'는 서로 간에 무엇이 다르다는 것일까? 무엇 때문에 분명한 성분명과 정체를 적는 것을 두려워하느냐는 말이다. 숨기는 자, 감추는 자가 범인인 것이다.

ⓓ 마찬가지로 'L-글루탐산나트륨(향미증진제)'라 표시하고 나서 뒤에 또다시 '향미증진제' 표시가 나온다. 뒷부분으로 가게 되면 더더욱 가관인데, '맛나베이스', '풍미조미료', '우마미베이스', '복합감칠맛분말', '조미맛분'이란 도대체 무슨 성분을 넣었다는 말인가? 어떻게 법치 국가에서 이런 말장난이 성분 표시가 될 수 있으며, 무엇 때문에 계속 진실을 은폐하는 것일까? 그대들에게는 '불편한 진실'일 뿐이겠지만, 통풍인에게는 '하염없이 흘러내리는 눈물 같은 이슬비'인 것이다.

2) 우동과 어묵

5′-리보뉴클레오티드이나트륨은 라면뿐만 아니라 우동과 어묵에서도 흔하게 사용되고 있는데, 그 예를 살펴보자면 다음과 같다.(그림 13, 14)

그림 13

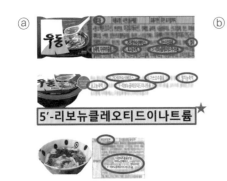
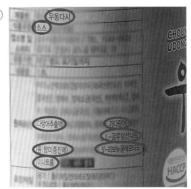

우동에 사용되고 있는 5′-리보뉴클레오티드이나트륨

ⓐ 3종류의 우동에서 가쓰오추출물, 멸치농축액, 그리고 5′-리보뉴클레오티드이나트륨이 공통적으로 사용되고 있음을 알 수 있다.

ⓑ 우동 국물을 내는 우동다시에서는 다랑어추출액과 더불어 MSG와 5′-리보뉴클레오티드이나트륨이 같이 사용되는 것을 보여 준다. 그렇다! 우동의 국물 맛이란 결국 5′-리보뉴클레오티드이나트륨의 맛이었던 것이다.

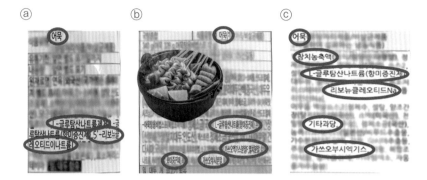

ⓐ　ⓑ　ⓒ

어묵에 사용되고 있는 5′-리보뉴클레오티드이나트륨

ⓐ MSG와 더불어 5′-리보뉴클레오티드이나트륨이 사용되고 있다.

ⓑ 다른 회사의 어묵. 'L-글루탐산나트륨(향미증진제)'라 표시하고 나서 뒤에 또다시 '향미증진제' 표시가 나오는 것으로 보아 뒤의 '향미증진제'는 5′-리보뉴클레오티드이나트륨으로 추정된다.

ⓒ 또 다른 회사의 어묵. 'L-글루탐산나트륨(향미증진제)'이 포함되어 있고, 뒤에 표시된 '리보뉴클레오티드Na'는 5′-리보뉴클레오티드이나트륨을 의미하는 것으로 보인다.(차라리 영어로 적고 말지, '리보뉴클레오티드Na'라는 엉터리 표기가 어디 있단 말인가? 거기다 '5′-'와 '이' 자는 어디로 간 걸까? 그래도 이 정도는 애교로 봐줄 만한데, 뒤에 더 끔찍한 엉터리 표기를 보여 드리도록 하겠다.) 특히 이 제품의 경우에는 참치농축액, 가쓰오부시엑기스를 같이 사용하고 있으므로, 진한 IMP 농도에 따른 찐한 퓨린의 맛에 천상의 감칠맛이 느껴질 것 같다. 거기에 더해 '기타과당'이라 표시한 것은 아마도 HFCS를 의미하는 것으로 보이는데, 이렇게 요산의 농도를 최고로 끌어 올리는 ① 5′-리보뉴클레오티드이나트륨, ② 가쓰오부시, ③ HFCS 3개의 조합을 다 함께 섞어서 끓인 어묵이란, Triple X급에 19금이라 할 만한데, 숨 막히는 극치감마저 느껴질 것 같다. 부럽다!ㅎ

3) 액젓과 참치액

한편 액젓류에 있어서 IMP 농도도 역시 우려할 만한데, 멸치액젓의 경우 인위적인 5′-리보뉴클레오티드이나트륨의 첨가는 보이지 않으나, 멸치 자체의 IMP 농도가 가다랑어에 버금갈 정도이기 때문이다.(그림 15-a) 그러나 참치액의 경우는 가다랑어 자체의 높은 IMP 함량에 더하여, 인위적으로 멸치와 가쓰오 성분 그리고 5′-리보뉴클레오티드이나트륨을 첨가하는 경우가 많아, 통풍을 앓고 있는 분들의 주의가 요망된다 하겠다.(그림 15-b)

그림 15

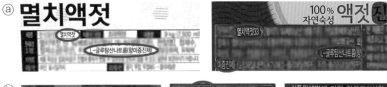

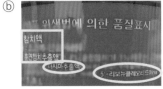 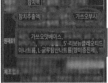 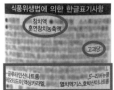

ⓐ 멸치액젓의 경우 MSG만 첨가되는 경우가 대다수이다.
ⓑ 3종류의 참치액의 성분 표시

그림 15-b를 좀 더 살펴보면, 첫 번째 제품의 경우 다시마추출액(MSG)에 '5′-리보뉴클레오티드이나트륨'이 첨가되어 있음을 보여 준다. 그러나 '5′-리보뉴클레오티드이나트륨'의 표기를 '5′-리보뉴클레오티드이na'라 적고 있는데, 앞서 언급한 대로 한글로 전부 적든지 아님 영어로 전

부 적었으면 될 것을, 이렇게 엉터리로 표시하는 경우가 어디 있단 말인가? 거기다 나트륨의 원소 기호는 'Na'로 첫 번째 글자를 대문자로 적어야 한다. 'na'라고 적은 사람은 도대체 어떤 분일까 궁금해지는데, 이 참치액을 많이 먹으면 이분처럼 엉뚱해질까 두렵다.(벌써부터 'na'를 '나'로 읽고 싶은, 참을 수 없는 충동을 느낀다.ㅎ) 두 번째 제품의 경우도 MSG와 5′-리보뉴클레오티드이나트륨이 첨가되었음을 보여 주는데, 여기에 더하여 '가쓰오부시'와 '가쓰오맛베이스(뭘까?)'가 사용되었다 하니, 대단한 IMP 농도를 가지리라 짐작된다. 마지막 제품의 경우도 MSG와 5′-리보뉴클레오티드이나트륨이 첨가되었음을 보여 주는데, 자세히 잘 읽어 보시길! '5′-리보뉴클레오티드이나트륨'이 아니라 '5′-리보뉴클레오티드이'라고만 적혀 있다. 뒤에 '~나트륨'을 빼먹은 것이다. 우째 이런 일이! 법령(식품위생법)으로 성분 표시를 하라고 했음에도 불구하고 이렇게 글자를 빼먹고 대충 적는 것은 불법(?) 행위 아닐까?ㅎ 이렇게 글자도 제대로 표시 못 하는 회사의 제품이라면 그 성분은 두말할 필요도 없을 텐데, 그렇다면 정신없기는 마찬가지지만 '5′-리보뉴클레오티드이na'라고 표기한 두 번째 회사의 제품이 그래도 더 나을 듯한 생각이 든다.(아무리 엉터리라도 na라고 적기는 했으니 말이다.♪♬) 자, 어찌 되었든 여기에 '고과당'을 첨가하였다 하는데, 이는 분명 HFCS가 의심되고…. 여기에 멸치엑기스까지 첨가하였으니까, IMP 농도를 최대로 올렸다는 것인데, 분명 이 참치액이야말로 최고 농도의 IMP를 가지며, 내 몸에 들어와서는 혈중 요산 농도를 최고로 끌어 올리리라 확신할 수 있겠다. 이 역시 Triple X급에 19금, Extasy라 할 만한데, 왠지 먹어 보고 싶은 충동을 느끼지 않는가?(禁斷의 퓨린?ㅎ) 👻

4) 소시지, 베이컨, 햄

이렇게 핵산계 조미료란 진한 감칠맛의 국물을 내기 위하여 사용되는 경우가 대다수이므로, "아~~♫" 하는 탄성이 나오는 인스턴트 국물 요리는 되도록 피하는 것이 가장 상책이라 하겠으나, 필자가 전혀 예상치 못한 음식들에서도 5′-리보뉴클레오티드이나트륨이 사용되고 있었는데, 그 대표적인 종류가 바로 소시지, 베이컨, 햄 등이다. 70년대 필자가 국민학교를 다니던 시절에는 도시락을 못 싸 오는 어려운 형편의 친구들은 점심시간이면 수돗가에 나가 물 한 모금으로 점심을 대신하였지만, 그래도 부모 잘 만난 친구들의 도시락에서는 소시지와 햄 반찬이 가득 들어 있었다. 그 친구 앞에서 강아지처럼 굽실대다 한 조각 얻어먹었을 때의 그 소시지와 햄 맛이란, 어린아이 두 팔 가득 벌린 정도의 행복으로 기억되는데, 아마도 일부러(?) 그 친구들과 친하게 지내려 했던 것 같기도 하다. 이제 중년도 훌쩍 넘겨 버린 필자가 그 어려웠던 시절의 맛을 떠올리며 지금까지도 즐겨 먹는 음식 중 하나가 소시지와 햄이었는데, 그런데 바로 그 소시지와 햄에 5′-리보뉴클레오티드이나트륨이 당당히 사용되고 있었다. 으~ 이 배반의 소시지여! 배반의 햄이여! 배반의 맛이여!(그림 16)

그림 16

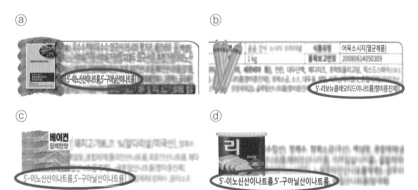

ⓐ 소시지에서 5'-이노신산이나트륨, 5'-구아닐산이나트륨이 사용
되고 있다.

ⓑ 어육소시지의 한 종류에서도 5'-리보뉴클레오티드이나트륨이
사용되고 있다.

ⓒ 베이컨에서도 5'-이노신산이나트륨, 5'-구아닐산이나트륨이 사
용되고 있다.

ⓓ 통조림 햄에서도 5'-이노신산이나트륨, 5'-구아닐산이나트륨이
사용되고 있다.

5) 그 외(곱창볶음, 닭가슴살, 왕만두, 국물닭발, 볶음밥, 김말이튀김 등)

이외에도 미처 생각하지 못했던 음식들에서도 5'-리보뉴클레오티드이
나트륨이 사용되고 있었는데, 지면 관계상 몇 가지 예만 더 들어 보고서
마무리하도록 하겠다.(그림 17)

그림 17

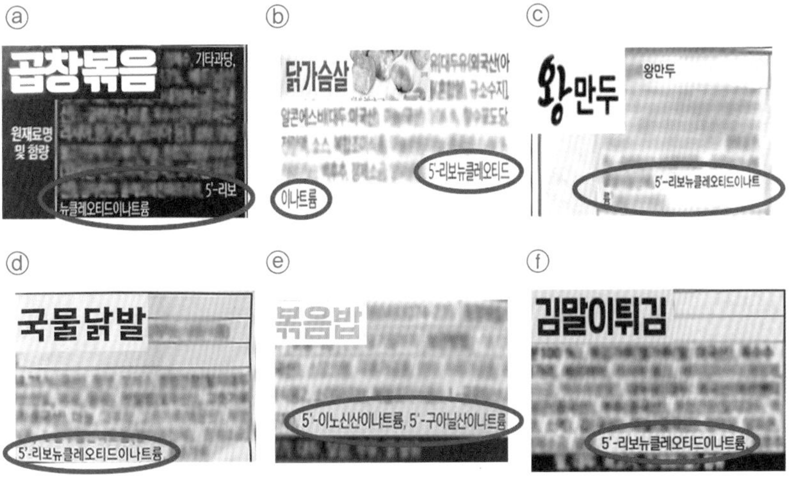

5'-리보뉴클레오티드이나트륨을 포함하고 있는 여러 음식들

ⓐ 곱창볶음 ⓑ 닭가슴살 ⓒ 왕만두 ⓓ 국물닭발 ⓔ 볶음밥 ⓕ 김말
이튀김

3. 업소용 핵산 복합 조미료에 있어 5'-리보뉴클레오티드이나트륨

그러나 불행히도 이런 인스턴트, 가공식품에 첨가되는 5'-리보뉴클레오티드이나트륨이란 거의 '애교 수준'이라 할 수 있다. 예컨대 주로 통풍을 앓고 있는 중·장년 직장 남성들의 점심과 저녁 식사는 대개 맛집이라 부르는 음식점에서 때로는 친구, 동료들과 함께하게 되는데, 이들 식당의 음식이 맛있는 이유가 과연 무엇에 있을까? 흔히 며느리에게도 안 가르쳐 준다는 그 육수의 비법이란 과연 무엇이었을까? 삼십 년 원조 집의 국물 맛이 왜 그렇게 감칠맛이 났을까? 빨간 고무장갑 낀 할머니의 손에서 어떻게 손맛이 나왔을까?

아무리 살펴보아도 우리나라 식당에서 5'-리보뉴클레오티드이나트륨의 사용, 특히 그 농도와 양에 대하여 어떤 기준이나 제한이라는 것은 아예 없는 것 같다. 원산지 단속은 허구한 날, 주구장창, 그렇게 해 대면서 어떻게 이럴 수가 있을까? 거기에다가 핵산복합조미료(MSG+5'-리보뉴클레오티드이나트륨)에서 5'-리보뉴클레오티드이나트륨의 함유량은, 아마도 그저 제조 회사 맘대로 만드는 듯한데, 이때 가정용과 업소용으로 구분하는 이유는 과연 또 무엇에 있을까? 아래 그림에서 식자재 전문 업소에서나 구할 수 있는 업소용 핵산복합조미료에 있어, 5'-리보뉴클레오티드이나트륨의 함유량을 한번 살펴보도록 하자.(그림 18)

그림 18

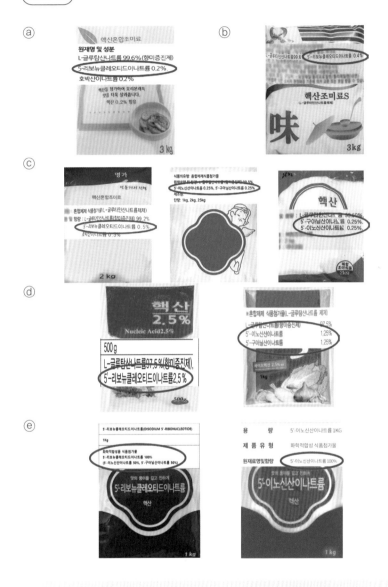

업소용 핵산 복합 조미료에 있어 5'-리보뉴클레오티드이나트륨의
함유량

ⓐ 5'-리보뉴클레오티드이나트륨 0.2%를 함유한 제품

ⓑ 5'-리보뉴클레오티드이나트륨 0.4%를 함유한 제품

ⓒ 5′-리보뉴클레오티드이나트륨 0.5%를 함유한 제품

ⓓ 5′-리보뉴클레오티드이나트륨 2.5%를 함유한 제품

ⓔ 5′-리보뉴클레오티드이나트륨 100%를 함유한 제품. 깬다! 정말로?

위 그림에서 보듯 다양한 농도의 5′-리보뉴클레오티드이나트륨을 함유한 제품이 생산되고 있는데, 놀라운 점은 5′-리보뉴클레오티드이나트륨을 100% 함유한 제품도 생산되고 있다는 점이다. 그렇게 가정용과 업소용 핵산복합조미료를 구분하더니, 그렇다면 이 업소용 핵산복합조미료, 즉 100% 퓨린을 지금까지 어떤 업소, 어떤 음식점에서는 분명히 사용하여 왔고, 또 누군가는 먹어 왔다는 얘기인데, 그 님은 십 리가 아니라 분명 십 미터도 못 가서 발병이 났을 것이다. 혹시 죽지(?) 않았을까? ㅎ 😊

그러나 무엇보다 분명한 것은 100% 퓨린이란, 창조주가 우리 몸의 퓨린 대사를 설계할 당시의 요산 처리 능력과 한계를 넘어도 훨씬 넘어선다는 점이다.

100% 퓨린은 100% 통풍 환자를 만들어 냈을 터인데, 아무리 ULT를 잘하고 음식을 가려 먹는다고 무슨 소용이 있겠는가? 그 맛집에서는 아직도 100% 퓨린 조미료를 부어 대고 있는데 말이다. 점심과 저녁을 집 밖에서 해결하는 중·장년 남성들에게서 통풍이 많은 이유가 바로 이것 때문 아닐까?

이 장의 서두에 말했듯이, 이것이야말로 누군가 내가 먹는 음식에 독약(퓨린)을 탄 것이랑 무엇이 다를까? 무지(無知)든 부지불식(不知不識)이든 미필적 고의(未必的 故意)든 간에, 모두 잠들은 고요한 밤에 어이해 나 홀로 발꼬락이 아프나? 그건 너, 그건 너, 바로 너, 너 때문이야! 100% 퓨린 조미료. ♪ ♩ ♫ 🎶

뿌리는 대로 거두는 것이다. 종두득두(種豆得豆)! 내가, 내 몸이 이상한

게 아니었다. 들어온 게 있었으니 요산이 나왔던 거다. 아니 땐 굴뚝에서 요산이 나올까? 지금까지 100% 퓨린을 들이부어 댔으니, 엄청난 요산이 만들어졌고, 처리 능력을 넘어 배설되지 못한 요산(Uric acid Overflow)은 몸 밖으로 나가지를 못해, 내 발꼬락에 밤톨만 한 Tophus를 만들어 내게 되었던 것이다.

Ⅲ | 작은 결론

이 책의 서두에 음식만으로 혈중 요산 농도를 조절할 가능성은 10%가 안 된다고 서술한 바 있다. 그러나 이는 대개 서구인을 기준으로 한 외국 문헌 결과로, 서양인들은 당연히 음식에 업소용 100% 퓨린 조미료를 사용하지 않는다. 그들은 우리처럼 감칠맛을 갈망하지 않으며, 우리처럼 밥 상 위에 위험한 부탄가스를 올려놓고, 자글자글 끓여 먹는 국물 음식 또한 거의 없기 때문에, 음식 조절만으로 혈중 요산 농도를 조절할 가능성이 낮은 것이다.

이와는 정반대로 매 끼니마다 업소용 100% 퓨린 조미료를 국물에 부어 대며 극한의 맛을 추구하는 한국인에 있어서는 어떨까? 한국인의 식사에 국물이 빠진 식단이 얼마나 되던가?

언제부터인가 우리는 퓨린의 맛을 육수의 맛, 감칠맛, 제5의 맛이라고 학습을 당해 왔던 것이었다.

그러나 늦었다고 생각할 때가 가장 빠른 때이다. 이를 정확히 반대로 생각하여 보면, 우리는 서양인에 비해, 음식 조절, 즉 들어오는 퓨린 조절만으로도 혈중 요산 농도를 조절할 가능성이 매우 크다고 할 수 있다. 의식동원(醫食同源)이란 말이 괜히 나온 얘기가 아니다. 그러므로 한국인을 대상으로 한 100% 퓨린 조미료와 혈중 요산 농도와의 상관관계와 비교 분석에 관한 연구가 절실한 상황이라 하겠다.

이 단원의 서두에 "맛이란 무엇일까?"라고 질문을 던졌었는데, 이제는 답할 수 있을 것 같다.

> 맛이 '퓨린'이고, 맛이 '요산'이며, 맛이 '통풍'을 일으킨다고 말이다.

이 단원을 마치며 통풍을 앓고 있는 독자 여러분께 당부드리고 싶은 말이 있다.

➡ 맛을 포기하세요!
➡ 맛집, 먹방에 현혹되지 마세요! 맛없는 집만 찾아다니세요. 맛없는 집은 손님도 적어서 대접도 잘 받습니다. 왜 요즘은 맛집과 먹방의 세태가 되어 가는 것일까?
➡ 음식점에서 ~탕, ~전골, ~찌개, ~면류의 음식 드시지 마세요! 특히 그 국물만은 들이켜지 마세요!
➡ 댁의 마눌님 음식도 조심하세요! ㅎ
➡ 집에 있는 모든 인스턴트 음식, 싹 가져다 버리세요!
➡ 가급적 밥에 물만 말아서 드세요!

'퓨린 안 들었어요(Purine Free)!' 인증 마크

위 본문의 여러 예에서 보듯 5'-리보뉴클레오티드이나트륨을 포함하고 있는 음식들은 대개 인스턴트, 가공식품들이라는 공통점을 가지고 있는데, 뭘 가공했나 했더니 음식에 퓨린을 넣는 가공(加工)을 했다는 것으로, 맛이 없어도 괜찮으니 제발 이런 가공(可恐)할 만한 짓들은 그만 좀 해 줬으면 하는 간절한 바람을 가져 본다. 게다가 대개의 중년분들의 시력으로는 보이지도 않게 깨알 글씨로 5'-리보뉴클레오티드이나트륨을 포함하고 있다고 적는 것은 왠지 뒤통수 맞는 느낌이 들기까지 한다.(도대체 이 책을 집필하면서 뒤통수를 얼마나 맞았던가? 그래서 뒷머리가 자꾸 빠지는 것일까?) 단지 제조 회사와 그 광고를 신뢰하여 먹었을 뿐인데 그 안에 퓨린을 넣어 왔다는 사실은, 통풍을 앓고 있는 분들에게 있어서는 마치 등에 칼을 맞는 느낌과도 같을 것이다.(이 책을 집필하면서 등에 칼도 여러 번 맞은 듯하다.)

어디다 던지는 돌인가 누구를 맞히려는 돌인가.
미워할 이도 사랑할 이도 없이 맞아서 우노라.
얄리얄리 얄라성 얄라리 얄라. ♪♬♩ ♪♪♪

한 조사에 따르면 우리나라 소비자들이 식품 안전을 위협하는 가장 큰 요인으로 지목한 것은 식품첨가물(34.5%)이었다 한다.[뒤를 이어 환경호

르몬(26.4%), 농약(13.5%)의 순] 왜 이렇게 먹는 걸 가지고 장난을 치는 걸까? 뭘 섞었으면 뭘 섞었다고 대문짝만하게 쓰면 될 것을 가지고 말이다. 필자 역시 돋보기 없이는 보이지 않는 관계로, 핸드폰으로 사진을 찍은 뒤 확대한 후에야 읽을 수 있었는데, 이 작은 글씨에 더하여 더 큰 문제점은 얼마만큼의 농도와 양으로 5′-리보뉴클레오티드이나트륨을 넣었는지는 아예 표시하지도 않는다는 점이다. 얼마나 찐한 것을 한 숟가락을 넣었는지, 아니면 한 그릇을 들이부어 넣었는지를 밝히지 않는, 이런 엉터리 눈가림식 성분 표시는 뭐 하러 한단 말인가? 아무리 엉터리라도 부리부리 박사는 도토리는 3알을 썼고, 장미꽃은 1송이를 썼다고 밝히고 있지 않던가?(달님 속 계수나무 별똥별 하나~♪♬♩)

그나마 그 옆에 조금 크게 인쇄된 식품 영양 성분 표시에 대해서도 일갈하여 보면, 이 영양 성분 표시에는 탄수화물, 지방, 단백질을 표시하고 있는데, 당연히 식품이면 탄수화물, 지방, 단백질로 구성되어 있는 것을 그 양과 비율을 표시해서 뭐 하겠다는 것일까?(그림 19-a, b) 과체중과 비만의 현대인에게 아직도 적절한 영양 공급을 위해서? 여기에 더해 제일 먼저 나트륨을 표시하게 했는데, 사람이 먹는 식품에 폭발력이 있는 금속 나트륨을 왜 표시하라는 걸까? 그 의도야 충분히 아는 바이지만, 그렇다면 '소금'이라 쓰면 될 것을, 아님 '염화나트륨'이라 쓰면 될 것을, 그도 저도 아니면 '나트륨염, 염(鹽) 또는 Salt'라 쓰면 될 것을 누가 금속을 먹는다고 이렇게 엉뚱하게 적는단 말인가? 눈이 올 때 제설제로 뿌리는 염화칼슘을 금속 '칼슘'이라고 부르지 않는 것과 같은 이야기이다.

통풍을 앓고 있는 분들에게 절실한 것은, 아무 데도 쓸데없는 이런 요식 행위의 한 줌 영양 정보나, 깨알 글씨 성분 표시가 아니다. 최소한 영양 성분 표시 정도 크기로 퓨린 포함 여부와 그 양을 표시해야 한다는 것이다.(필자를 국회로!)(그림 19-c) 그렇지 않다면 마치 Gluten Free, Sugar

Free처럼 Purines Free를 표시토록 하던가, 아니면 할랄(حلال, Halal)이나 비건(Vegan) 식품처럼 인증 마크를 표시토록 하는 것이 대안이 될 수도 있다.(그림 19-d, e, f)

그림 19

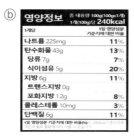

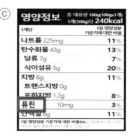

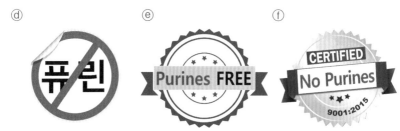

ⓐ, ⓑ 식품 영양성분 표시

ⓒ 식품 영양성분 표시에 퓨린을 넣으면 어떨까?

ⓓ, ⓔ, ⓕ 필자가 끄적거려 본 Purines FREE 표식과 인증 마크

약어 색인

- AMP: Adenosine MonoPhosphate
- ATP: Adenosine TriPhosphate
- DNA: DeoxyriboNucleic Acid
- FDA: Food and Drug Administration
- GMP: Guanosine MonoPhosphate
- HFCS: High Fructose Corn Syrup
- IMP: Inosine MonoPhosphate
- MSG: MonoSodium Glutamate
- RNA: RiboNucleic Acid
- ULT: Urate Lowering Therapy

참고 문헌

1 Jee Eun, J. and K. Eunmi, Use of Monosodium L-Glutamate and Ribonucleotide Seasoning in Korean Processed Foods. Journal of the East Asian Society of Dietary Life, 2016. 26(4): p. 308-313.

이론(理論, Theory)과
이론(異論, Objection),
그리고 가설(假說, Hypothesis)

이번 장에서는 여러 최신 문헌들을 근거로

> I. 관절낭의 활액 내에 생기는 결정 생성과
>
> II. Tophi, 연골 표면, 관절낭 주변, 건과 인대에서 생기는 결정 생성의 차이점을 비교해 보고,
>
> 동시에 이를 설명하거나 반박할 수 있는
>
> III. 이론(理論, Theory)과 이론(異論, Objection), 그리고 가설(假說, Hypothesis)에 대하여 말씀드리도록 하겠다.

Ⅰ | 관절낭의 활액 내에 생기는 바늘 모양의 요산 결정

1. MSUM[MonoSodium Urate Monohydrate, 요산 결정체의 수화물(水化物), 요산일수화물(尿酸一水化物)] Crystal

급성 통풍 관절염으로 며칠을 고생하다 보면, 머릿속에서는 별별 생각이 다 들게 되는데, 그중 제일 먼저 떠오르는 것은 관절낭의 활액에서 발견되는 바늘 모양의 요산 결정체이다.(그림 1-a) 그 생긴 모양이 정말 바늘 같아서, 마치 손톱 밑 가시처럼 꾹꾹 따갑게 찔러 대는 바람에, 잎새에 이는 바람에도 나는 괴로워할 수밖에 없게 되는데, 고통이 심할 때면 확 관

절낭을 열어서 깨끗하게 세척해 버리고 싶은 마음까지 들게 된다. 그러나 진짜 바늘처럼 찔러서(혹자는 관절낭에 꽉 끼어서) 아프다고 생각하는 것은 참 어리석은 생각으로, 사람이 통풍을 앓지 않는 다른 동물들과 다른 점은, 바로 그 원인을 생각, 추리하고 그 해결을 추구한다는 점일 것이다.(그래서 진화 과정 중에 Uricase 유전자의 발현이 꺼지게 된 것일까? 너무 생각을 많이 해서?) 뉴턴이나 다윈, 괴테 등도 통풍으로 고생하였다는 점과 스님들이 입적 후 사리가 나오는 것 등을 고려하여 볼 때, 내 머릿속의 많은 생각과 고민들이 발꼬락에서는 이런 바늘 모양의 요산 결정체로 변하여 이토록 나를 괴롭히는 것일까?♬♬

  이런 요(妖)산스러운 바늘! 네 소행(所行)들로 인해 나는 얼마나 많은 밤을 잠 못 이루며 지새웠는지 모른다. 대체 나의 소행이란 무엇이었던가? 하나의 치기(稚氣) 어린 장난, 아니면 거짓말, 아니면 연애 사건이었을까? 이제는 그 숱한 허물들도 기억에서 사라지고 없는데 그때 아버지는 그로 인해 가슴을 태우셨던 것이다.

  자, 엉뚱한 생각은 이쯤에서 그만하고, 이제는 과학적 사유를 통해 이러한 바늘을 만들어 내는 요산 결정체의 정체를 밝혀 보도록 하자.
  그러기 위해서는 제일 먼저 '결정(結晶, Crystal, Crystalline solid)'에 대한 확실한 개념 정리가 필요한데, '결정'이란 단어는, '구성하는 원자, 분자, 이온의 배열이, 공간적으로 일정하고 규칙적이며 반복된 패턴을 가짐으로써(Highly ordered microscopic structure) 결정격자(Crystal lattice)를 이루는 물질'이라고 정의할 수 있다. 흔히들 '결정' 혹은 '크리스탈'이라 하면 천장의 샹들리에 등에 매달린 유리 방울이나, 식기에 사용되는 크리스탈 유리를 떠올리곤 하는데, 이는 상업적인 용어일 뿐, 결단코 진정한 의미의 '결정'이나 '크리스탈'이라 할 수 없다. 이들이 결정(決定)적으로 결정(結晶)과 다른 점은 '일정하고 규칙적이며 반복된 패턴'을 가지고 있지 않기 때문인데, 이러한 물질을 '비정질(非晶質, Amorphous)', 또는 '비결정질(非結晶質)'이라 부르게 된다.(그림 1-b) 지면 관계상 다 언급하지는 못하나, 석영(石英, Quartz)과 자수정(紫水晶, Amethyst) 그리고 유리(琉璃, Glass)의 차이를 꼭 확인해 보기를 권해 본다. 마치 설탕(雪糖)과 탕후루(糖葫芦)의 차이라고나 할까?

그림 1

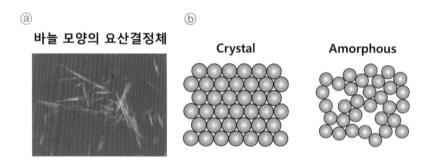

ⓐ 편광현미경으로 살펴본 관절낭 활액에서 발견되는 바늘 모양의 요산 결정체. 편광의 각도에 따라 주황색과 파란색의 바늘 모양 결정으로 관찰되게 된다.

ⓑ 결정(Crystal)과 비결정질(Amorphous)의 차이. 비결정질의 경우 원자, 분자, 이온의 규칙적이고 반복적인 배열을 찾아볼 수 없다.

아래의 그림 2는 이전 3장에서 설명해 드린 바 있지만, 요산은 Tautomerism에 의하여 Lactam과 Lactim form으로 존재한다는 것과 생리적 pH에서는 Urate 이온으로 존재한다는 점, 그리고 과포화 상태에

서 MSU(MonoSodium Urate) Salt를 형성한다는 내용을 상기시키기 위하
여 다시 한번 인용하여 보았다.

그림 2

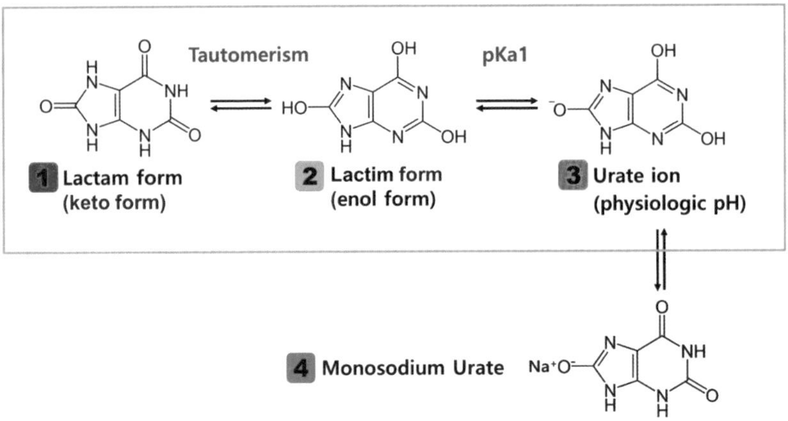

다시 인용해 본 요산의 여러 형태

  그렇다면 Monosodium Urate Salt는, 염전에서 천일염이 석출되는
것처럼 대충 만들어져 그냥 아무렇게나 더부룩하게 관절낭에 쌓이게 되
는 것일까?(그림 3-a) 결코 그렇지 않다. 사실 이들이 예쁜(?) 바늘 모양을
이루는 것은, Monosodium Urate Salt만의 규칙적이고 반복적인 배열
에 의해 결정의 형태를 이루기 때문인데, 그렇다면 어떠한 원리에 의해
이렇게 규칙적이고 반복적인 배열을 이룰 수가 있는 것이며, 또 공간적으
로는 어떻게 배열을 이루고 있는 것일까?(그림 3-b)

그림 3

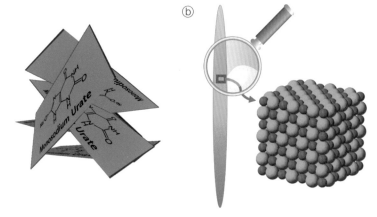

ⓐ 관절낭 활액 내 요산 결정체는 Monosodium Urate Salt가 아무렇게나 쌓여서 만들어진 것이 아니다.

ⓑ 관절낭 활액 내 바늘 모양의 요산 결정체는 Monosodium Urate Salt의 규칙적이고 반복적인 배열을 통하여 만들어지게 된다.

이에 대해서는 이미 70년대에 Mande&Mandel에 의해 그 구조가 명확하게 밝혀졌는데, 이 문헌을 근거로 구체적으로 살펴보면 다음과 같다.

관절낭 활액 내 요산 결정체는 과포화된 활액 내에서 만들어지므로 Monosodium Urate의 **수화물**(水化物, Hydrate) 형태인 MSUM[MonoSodium Urate **Monohydrate**, 요산 결정체의 **수화물**(水化物), 이하 MSUM], 즉 $NaC_5H_3N_4O_3 \cdot H_2O$로 구성되며, 삼사정계(三斜晶系, Triclinic)의 결정 구조를 이룬다. 삼사정계란 결정학에서 3개의 벡터로 묘사되는 7가지 결정계 중의 하나로, 삼사정계에서 3개의 벡터는 길이가 모두 다를 뿐만 아니라, 벡터가 이루는 각도 역시 서로 다르며 직각을 이루지도 않는다.(그림 4-a)(34정계가 아니다.) 이렇듯 삼사정계를 이루는 MSUM의 Unit cell dimension은 a=10.888Å, b=9.534Å, c=3.567Å이며, α=95.06°, β=99.47°, γ=97.17°로, 결정축(c-axis)에 따라 Urate anion, 즉 Purine ring을 빡빡하게 쌓아 놓은 듯한 모양을 가진다.(Closely spaced&stacked, 3.28Å의 간격)(그림 4-b)

그림 4

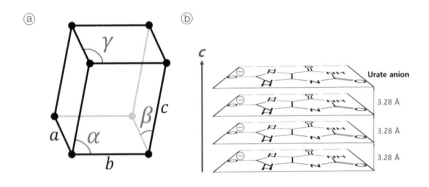

ⓐ 삼사정계(三斜晶系, Triclinic)의 Unit cell. a≠b≠c이며, α≠β≠γ이다.

ⓑ 결정축(c-axis)을 따라 Urate anion을 쌓아 놓은 듯한(Stacked) 모양을 취한다.

그러나 음전하를 띤 산소 원자 간의, 그리고 링 간의 반발력을 고려할 때 이렇게 줄 맞춘 듯이 정렬하여 3.28 Å 간격의 긴밀한 결정 구조를 이룬다는 것은 있을 수 없는 일이다. 여기에는 이들 간의 반발력을 상쇄하면서도 이들을 정렬하게 만드는 또 다른 원리가 작용하고 있는데, 그것은 바로 Na와 H_2O에 의해 Urate 이온들이 3차원적으로 배열되면서 안정적 구조를 이루기 때문으로(Coordination) 좀 더 자세히 살펴보게 되면 다음 3가지 원리로 구분하여 볼 수 있다.

① Purine ring의 N과 H_2O의 H 간의 N/H-O 수소결합

② Purine ring들 간의 N-H와 O의 N-H/O 수소결합

③ Na와 Purine ring, H_2O의 산소 간에 이루어지는 Na/O Electrostatic interactions [2]

　미흡하나마 필자가 스케치해 본, MSUM의 결정 구조 그림을 기본으로 하여 설명하도록 하겠다.(그림 5)(Sheets of purine rings)

그림 5

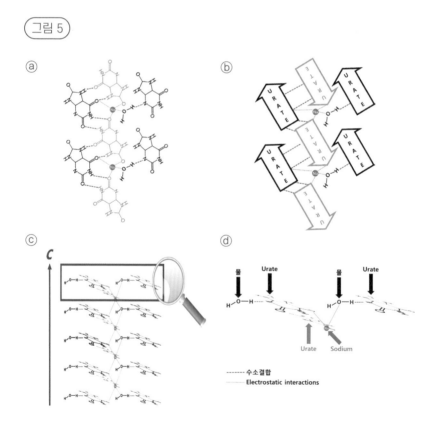

ⓐ 결정축(c-axis)의 맨 위에서 아래로 바라본 모습

1) Purine ring의 N과 H_2O의 H 간의 N/H-O 수소결합(빨간 점선)

2) Purine ring들 간의 N-H와 O의 N-H/O 수소결합(빨간 점선)

3) Na와 Purine ring, H_2O의 산소 간에 이루어지는 Na/O Electrostatic interactions(녹색 점선)에 의해 링 간의 반발을 최소화하면서 긴밀하게 쌓이는 것이 가능해진다.(Interlayer coordination)

(위 평면의 Purine ring은 검은색으로, 그 아래 평면에 위치한 Na와 Purine ring은 녹색으로 표시하였다. 또한 Tautomerism과 그 구조의 복잡함을 고려하여 퓨린 링을 조금 단순화하여 그렸다.)

ⓑ a와 같은 그림으로 결정축(c-axis)의 맨 위에서 바라본 모습이나, 이해를 돕기 위하여 Purine ring의 오각 링은 화살표의 머리 부분으로, 육각 링은 화살표의 몸통 부분으로 단순화하여 조금 더 시각적으로 그려 보았다.

ⓒ Urate 평면들(음전하) 사이에 Na(양전하)이 위치함으로써 전기적 상호작용(Electrostatic interaction)에 의해 링 간의 반발을 최소화하면서도 긴밀하게 쌓이는 것이 가능하게 되는데 (Overlapping&Stacking) 이에 따라 Na과 결합하는 Purine ring들이 살짝 꺾이게 되어 퓨린 링의 평면이 약간씩 주름이 진 듯한 모양을 만들게 된다.(Rippling of purine sheets)

이때 Na은 Urate 평면들의 위와 아래에 위치하여(녹색), 결정축 (c-axis)을 따라 이들 평면들을 엮어 주는 고리와도 같은 역할을 하게 되는데, 6군데(4군데의 Purine ring과 2군데의 H_2O)의 산소와 Coordination하여 그 모습이 대략적으로 8면체(Octahedra)의 형태를 갖게 된다.

ⓓ c의 빨간색 테두리를 확대한 모습. 위 평면의 Urate와 같은 평면에 위치한 물 분자의 H는 Urate의 N와 수소결합을 하며(빨간 점선) 물 분자의 O는 아래 평면의 Na과 전기적 작용을 함으로써(녹색 점선) Urate 분자 간의 긴밀한 쌓임이 이루어지게 된다. 부연하면 물 분자의 경우에는 위와 아래 평면의 Na와 Coordination을 이루지만 Purine ring과는 한 번의 수소결합만 이루어지는 셈이다.(Na이 위치한 Layer에 2분자의 Urate가 위치함에 유의)

보통 요산 결정체 하면 오로지 Urate ion만을 생각하기 쉽고, 그렇다고 Urate ion의 **염**과 **수화물** 형태인 Mono**Sodium** Urate **Monohydrate**(MSUM), 즉 $NaC_5H_3N_4O_3 \cdot H_2O$라고 표현하여도 선뜻 와닿지 않아, Na^+와 H_2O의 중요성을 간과하기 쉬운데, 그림 5를 살펴보게 되면, Na^+와 H_2O는 마치 꼬치구이의 꼬치처럼 Urate ion ring들을 연결시켜 주는 중요한 핵심 고리임을 깨닫게 된다.

특히 N/H–O 수소결합, N–H/O 수소결합, Na/O Electrostatic interactions을 보노라면, 마치 아미노산들이 수소결합과 전기적 상호작용에 의해 접혀(Folding) 가면서 단백질의 3차 구조를 만드는 것과 유사하다 하겠는데, 어찌 되었든 이상의 원리에 의해 계속적인 Purine ring의 쌓임(Stacking)이 이루어지고, 이러한 쌓임은 결정축(c-axis) 방향으로의 길이 성장을 의미하므로, 그 결과 바늘 모양의 요산 결정체가 만들어지게 되었던 것이다.**3** **4** 이때 바늘의 끝은 비극성(非極性, Nonpolar)이지만, 바늘의 몸통 부위는 많은 H, O, Na가 노출되는 관계로(Exposed, charged crystal surfaces) 극성(極性, Polar)인 특징을 가지게 되는데, 이는 중성구를 비롯한 여러 세포의 세포막 구성성분인 인지질(燐脂質)과의 높은 반응성의 원인으로 지목되고 있다.**5**(Crystal-mediated inflammatory response)

앞뒤가 뾰족하고 몸통이 매끈한 대바늘이 아니라, 몸통 전체가 후끈 달아올라 높은 반응성을 유발하는 까칠한 선인장 바늘이라고나 할까?(그래서 소쩍새는 그렇게 울어 댔고, 나도 그렇게 울어 댔고, 그래서 내게는 잠도 오지 않았나 보다. 그런데 뻐꾸기도 밤에 우는가?) 😊

2. 활액 내 MSUM 결정 생성을 촉진시키는 몇 가지 국소적 요인들

1) 산증(酸症, Acidosis)에 의한 요산 침전(Uric acid deposition by acidosis)

먼저 활액의 산도에 크게 영향을 받게 되는데, pH 7에서 과포화된 Urate 용액 내 MSUM crystal의 성장 속도는 $10^{-11} \mu m/min$에 불과해, 이런 느린 속도로는 활액 내 MSUM crystal의 생성을 설명할 수가 없다.[6] 그러나 낮은 pH에서 즉시 생성되는 UAD[Uric Acid Dihydrate, 요산이수화물(尿酸二水化物), 이하 UAD]와 pH 7에서는 빠른 속도로 MSUM으로 전환되는 UAD의 특성을 고려하여 볼 때, 낮은 pH에서 먼저 UAD의 형태로 생겼다가 나중에 pH가 정상으로 회복되게 되면 MSUM으로 전환된다는 이론인 UAD-to-MSUM pathway가 제시되고 있다.[7](Phase transformation) 어찌 되었든 이는 UAD를 거치기는 하지만 산성 환경일수록 MSU nucleation이 촉진된다는 것을 의미하는 것이다.

한편 산증(Acidosis)의 유발 요인인 '격한 운동, 호흡 부족, 알코올 섭취 등'은 Gout flare의 유발 요인과도 중복되는 것을 알 수 있는데, 급성 통풍 관절염 시 분비되는 젖산으로 인한 국소적 산증(酸症)은 요산 결정의 생성을 더욱 가속화시키게 된다. 이에 더하여 급성 통풍 관절염이 흔하게 저녁때 수면 중에 잘 시작한다는 점과 수면 중에는 호흡수 감소에 따른 저산소혈증(低酸素血症, Hypoxemia)이 발생한다는 점 등을 고려하여 볼 때, 이에 따른 고탄산혈증(高炭酸血症, Hypercapnia)과 호흡성산증(呼吸性酸症, Respiratory acidosis)은 결과적으로 ATP 분해 촉진에 의한 Uric acid 생성, 그리고 이로 인한 MSUM 침전을 증가시키게 된다는 주장도 있다.[8]

일견 너무 나간다 싶지만, 저녁때는 항상 반주로 막걸리에 취한 후, 이내 쓰러져 심하게 코를 골며 자다, 수면 무호흡 증상까지 보이는 필자에게는 상당히 어필하는 대목이다. 그러므로 통풍 치료를 위해서는 먹고 마시는 생활 습관의 변화뿐만 아니라 어떻게 자는지도 중요하다는 것인데, 그렇다면 '잠을 적게 잔다면 Gout flare의 유발 횟수가 줄어들까?'라고 반문하고 싶어진다.

2) 온도에 의한 영향

체온이 37°C에서 35°C로 2°C만 떨어져도 Urate의 용해도는 6.8mg/dL에서 6.0mg/dL로 떨어지는 점 등에 근거하여, 제일 말초에 위치하여 가장 체온이 떨어질 수밖에 없는 엄지발가락의 MPJ(MetatarsoPhalangeal Joint)에서 Gout flare가 호발하는 이유로 지목하는 경우가 많은데, 온도가 내려갈수록 용해도는 떨어지는 것이 당연하므로 정말로 그럴 것도 같다.**9**

옆에 바람 잡는 사람이 많을수록 귀는 순해지는 법(耳順?)인데, 그래서 이름도 통풍일까? 남들이 바람(風)을 잡으면 아파지는(痛) 병이라서? '그래! 발가락이 제일 차가우니까 요산의 용해도가 뚝! 떨어져서 요산 결정체가 생긴 후 급성 통풍 관절염을 일으키는 거야!'라는 설(說)인데, 하아따! 참말로 그럴듯하지 않소?

그러나 이는 다음과 같은 질문에 답을 주지 못한다.

① 왜 엄지발가락에만 호발할까? 둘째, 셋째, 넷째, 다섯째 발가락도 다 체온이 떨어질 것이며, 오히려 다섯째 발가락이 제일 차갑지 않을까? 여기에 더해 코끝, 귀 끝, 손가락 끝도 못지않게 차가울 텐데?

② 왜 MPJ에 호발할까? 체온 때문이라면 더 원위부인 발가락의 끝마디, 즉 Distal IPJ(InterPhalangeal Joint)에 호발하여야 하는 것 아닌가?

③ 체온이 떨어져서 생기는 거라면, 여름철에 일어나는 급성 통풍 관절염은 어떻게 설명해야 하나?

④ 왜 한쪽 편측 엄지발가락만을 주 타깃으로 삼을까? 필자의 경우 거

의 90% 이상에서 왼쪽 엄지발가락에서만 급성 통풍 관절염을 일으키며, 오른쪽 엄지발가락이 부었던 기억은 거의 없다.

⑤ 차가워서 용해도가 낮아져서 이에 따라 요산 결정체가 생겨서 Gout flare가 생긴다면, 만일 따뜻하게 해서 용해도를 높인다면 요산 결정체가 없어져서 증상이 사라져야 하는 것 아닐까? 여기에 더해 Tophi를 항상 따뜻하게 해 주면 Tophi가 점점 작아져서 사라져야 하는 것 아닐까?

휴~ 바로 이런 것들이 이론과 실제의 괴리라는 것이다. 어디 한번 Gout flare 부위에 온찜질을 해 보자! 가일층 증가되는 엄청난 고통을 느끼게 된다. Tophi에도 온찜질을 해 보자! 아무런 변화도 느낄 수 없다.

이에 혹자들은 급성 통풍 관절염이 생길 때 관절에 혈류가 증가하고 열이 발생함으로써 점차 요산 결정이 녹기 때문에 며칠 후 자연적으로 증상이 완화되는 것이라는 무책임한 설명도 있다. 꿈보다 해몽 같은 소리에 저절로 핀잔이 나오지 않을 수 없는데, 필자 역시 이분들에게 말 같지 않은 소리 하나를 해 주고 싶다. "어떻게 이러한 미스터리(Mystery)를 미스터 리(Mr. Lee) 때문이라고 우겨 대고 있는가?"라고 말이다.

3) 요산 결정 생성을 막는 Hyaluronate chains과 Na^+, K^+, Ca^{2+}의 효과

사과 껍질을 먹으면 얼굴이 예뻐지고, 오이로 얼굴 마스크 팩을 하면 피부가 고와진다는 말은 도대체 누가 만들어 낸 말일까? 콜라겐 역시 피부가 고와진다고 하여 돼지 껍데기도 먹어 대더니, 요즘에는 아예 대놓고 얼굴에 발라 대는 콜라겐 로션도 흔해졌으니 말이다. 이에 더해 몇 년 전부터는 '히알루(우)론산'마저 화장품 광고에 등장하더니, 한참 메이크업에 관심 있을 나이인 필자의 딸내미마저 아빠에게 히알루론산을 바르면 예뻐지냐고 물어보는 지경에 이르고 있다.

본격적인 설명에 앞서 Hyaluronic acid를 꼭 히알루론산으로 번역했어야만 했을까 하는 아쉬움부터 앞서는데, 이와 유사한 예가 Glucuronic acid로, 일본에서 구루**쿠론산**(グルクロン酸), **구론산**(グロンサン)으로 판매되더니, 우리나라에 와서는 **구론산**이 되어 버렸다. Hyaluronic acid의 일본어 표기가 '히아루론산(ヒアルロンさん)'으로 왠지 왜색(倭色) 느낌을 지울 수 없다.

우리 훈민정음은 일본의 가나(かな)와 달리 많은 소리를 정확히 적을 수 있지 않던가? 차라리 원음 발음대로 '**하이얼**루로닉 액씨드'나 '**하이얼**루론산', 그리고 '**글루큐로닉** 액씨드'나 '**글루큐론산**'으로 적고 말지(그림 6), 어떻게 엉터리로 따라 적은 일본식 발음을 그대로 가져와 '히알루론산', '구론산'으로 읽고 있단 말인가?(왜 그러고 사니?) Carboxylic acid를 '카르본산(カルボン酸)'이라고 읽지 않는 것과 같은 얘기다.

DｊＩm 영어   hyaluronic acid   Q   다른 사전 ⊙

hyaluronic acid   히알루론산

미국 [hàiəluəránik] ◁)) ⟳   영국 [-rón-] ◁)) ⟳

사전에서 찾아본 Hyaluronic acid의 발음과 한글 표기. 실제 영문 발음은 '하이얼루로닉 액씨드'에 가깝다.

어찌 되었든 조금은 특이한 이름인 Hyaluronic acid의 경우에도 역시 어원부터 살펴보게 되면 왜 이러한 이름을 갖게 되었는지를 짐작할 수 있게 된다. 즉, 'Hyaluronic acid=Hyal+Uronic acid'의 구조로, 이때 'Hyal'이란 '유리 같은(Glass like)'이란 뜻인데, 이는 소의 눈의 유리체[琉璃體, Vitreous humor=초자체(硝子體)]에서 처음으로 발견되었기 때문에 이러한 이름을 갖게 되었다.(Uric acid가 아님에 주의!)

그러므로 '소의 눈의 유리체에서 발견된 Uronic acid'라는 의미를 가지며, 구조적으로는 D-Glucuronic acid와 N-acetyl-D-glucosamine이 교대로 β-(1→3)과 β-(1→4) Glycosidic bonds로 결합되면서, 결과적으로는 이탄당 2개가 꼬인 형태로 중합된 선형의 GAG(GlycosAminoGlycan)인데, Polyanionic, Gel-like polysaccharides로서 활액의 주성분이며 연골의 구성 성분을 이룬다.

분자 구조상, 수많은 친수성 OH기와 COO⁻기, NH기를 가짐으로써 물에 잘 녹을 뿐만 아니라 풍부한 수소결합을 이루는 관계로, 동일 분자량 구조체 중에서 가장 물을 많이 함유할 수 있는 물질이기에, 긴 시간 동안 수분을 함유, 유지할 수가 있어, 촉촉하면서도 약간 쫀득한 젤 같은 느낌을 준다. 그래서 여러 집의 딸내미들이 한사코 얼굴에 발라 대는 것인데, 요즘에는 먹어 대기도 한다고 하니 예뻐지려는 여인네들의 마음은 수놈을 능가하는 동물적 본능이라 할 만하다.ㅎ(그림 7)

(그림 7)

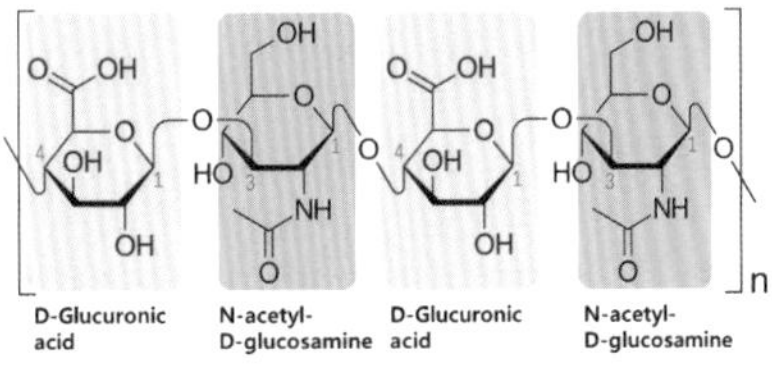

ⓐ

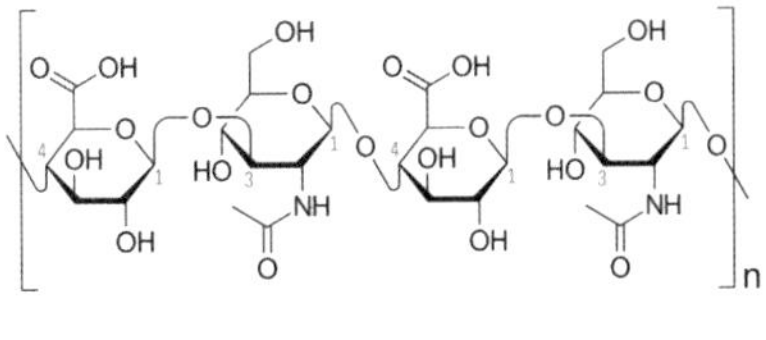

ⓑ
D-Glucuronic acid   N-acetyl-D-glucosamine   D-Glucuronic acid   N-acetyl-D-glucosamine

ⓒ

···· 수소결합   O—ㅗ H₂O

Hyaluronic acid의 구조

ⓐ D-Glucuronic acid와 N-acetyl-D-glucosamine이 교대로 β-(1→3)과 β-(1→4) Glycosidic bonds로 결합된 형태이다.

ⓑ 조금은 복잡해 보이는 관계로 색을 입혀 구분을 해 보았다. β 결합을 쉽게 표현하여 보면 뒤집어서 한 번씩 꼬았다고 이해할 수 있는데, 녹말(α)과 셀룰로오스(β)의 차이에서도 그 예를 볼 수 있다. 대개 α 결합은 꼬지 않고 일렬로 서서 서로 손에 손을 잡은 듯한 연결로 보통 높은 에너지를 보관하는 용도로 이용되는 반면에, 꼬아서 만들어진 β 결합은 안정된 구조물을 만드는 데 사용되곤 한다.

ⓒ 수많은 OH기와 COO⁻기, NH기를 가짐으로써, 수소결합을 통하여 많은 물 분자를 함유하는 모습. 먹는 것(?, 당, 糖, Saccharide)을 가지고서 여러 용도로 활용하고 있는 창조주(Mother Nature)의 알뜰한 의도를 엿볼 수 있다.

자, 이제 본론으로 돌아와, 이러한 Hyaluronic acid 자체만으로는 MSUM 결정 성장에 별다른 영향이 없으나, Hyaluronate chains이 활액 내 풍부한 Na^+, K^+, Ca^{2+} 이온들과 결합하게 되면 MSUM의 용해도를 높이게 된다는 점이 가장 중요한 핵심 포인트로, 그 예로 Ca^{2+} 같은 경우에는 Hyaluronate chains의 COOH와 Urate 육각 링의 질소

간에 Salt bridge를 형성하여 MSUM의 용해를 촉진시키게 된다. 즉, Hyaluronate-Ca-Urate complex는 활액 내 Urate의 용해도를 비약적으로 상승시킴으로써 결정으로 석출되지 않도록 한다는 것인데, 한마디로 말해 보면 '이러한 활액을 가진 사람에서는 통풍이 발병하지 않는다'는 뜻이 된다. 그런데 이 Hyaluronate chains과 여러 이온의 상태란, 사람마다 각기 다를 뿐만 아니라, 한사람에 있어서도 관절마다 각기 다를 수 있다.

그러므로 이상의 이론에 의하면, 같이 높은 혈중 요산 농도를 나타냄에도 불구하고, 어떤 이에서는 통풍이 발병하지만, 다른 이에서는 발병하지 않는 이유뿐만 아니라, 같은 사람에 있어서도 유독 어느 한쪽 관절에만 통풍 발작이 호발하는 이유까지도 설명이 가능해진다.**7**

드디어 답을 얻은 것일까?

한편 이상의 내용을 그림으로 정리하여 보면 다음과 같다.(그림 8)

그림 8

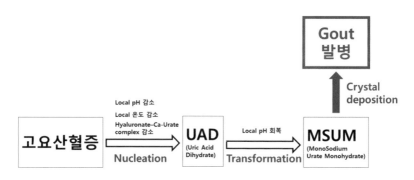

통풍이 발병하게 되는 기전

Ⅱ | 연골 표면, 관절낭 주변, 건(腱)과 인대, 그리고 Tophi의 요산 결정

1. 관절낭의 활액 내 생기는 요산 결정과 연골 표면, 관절낭 주변, 건과 인대, Tophi에 생기는 요산 결정의 차이

그림 9

차이
① 관절낭의 활액내 생기는 요산 결정
② 연골 표면, 관절낭 주변, 건과 인대, Tophi에 생기는 요산 결정

① 관절낭의 활액 내 생기는 요산 결정과 ② 연골 표면, 관절낭 주변, 건과 인대, Tophi에 생기는 요산 결정은 그 생성 기전과 구조가 다르다.

앞서 관절낭의 활액 내 생성되어 Gout flare의 원인이 되는 MSUM crystal의 구조와 그 특성에 대하여 살펴보았다. 그러나 연골 표면, 관절낭 주변, 건(Tendon)과 인대(Ligament), 그리고 Tophi에 생기는 MSUM crystal은 활액 내에서 발견되는 것과는 생성 기전부터가 확연히 다른 차이점을 가지므로, 통풍이라는 질환의 이해를 위해서는 이 2가지에 대한 명확한 구분이 필요하다.

먼저, 액체가 고체로 변하면서 이러한 결정(結晶)을 이루려는 이유는, 격자 에너지(Lattice energy)를 최대화하면서도 표면 에너지(Surface energy)를 최소화하기 위한 것으로, 공간적으로 일정하고 규칙적이며 반복된 배

열을 이뤄야만, 에너지적으로 안정된 구조를 만들 수 있기 때문이다. 이러한 결정 형성(Crystal formation) 과정은 과포화 용액 내에서 구성 분자나 이온들이 공간적으로 일정한 방향과 거리, 대칭을 이루면서(Self-organize) 응집(Aggregate)하게 되는 ① Nucleation 과정으로부터 시작되며, 이후부터는 새로운 분자나 이온들이 계속적으로 추가되는 방식으로 ② 결정의 성장(Crystal growth)을 이루게 된다.

그러나 아무리 과포화 용액이라 할지라도 부가적인 활성 에너지(Activation energy)가 제공되어야만 Nucleation이 시작될 수 있는데, 이러한 Nucleation의 방법은 크게 2가지로 나눌 수 있다.

1) 첫 번째로는 활액 내에서 MSUM crystal이 생겨나듯이, 용액 내에서 결정화가 일어나는 경우로, 가장 높은 Activation energy가 요구되는 이러한 결정화를 Homogeneous nucleation이라 한다.(그림 10-a)

2) 반면 어떤 표면(Surface)이 제공되어 그 표면 위에서 일어나는 경우에는, 낮은 과포화 상태라 할지라도 Activation energy가 최소화되는 관계로 쉽게 결정을 생성하게 되는데, 이러한 경우를 Heterogeneous nucleation이라 하며, 우리 생체 내에서 결정이 생성되는 Biomineralization 경우에 흔하게 사용되는 전형적인 방법이기도 하다.(그림 10-b)

한편 ① 최초의 첫 Nucleus가 만들어지는 것을 Primary nucleation이라 하고, ② 먼저 형성된 물질의 결정 위에서 부가적 결정이 자라나는 것을 Secondary nucleation이라 하는데, MSUM crystal 역시 첫 Nucleation이 어렵지, 생성된 결정 표면에서 Secondary nucleation에 만들어지는 결정은 빠른 속도로 성장하게 된다. 이러한 내용을 정리, 도식화하여 보면 그림 10-c와 같다.

그림 10

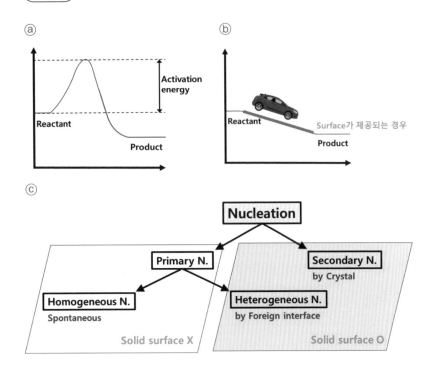

ⓐ

Activation energy

Reactant

Product

ⓑ

Reactant

Surface가 제공되는 경우

Product

ⓒ

Nucleation

Primary N.

Secondary N.
by Crystal

Homogeneous N.
Spontaneous

Heterogeneous N.
by Foreign interface

Solid surface X

Solid surface O

ⓐ 용액 내에서 결정화가 일어나기 위해서는 높은 Activation energy가 요구되지만(Homogeneous nucleation)

ⓑ 어떤 표면 위에서 일어나는 경우에는 쉽게 결정을 생성하게 된다.(Heterogeneous nucleation)

ⓒ Primary nucleation와 Secondary nucleation, Homogeneous nucleation과 Heterogeneous nucleation의 구분

한편 이와는 조금 다르게 다른 결정의 표면에서, 이 Substrate crystal의 결정 구조에 영향을 받으면서 성장하는 Nucleation을 특별히 Epitaxy라 하며, 반도체 제조 공정과 Biomineralization에 있어 매우 중요한 개념이기도 하다.

다시 본론으로 돌아와 앞서 언급한 바와 같이 Biomineralization에 있

어 창조주(Mother Nature)의 전형적인 수법(?)은, 기존의 연조직(軟組織, Soft tissue)을 표면(Surface)으로 삼아 Heterogeneous nucleation에 의해 미네랄을 침착하여, 단단하고 뻣뻣하게 만듦으로써 경조직(硬組織, Hard tissue)을 만들어 내는 방식인데, 그 대표적 예를 살펴보면 다음과 같다.

① 뼈나 치아의 경우 콜라겐(연조직)에 수산화인회석[미네랄, Hydroxyapatite, $Ca_{10}(PO_4)_6(OH)_2$] 결정을 침착함으로써(그림 11-a)

② 조개나 게 껍데기의 경우에는 포도당에 Amide기가 첨가된 N-Acetylglucosamine 중합체(연조직, Chitin)에 탄산칼슘(미네랄, Calcite나 Aragonite, $CaCO_3$)을 침착함으로써(그림 11-b)

'연조직+미네랄' 형태의 콤포지트(Composite) 구조를 만들어 내는 것이다.

그림 11

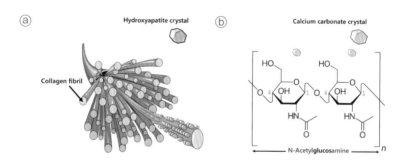

ⓐ 뼈나 치아의 경우 콜라겐(연조직)에 수산화인회석(미네랄)이 침착한 구조이다.

ⓑ 조개나 게 껍데기의 경우에는 N-Acetylglucosamine 중합체(연조직, Chitin)에 탄산칼슘이 침착한 구조로 포도당은 검은색으로, N-Acetyl amine은 빨간색으로 구분하여 표시하여 보았다. 아

이러한 Composite 구조는 단단하면서도 쉽게 깨지지 않고, 휘어지는 특성으로 Toughness를 증가시키게 되므로, 내구성이 증가되어 그 수명을 연장할 수 있을 뿐만 아니라, 먼저 형성된 연조직을 이용하여 최종 형성되는 경조직의 모양과 형태를 조절할 수 있는 장점이 있다. 흔히 사람의 뼈를 돌에 비유하는 경우가 많은데, 만약 진짜로 미네랄로만 만들어졌다면, 아마 조그만 충격에도 항상 골절이 일어났을 것이고, 아마도 너무 무거워 지구 중력을 이겨 내지도 못했을 것이다.

생물학이 아닌 일상에서 볼 수 있는 이러한 Composite의 예로는 지푸라기를 섞어 만든 짚 벽돌이나, 흙집의 벽, 팔다리 골절에 사용하는 석고(石膏, Gypsum) 붕대, 조그만 Boat 등에 사용되는 FRPs(Fiber Reinforced Plastics, 섬유 강화 플라스틱) 등을 들 수 있다.(그림 12)

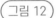

그림 12

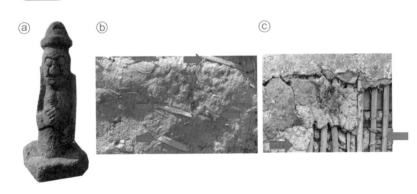

ⓐ ⓑ ⓒ

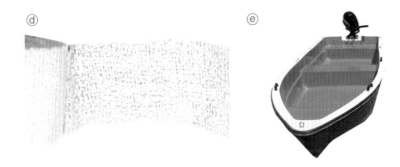

ⓐ 누가 뼈나 치아를 돌이라 했던가?♬ 누가 사랑을 아름답다 했는가?♬♪

ⓑ 짚 벽돌의 표면을 확대한 모습. 흙 사이로 군데군데 섞여 있는 지푸라기가 보인다.(빨간 화살표)

ⓒ 옛날 초가집의 흙벽에서 관찰되는 '대나무(파란색 화살표)+흙'의 Composite 구조. 흙 속에는 지푸라기도 관찰되고 있다.(빨간색 화살표) 만일 이런 Composite 구조가 아니라 흙으로만 집을 지었다면 오래가지 않아 무너지거나 주저앉게 되었을 것이다.

ⓓ 석고 붕대. '석고+붕대'의 Composite 구조. 만약 석고로만 만든다면 흘러내리거나 뭉쳐서 적절한 형태를 만들기 힘들게 된다.

ⓔ 바닷가 연안에서 흔히 볼 수 있는 FRP선. 부식이 없고, 내구성이 좋은 관계로 소형 보트 등의 재료로 많이 쓰인다.

　그러나 뭐니 뭐니 해도 Biomineralization에 있어 이러한 Composite 구조의 최대의 장점을 꼽으라면, 연조직(Protein template)이 제공하는 표면을 통하여, Activation energy를 극도로 최소화하면서도, Heterogeneous nucleation을 통하여 원하는 곳에 필요한 모양과 크기만큼의 경조직을 계획적으로 그리고 쉽게 생산해 낼 수 있다는 점이라 할 것이다. 부연하여 보면 먼저 만들어진 Protein 구조가 마치 주형(Mould)이나 틀(Template)처럼 작용하여 상보적으로(Complementary) 미네랄의 침착을 안내, 조절하게 되고, 또 그 반응에 있어서는 가성비(?)가 뛰어난 최소한의 에너지로 경조직을 생산해 내는 기전인데, 이러한 방식을 특별히 Templated nucleation이라 한다. 생체 내에서 뼈를 만들어 내는 대표적 2가지 방식인 ① Intramembranous ② Endochondral bone formation 역시 이러한 Templated nucleation 기전에 의한 것이다.(그림 13)

그림 13

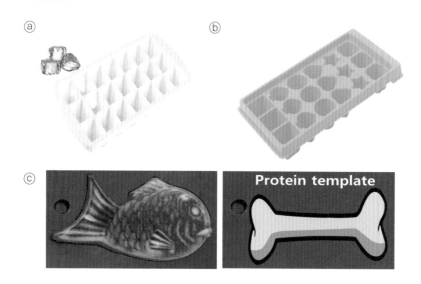

ⓐ 흔하게 접할 수 있는 냉장고의 얼음 틀(Ice tray)

ⓑ 틀을 어떤 모양으로 만드는가에 따라 별 모양, 하트 모양 등등의 얼음을 만들어 낼 수 있다. 즉, 연조직 틀(Protein template)의 디자인에 따라 경조직(Bone)의 모양과 기능을 조절할 수 있다.

ⓒ 붕어빵을 만드는 틀. 아마 창조주도 이러한(?) 방식으로 우리의 뼈를 만들지 않았을까? 헉! 천기누설(天機漏洩)?

다시 본론으로 돌아와, 이상의 예를 우리의 관심사인 MSUM crystal의 생성과 견주어 보게 되면 매우 중요한 사실 하나를 발견할 수가 있다. 즉, 연골 표면, 관절낭 주변, 건(Tendon)과 인대(Ligament), 그리고 Tophi에 생기는 MSUM crystal은, 활액 내에서 Homogeneous nucleation에 의하여 생성되는 MSUM crystal과는 달리, 이상의 Templated nucleation, 즉 Heterogeneous nucleation에 의하여 만들어진다는 것으로, 이를 정리하여 보면 다음과 같다.(그림 14)

그림 14

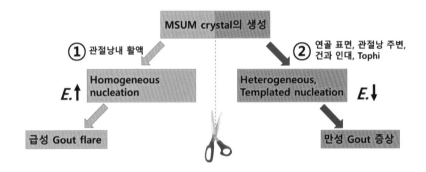

MSUM crystal의 생성은 크게 2가지로 나눌 수 있다.

① 관절낭 내 활액에서 생기는 MSUM crystal은 Activation energy가 많이 요구되는 Homogeneous nucleation에 의해 만들어지며, 급성 통풍 관절염의 주원인이 된다.

② 반면 연골 표면, 관절낭 주변, 건과 인대, Tophi에 생기는 MSUM crystal은 Activation energy가 적게 요구되는 Heterogeneous nucleation에 의해 만들어지며, 뻣뻣한 관절이나 Tophi 크기의 증가 등 만성 Gout 증상의 원인이 된다.

2. 관절강 내 연골 표면과 관절강 내에서 얻어진 조직 절편의 분석

앞서 언급한 바 있는 Double contour sign이란, 관절강의 활액 내 MSUM crystal이 연골 표면에 침착되는 관계로, 초음파 검사 시 Hyperechoic line이 연골 아래 뼈 부분 윤곽과 같이 보이게 되고, 이로 인해 마치 2개의 줄이 그려진 것처럼 보이는 것이라고 설명한 바 있다. 그런데 이러한 Double contour가 충분한 관절 운동을 하고 난 뒤에도 흐트러지거나 모양의 변화가 없다는 점은 어떻게 설명할 수 있을까? 이 것은 MSUM crystal이 단순히 눈송이 쌓이듯이 소복하게 사분히 가라앉 아 침착되어 있는 것이 아니라, 연골 표면에 부착, 고정되어 있다는 것을 의미하는 것인데, 왜? 어떻게? 부착, 고정되어 있는 것일까?**10**

이에 대한 설명으로 관절강 내로 떨어져 나온 연골 표면 파편을 분석한 결과에 따르면, MSUM crystals이 연골에서 유래된 Fiber(Collagen)와 평행하게 놓인 듯이 배열되어 물결 모양의 띠를 이루며 정렬되는 것이 관찰되었는데, 이는 연골 표면의 MSUM crystal이 단순히 가만히 가라앉아 침착된 것이 아니라, Fiber guidance하에 능동적이며 상보적인 Templated nucleation 방식에 의하여 결정이 생성되었음을 의미하는 것이다.(Induced oriented growth) 즉, 연골 표면의 MSUM crystal(Heterogeneous nucleation)은, 활액 내 둥둥 떠 있는 MSUM crystal(Homogeneous nucleation)과는 다른 생성 기전과 구조를 갖는다는 것이다.**11**(그림 15)

그림 15

ⓐ

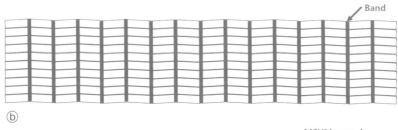

Band

ⓑ

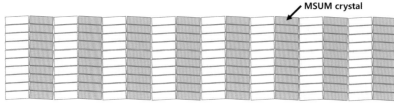

MSUM crystal

ⓒ

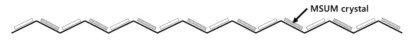

MSUM crystal

ⓐ 연골 표면 파편의 Collagen fiber들에서 관찰되는 물결 모양 (Undulating pattern)의 띠(Band)

ⓑ 이는 연골 표면의 MSUM crystal이, Collagen fiber에 의한 Templated nucleation에 의해 생성, 배열되었음을 의미하는 것이다.

ⓒ 측면에서 바라본 MSUM crystal의 배열

이에 대한 추론으로는, 체중을 지탱하는 관절에서 발생하기 쉬운 초기 골 관절염(Osteoarthritic changes)에 의한 손상으로 연골 표층부의 Collagen fiber가 노출되게 되고, 이렇게 노출된 Collagen fiber는 Templated nucleation 방식을 통하여 MSUM crystal의 생성을 유발하게 됨으로써, 연골 표면에 MSUM crystal이 규칙적으로 배열, 정렬된

다는 이론이 제시되고 있다.**⓬**(그림 16)

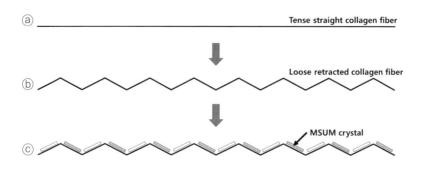

그림 16

ⓐ ———————————————————————— Tense straight collagen fiber

ⓑ 〰〰〰〰〰〰〰〰〰〰〰〰〰 Loose retracted collagen fiber

ⓒ 〰〰〰〰〰〰〰〰〰〰〰〰〰 MSUM crystal

> ⓐ 건강하고 정상적이었던 Collagen fiber가 ⓑ 초기 골 관절염
> 등에 의해 연골 표층부에서 노출되어, 손상된 Loose retracted
> collagen fiber로 변하게 되고 ⓒ 이는 Templated nucleation
> 에 의한 MSUM crystal의 생성을 유발할뿐더러, 이렇게 생성된
> MSUM crystal이 규칙적으로 배열, 정렬되게 만든다.

3. 건(腱, Tendon) 내 결정 생성

Tendon 내에 초기 MSUM 결정이 생성되는 경우, Tendon의 주행 방
향과 평행하게 만들어지면서 선상 또는 방추형 모양을 보이는데, 충분한
운동을 한 후에도 형태와 위치의 변화가 없다는 점은 이 역시 Tendon에
부착되어 있음을 의미하는 것이다. 점차 그 크기가 커지게 되면 정상 건
의 구조를 변형시키면서 건 내 비정질(Amorphous) 덩어리처럼 보이게 되
나 이 역시 Tendon의 주행 방향을 따르는 모습을 보인다.(그림 17)

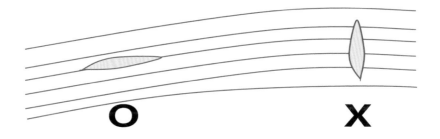

그림 17

Tendon 내에 MSUM 결정이 생성되는 경우, Tendon의 주행 방향 과 평행하게 형성되며, 주행 방향과 다르게 직각으로 생성되든가 하는 경우는 일어나지 않는다.

그렇다면 왜 주행 방향을 따르는 듯한 모습으로 생길까? 여기에 뭔가 실마리가 있지는 않을까?(이에 대한 대답은 조금 이따 Tophi 편에서 살펴보도록 하겠다.)

여기에 더해, 하나 더 흥미로운 점은 이러한 요산 결정의 침착이 Tendon이 뼈와 만나는 부위인 Entheses 부근에서 두드러진다는 것인 데, 이는 기계적 Stress 등의 요인이 결정 침착을 더욱 촉진시킬 수 있다 는 점을 시사하는 것으로, 체중뿐만 아니라 격한 운동 역시 MSUM 결정 침착을 유발하는 것으로 해석할 수 있다.[13]

이런 이유일까? 통풍을 20여 년 넘게 앓다 보니 나도 모르게 아장아장 착하게 걷게 되면서, 손, 발은 뻑뻑해지고 힘이 줄어들어, 젊어서 좋아하 던 등산이나 테니스는 이젠 희망 사항이 되어 버렸다.(여보세요. 날 좀 잠깐 보세요. 희망 사항이 정말 거창하군요.♫ 밥을 많이 먹어도 배 안 나오는 분이신가요? ♪♪) ♫♪♬

4. Tophi 내 결정 생성

어떤 때는 계란만 한 크기로도 생기는 Tophi는 절개해서 적출하여 보면 그 안에는 과연 무엇이 들어 있을까 궁금하리라 생각된다. 계란 노른자가 들어 있을 리는 없고, 정말로 궁금하면 유튜브에서 'Tophi removal'로 검색한 후 Tophi를 제거하는 수술 동영상을 꼭 시청하여 보기를 권하고 싶다. 상당히 많은 수술 동영상이 올라와 있는데, 한결같이 하얗게 젖은 백묵 가루 같은 것이 여러 개로 덩어리져 있고, 이들을 얇은 연조직이 감싸고 있는 모습을 볼 수 있다. 그런데 이 감싸고 있는 연조직은 그리 질기지는 않아 적출 도중 종종 하얀 석고 가루 같은 것이 터져 나오는 경우도 볼 수 있다. MSUM crystals의 덩어리가 하얀색을 띠는 것도 조금은 의외지만, 크고 심한 Tophi의 경우에는 살짝만 짜내어도 자연적 누공(瘻孔, Fistula)을 통해 치즈 같은 하얀 물질이 배출되기도 하는데, 많은 경우에 다결절(Multinodular)의 양상을 보인다.(그림 18)

그림 18

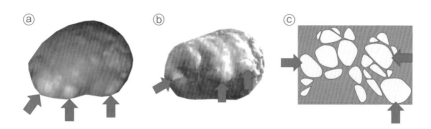

ⓐ 적출해 내기 전 피부에서 관찰되는 상당한 크기를 가진 Tophus의 표면. 여러 개의 MSUM crystals 결절들(파란색 화살표)이 관찰된다.

ⓑ 적출해 낸 Tophus와 ⓒ 그 단면을 스케치한 모습. 하얀 백묵 가루 같은 MSUM crystals nodules(파란색 화살표)이 얇은 연조직으로 싸여 있는 듯한 모습이다.

이를 현미경으로 관찰하게 되면, 크게 MSUM crystals 덩어리들과 이를 둘러싸고 있는 섬유조직과 염증 세포로 구성되어 있는 것을 알 수가 있다.(그림 19)

그림 19

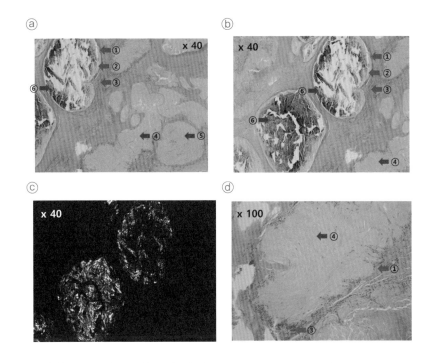

① MSUM crystals 덩어리를 둘러싸고 있는 섬유조직

② 섬유조직 안쪽으로 침착되어 있는 MSUM crystals 층

③ MSUM crystals 덩어리를 에워싸는 듯한 모습의 염증 세포들

④, ⑤ MSUM crystals 덩어리

⑥ 완전히 녹아 나가지 않아 찌꺼기처럼 일부 남아 있는 MSUM crystals

ⓐ, ⓑ 통상적인 조직 생검(Biopsy)에 사용되는 포르말린 고정법은 MSUM crystals을 쉽게 녹이는 관계로, 아래 ④, ⑤에서 보

듯이 MSUM crystals 덩어리는 녹아 버려서 그 자세한 형
태가 보이지 않는(Amorphous) 덩어리로만 관찰되는 경우가
흔하다.(그러므로 Frozen section이나 Unfixed, unstained raw
section을 하는 경우도 많다.) 그러나 제대로 고정이 안 되었을
경우, 종종 ⓑ과 같이 일부 MSUM crystals들이 찌꺼기 모
양으로 남아 있는 경우가 있다.

ⓒ 같은 절편을 편광현미경으로 관찰한 모습. 주변 조직과 다르게
편광에 반응하는 MSUM crystals들을 관찰할 수 있다.

ⓓ 같은 절편을 100배로 확대한 모습. Amorphous MSUM crystals
덩어리를 섬유조직이 감싸고 있으며, 주변으로 많은 염증 세포들
을 관찰할 수 있다.(이상의 몇몇 사진은 모 대학병원의 이상호 교수님
께서 보내 주셨습니다. 지면을 빌려 깊은 감사의 말씀을 전합니다.)

　위 몇 장의 사진이 필자에게 전달하는 영감(靈感, Inspiration)은 유별하고
남다른데, 그렇다면 이 중에서 MSUM crystals 덩어리를 감싸는 섬유조
직이 먼저일까? 아니면 섬유조직 내에 생긴 결정 덩어리가 먼저일까? 흔
히 MSUM crystals은 외부 물질이므로 Foreign body reaction에 의해
더 이상의 확산을 막기 위해 섬유조직으로 에워싸고, 그 옆으로 염증 세
포들이 침윤한 것이라고 설명을 하게 된다. 그러나 필자의 생각은 이와는
전혀 다른데, 닭이 달걀을 낳았으니 닭이 먼저라고 무작정 우기는 것과
같은 것으로, 그러면 그 닭은 하늘에서 떨어졌을까?(그래서 닭은 날지 않고
자꾸 걸어 다니는 걸까? 날자. 날자. 한 번만 더 날자꾸나.)

　이와는 반대로 섬유조직이 먼저 MSUM crystals 침착을 유혹(?)한
후 이곳을 시발점으로 하여 감당할 수 없을 정도로 계속적인 MSUM
crystals의 침착이 일어나는 것(Templated nucleation)이라고 설명할 수도
있지 않은가? 태초에 달걀이 있었으니 닭이 만들어진 것이라고 한번 우
겨 보고 싶은 심정이다.(한편, 이하의 서술은 필자의 가설이 많이 담겨 있음을 미
리 말씀드린다.)

Ⅲ | 가설(假說, Hypothesis)의 시작

고요산혈증이 계속적으로 유지되는 가운데, 고가(?)의 Activation energy가 많이 필요한 관절 활액 내 Homogeneous nucleation 보다, 엄청 저렴한(?) 에너지로 가성비가 뛰어나게 MSUM crystals 을 만들어 낼 수 있는 Heterogeneous nucleation이야말로, 생체 내 Biomineralization의 기본 메커니즘임은 누차 설명한 바와 같다.

1. 그렇다면 이러한 가설은 어떨까?

→ 어떤 이유(Stress, 초기 Osteoarthritis, 외상, 노화)에서 건, 인대의 일부 Collagen fiber들이 노출되고, 이는 Heterogeneous nucleation 을 시작할 수 있는 표면으로 작용하게 되며, 이에 따라 Templated nucleation에 의해 Fiber에 평행하게 MSUM crystals이 천천 히 침착되기 시작한다. 이렇게 Fiber에 평행하게 침착된 MSUM crystals은 이번에는 Secondary nucleation에 따라 추가적인 결정 이 침착할 수 있는 또 다른 표면을 제공하게 되면서(Epitaxy?) 이번에 는 Fiber에 수직이 되는 방향으로 계속적인 Secondary nucleation 이 진행되게 되며, 이에 따라 만들어진 결과물이 바로 Tophi라는 가 설이다.

이러한 가설의 근거로는 MSUM crystals 덩어리를 감싸고 있는 세 포와 섬유조직 쪽 부분의 MSUM crystals은 섬유의 주행 방향에 따라 Fiber에 평행하게 배열되어 있다는 점을 들 수 있는데, 이는 Templated nucleation에 의해 생성된 것임을 짐작할 수 있게 해 주는 근거이다. 여기에 더해 이미 형성된 결정 위로 또 다른 결정들이 형성되어 가는 모습은 Secondary nucleation에 의해 생성된 것임을 추측할 수 있게 해 주는데, 그림 19에서 ②는 섬유조직에 아직 붙어 있는 모습인 데 반해 ⑥은 분리되어 찌꺼기처럼 보이는 이유가 바로 이런 결정 형성의 차이에 기인한 것으로 보인다. 즉, ②는 Templated nucleation에 의해, ⑥은 Secondary nucleation에 의해 생성되었기 때문에, 포르말린 고정 시에 용해도의 차이를 유발한 것으로 추론하여 볼 수 있다. 생성 기전이 다르고, 그 구조도 다르기 때문에 녹을 때에도 용해도의 차이가 나는 것 아닐까?

결론적으로 노출된 Collagen fiber가 Tophi 생성을 시작하였고, 노출된 Collagen fiber가 달걀로 작용한 것이었다.

설상가상으로 이미 만들어진 MSUM crystals은 계속적으로 Secondary nucleation이 일어날 수 있는 표면을 제공하는 악순환을 일으키게 되는데(Amplification of nucleation), 이 결과 한정된 공간 내에서 나름대로 선호되는 결정 방향에 따라 계속적으로 성장하는 고삐 풀린 Tophi의 팽창은, Tophi를 둘러싸는 세포들을 더욱 납작한 형태로 압박하게 되고, 심한 경우에는 Bone erosion도 일으키게 된다. 특히 MSUM crystals 덩어리의 가장 중심부는 혈액의 혈청(血淸, Serum)처럼 Crystal이 침착한 후 남은 액체(요산청?, 尿酸淸?)로 이루어져 그 압력에 의해 배액(排液)이 될 수 있는 누공을 만들기까지 한다. 어떤가? 그럴듯한 가설의 완성 아닌가?

2. 새로운 관점에서의 통풍

그렇다면 이상의 Tophi 결정 생성 가설을 토대로 하여, 이제는 통풍이라는 질환을 다음과 같이 새로운 관점에서 정리하여 볼 수 있을 것 같다.

첫째, Tophi의 결정 생성을 비롯하여 연골 표면, 관절낭 주변, 건과 인대에서의 MSU 결정 생성은(Heterogeneous, Templated, Secondary nucleation), 활액 내 결정 생성(Homogeneous nucleation)과는 그 생성 기전과 특징이 확연히 다르다.

둘째, 생체 내에서 이루어지는 정상적이거나 병적인 Biomineralization 경우 모두, 가성비(?)가 뛰어난 Templated nucleation 방식이 선호되며, Tophi를 비롯하여 연골 표면, 관절낭 주변, 건과 인대에서의 결정 역시 이러한 방식으로 생성되었음을 짐작할 수 있다. 이때 정상과 비정상의 차이라면, 정상적인 Biomineralization의 경우에는 이러한 Template가 유전적으로 이미 결정되어 조절, 관리되나[조골세포(造骨細胞, Osteoblast)와 파골세포(破骨細胞, Osteoclast)처럼] 병적인 경우에는 이를 조절, 관리할 수 있는 기전 자체가 없다는 점이다.

셋째, 이렇듯 Templated nucleation에 의한 Tophi, 연골 표면, 관절낭 주변, 건과 인대에서의 결정 생성은, 초기 Osteoarthritis에 의해 연골 표면, 관절낭 주변, 건(특히 Tendon entheses)과 인대 등에서 노출된 변형된 Collagen(때론 Elastin) fiber에 의해 시작된 것으로 보인다.

넷째, 눈으로 덩어리진 Tophi가 확인되지 않는 부분이라도 DECT(Dual Energy Computed Tomography)로 보게 되면, 다수의 건과 인대에 MSU 결정이 이미 상당하게 침착되어 있음을 알 수 있다. 이는 통풍이란 질환이 정상적인 Biomineralization 과정을 흉내 내어(Biomimicry) MSUM

결정을 만들기 때문인 것으로 판단되는데, 이로 인해 온몸에 상당한 결정 침착이 이루어졌음에도 불구하고, 급성 Gout flare에 의해 통풍을 인지하고 진단받기 전까지는, 별다른 증상을 느끼지 못하는 것으로 보인다.

다섯째, 통풍이라는 질환이 어려운 점은, Cell이 만들어 내는 정상적인 Biomineralization이 아닌 관계로, 애당초 MSUM 결정 생성을 조절할 수 있는 내부 기전이 없기 때문에(Osteoblast와 Osteoclast처럼) 고요산혈증이 계속되는 한 MSUM Crystal의 성장을 멈출 수 있는 방법이 없다는 점이다.(Cell이 없다. 세포가 없다. 청소부, 일꾼이 없다는 것이다.)

통풍 질환의 특성상 초기 Templated nucleation에 의해 결정이 일단 생성되게 되면, 그 위로 가일층 계속적인 Secondary nucleation이 진행되므로, 브레이크가 없는 자동차처럼, 탈출구가 없는 풍선처럼, Tophi의 크기는 계속적으로 커질 수밖에 없다.

마지막으로, Gout란 계속적으로 MSUM 결정이 생성되는 질환인 관계로, 혈중 요산 농도 조절에 의한 새로운 원료 유입을 차단하는 것만이, 통풍의 질주를 막는 유일한 방법으로 보인다.

여기에 더해 불행히도 이미 생성된 MSU 결정은, Templated nucleation에 의해 정상적 Biomineralization을 모방하여 만들어진 관계로, 혈중 요산 농도를 매우 엄격히 조절하지 않는 한 이미 연골 표면, 관절낭 주변, 건과 인대, Tophi에 생성된 요산 결정의 분해 그리고 Tophi의 크기를 줄이거나 소멸시키는 데에는 한계가 있으리라 판단된다. 그러므로 그 어느 질환과 마찬가지로 조기 발견과 치료가 가장 우선시되어야 한다.

(앞서 언급한 바와 같이 마지막 부분의 몇몇 내용은 필자의 추측과 가설임을 다시 한번 밝혀 둔다.)

Ⅳ│글을 마치며

발가락이 불편해서 그렇지, 아직은 이 책을 쓸 수 있을 정도로 손가락은 자유롭게 움직여 주는 것을 다행스럽게 생각한다.

언제나 진짜 이치(眞理)를 깨닫는 길은 멀고도 외롭지만, 마치 정반합(正反合)과 삼위일체(三位一體)처럼, 그래도 유리(有理)와 무리(無理) 속에서 합리(合理)를 찾기 위하여 노력했다는 점만은 꼭 말씀드리고 싶다.

마지막으로 필자가 불교 신자가 아님에도 불구하고, 아침저녁으로 늙으신 모친께서 기도하시는 불경의 한 구절을 적어 보며 이글을 마칠까 한다.

> 아제(揭諦) 아제(揭諦) 바라아제(波羅揭諦), 바라승아제(波羅僧揭諦) 모지(菩提) 사바하(娑婆訶)
> 가자 가자, 넘어가자, 모두 넘어가서 무한한 깨달음을 이루자.

약어 색인

- DECT: Dual Energy Computed Tomography
- GAG: GlycosAminoGlycan
- IPJ: InterPhalangeal Joint
- MPJ: MetatarsoPhalangeal Joint
- MSU: MonoSodium Urate
- MSUM: MonoSodium Urate Monohydrate
- UAD: Uric Acid Dihydrate

참고 문헌

1 Mandel, N.S. and G.S. Mandel, Monosodium urate monohydrate, the gout culprit. J Am Chem Soc, 1976. 98(8): p. 2319–23.

2 Perrin, C.M., et al., Monosodium urate monohydrate crystallization. CrystEngComm, 2011. 13(4): p. 1111–1117.

3 Rinaudo, C. and R. Boistelle, Theoretical and experimental growth morphologies of sodium urate crystals. Journal of Crystal Growth, 1982. 57(2): p. 432–442.

4 Martillo, M., L. Nazzal, and D. Crittenden, The Crystallization of Monosodium Urate. Current rheumatology reports, 2014. 16: p. 400.

5 Ortiz-Bravo, E., M.S. Sieck, and H.R. Schumacher, Jr., Changes in the proteins coating monosodium urate crystals during active and subsiding inflammation. Immunogold studies of synovial fluid from patients with gout and of fluid obtained using the rat subcutaneous air pouch model. Arthritis Rheum, 1993. 36(9): p. 1274–85.

6 Calvert, P.D., R.W. Fiddis, and N. Vlachos, Crystal growth of monosodium urate monohydrate. Colloids and Surfaces, 1985. 14(1): p. 97–107.

7 Chih, M.H., H.L. Lee, and T. Lee, The culprit of gout: triggering factors and formation of monosodium urate monohydrate. CrystEngComm, 2016. 18(2): p. 290–297.

8 Abrams, B., Sleep apnea as a cause of gout flares. Medscape J Med, 2009. 11(1): p. 3.

9 Loeb, J.N., The influence of temperature on the solubility of monosodium urate. Arthritis Rheum, 1972. 15(2): p. 189–92.

10 Grassi, W., et al., "Crystal clear"-sonographic assessment of gout and calcium pyrophosphate deposition disease. Semin Arthritis Rheum, 2006. 36(3): p. 197-202.

11 Pascual, E., A. Martínez, and S. Ordóñez, Gout: the mechanism of urate crystal nucleation and growth. A hypothesis based in facts. Joint Bone Spine, 2013. 80(1): p. 1-4.

12 Pascual, E., et al., Mechanisms of crystal formation in gout-a structural approach. Nat Rev Rheumatol, 2015. 11(12): p. 725-30.

13 Dalbeth, N., et al., Tendon involvement in the feet of patients with gout: a dual-energy CT study. Ann Rheum Dis, 2013. 72(9): p. 1545-8.

부록

- DHA: DocosaHexaenoic Acid

- DNA: DeoxyriboNucleic Acid

- DRESS: Drug Reaction with Eosinophilia and Systemic Symptoms

- EULAR: EUropean League Against Rheumatism

- FAD: Flavin Adenine Dinucleotide

- FDA: Food and Drug Administration

- GAG: GlycosAminoGlycan

- GMP: Guanosine Mono Phosphate

- HFCS: High Fructose Corn Syrup

- HGPRT: Hypoxanthine Guanine PhosphoRibosyl Transferase

- HLA: Human Leukocyte Antigen

- IL: InterLeukin

- IMP: Inosine Mono Phosphate

- IPJ: InterPhalangeal Joint

- LDH: Lactate DeHydrogenase

- MHC: Major Histocompatibility Complex

- MOSFET: Metal Oxide Semiconductor Field Effect Transistor

- MPE: MaculoPapular Exanthema

- MPJ: MetatarsoPhalangeal Joint

- MRI: Magnetic Resonance Imaging

- MSG: MonoSodium Glutamate

- MSU: MonoSodium Urate

- MSUM: MonoSodium Urate Monohydrate

- NAD^+: Nicotinamide Adenine Dinucleotide

- $NADP^+$: Nicotinamide Adenine Dinucleotide Phosphate

- NSAIDs: NonSteroidal AntiInflammatory Drugs

- OAT: Organic Anion Transporter

- PET: Positron Emission Tomography

- PMN: PolyMorphoNuclear leukocytes

- PPi: inorganic PyroPhosphate

- PRPP: PhosphoRibosyl PyroPhosphate

- RNA: RiboNucleic Acid

- SCAR: Severe Cutaneous Adverse Reaction

- SJS: Steven Johnson Syndrome

- Succinyl CoA: Succinyl Coenzyme A

- Tc: Cytotoxic T cell

- TCA cycle: TriCarboxylic Acid cycle

- TCR: T Cell Receptor

- TEN: Toxic Epidermal Necrolysis

- Th: Helper T cell

- TNF: Tumor Necrosis Factor

- UAD: Uric Acid Dihydrate

- ULDs: Urate Lowering Drugs

- ULT: Urate Lowering Therapy

- URAT1: URAte Transporter 1

- US: UltraSound

- XO: Xanthine Oxidase

통풍의 과학적 인문학

과학적 인문학 2편

1판 1쇄 발행 2024년 4월 23일

저자 박희찬

편집 문서아 **교정** 주현강 **마케팅·지원** 김혜지

펴낸곳 (주)하움출판사 **펴낸이** 문현광

이메일 haum1000@naver.com **홈페이지** haum.kr
블로그 blog.naver.com/haum1000 **인스타그램** @haum1007

ISBN 979-11-6440-580-0 (03510)